인체 생리학 교과서

· 일러스트 | 가와시마 세이신, 다케구치 지카후미, 히라이 기와, 사사키 요코
· 디자인 | 사사키 요코(컬러노키다자인 제작실)
· 집필협력 | 아베 준코
· 편집협력 | 몬지 도모코

인체 생리학 교과서

PHYSIOLOGY:
How the Human
body works

내 몸이 왜 아픈지
해부학적으로 알고 싶을 때
찾아보는 생리 의학 도감

의학박사 이시카와 다카시 감수

김홍배 한국어판 감수 | 장은정 옮김

보누스

우리는 배고픔을 느끼고 더우면 땀을 흘린다. 또 운동을 하면 심장이 빨리 뛰고 밤이 되면 졸리다. 그렇지만 내 몸에 무슨 일이 일어나고 있는지는 크게 의식하지 않고 생활한다. 몸에 이상을 느끼지 않는 한 특별히 신경을 쓰지 않는다. 이것은 신체의 생리적 기능이 정상적으로 이루어지고 있기 때문이다. 우리가 매일 살아가는 데 필요한 신체 활동은 분자, 조직, 기관, 개체 등 각 단계에서 상호 작용을 통해 일어난다. 이러한 다양한 생명 현상이 어떻게 과정과 원리로 발생하는지 연구하는 것이 생리학이다.

텔레비전이나 인터넷 등의 미디어에는 건강에 관한 정보가 넘쳐나는데, 그중에는 편중되어 있거나 불필요하게 불안을 조장하는 정보가 많이 있다. 생리학에 해당하는 분야는 고등학교까지의 수업에서는 생물학 등 일부에서만 다루고 있고 특히 인체의 생리 부분에는 충분한 시간이 할당되어 있지 않다. 생리학은 대부분 대학이나 전문학교의 의료 관련 학과에서 1~2년 차에 배우며 그 이외의 전공에서는 배울 기회가 적다.

생리학은 의학에 응용된다. 우리 몸의 생리 기능이 정상적으로 작동하지 못하면 병적 상태가 되는데, 그것을 진단하고 치료하려면 정상 상태에서는 어떠한지 등 생리학에 대한 기초적 이해가 반드시 필요하다. 인체의 각 기관이 어떻게 작용하며 또 신체의 안팎에서 일어나는 변화에 어떻게 대응하는지를 이해하는 것은 정상 활동에 문제가 생겼을 때 대처 방법을 찾는 데 중요하다.

몸의 기본 기능과 원리를 이해하는 것은 병에 대한 이해와 치료 및 예방으로 이어져 더 건강한 몸을 만들 수 있다. 이 책이 자신의 몸을 이해하는 데 조금이라도 도움이 되기를 바란다.

의학박사 이시카와 다카시

차 례

들어가며 ···································· 004

제1장 생리학이란

생리학은 어떤 분야?

생리학이란 ···································· 014

생리학의 분류 ···································· 016

생리학과 노벨상 ···································· 018

제2장 세포 생리학

인체의 구성

인체의 구조 ···································· 022

세포는 인체의 최소 단위

세포의 구조 ···································· 024

세포막의 작용 ···································· 026

세포막의 전기 현상 ···································· 030

유전자는 생명의 설계도

유전 정보란 ···································· 032

단백질이 만들어지기까지 ···································· 034

인체에 필요한 물질

영양소란 ···································· 038

3대 영양소의 기능 ···································· 040

비타민과 무기질의 기능 ···································· 044

제3장 소화의 원리

소화 기관의 작용

소화와 호흡이란 ··· 048

입안·식도에서의 소화 ·· 050

위에서의 소화 ··· 054

샘창자에서의 소화 ·· 058

이자의 작용 ·· 060

작은창자에서의 소화와 흡수 ··· 064

큰창자의 작용 ··· 068

간의 작용 ··· 072

대사의 원리

탄수화물의 대사 ··· 076

단백질의 대사 ··· 078

지질의 대사 ·· 080

알코올의 대사 ··· 082

비만과 저체중 ··· 084

제4장 배설의 원리

콩팥의 기능

콩팥의 기능과 구조 ·· 088

소변의 배설 원리

배뇨의 과정 ·· 090

네프론의 기능 ··· 092

토리에서의 여과 ··· 094

세뇨관에서의 재흡수 ·· 096

제5장 호흡의 원리

호흡의 의미
호흡이란 ·· 100

호흡 운동
호흡 운동의 원리 ·· 102
호흡 운동의 조절 ·· 104

가스 교환
허파 꽈리에서의 가스 교환 ································ 106

가스의 운반
산소와 이산화탄소의 운반 ································ 108

제6장 혈액과 순환의 원리

혈액의 조성
혈액의 성분 ·· 112

혈액의 기능
적혈구의 작용 ·· 114
혈액 내 철의 작용 ·· 116
백혈구의 작용 ·· 118
혈소판의 작용 ·· 120
ABO식 혈액형 ·· 122

혈액의 순환
순환의 원리 ·· 124

심장의 기능
심장의 구조와 기능 ·· 126
심장의 펌프 작용 ·· 128
심장의 전기적 흥분 ·· 130

혈관의 기능

혈관의 기능 ⋯⋯⋯⋯⋯⋯⋯⋯⋯⋯⋯⋯⋯⋯⋯⋯⋯⋯⋯⋯⋯⋯ 132

심장 동맥의 기능 ⋯⋯⋯⋯⋯⋯⋯⋯⋯⋯⋯⋯⋯⋯⋯⋯⋯⋯⋯ 134

제7장 호르몬 분비의 원리

내분비계의 기능

호르몬의 작용 ⋯⋯⋯⋯⋯⋯⋯⋯⋯⋯⋯⋯⋯⋯⋯⋯⋯⋯⋯⋯⋯ 138

호르몬의 종류 ⋯⋯⋯⋯⋯⋯⋯⋯⋯⋯⋯⋯⋯⋯⋯⋯⋯⋯⋯⋯⋯ 140

호르몬 작용의 원리 ⋯⋯⋯⋯⋯⋯⋯⋯⋯⋯⋯⋯⋯⋯⋯⋯⋯⋯ 142

호르몬 분비의 조절 ⋯⋯⋯⋯⋯⋯⋯⋯⋯⋯⋯⋯⋯⋯⋯⋯⋯⋯ 144

각 호르몬의 작용

갑상샘 호르몬 ⋯⋯⋯⋯⋯⋯⋯⋯⋯⋯⋯⋯⋯⋯⋯⋯⋯⋯⋯⋯⋯ 146

곁콩팥 겉질 호르몬 ⋯⋯⋯⋯⋯⋯⋯⋯⋯⋯⋯⋯⋯⋯⋯⋯⋯⋯ 150

곁콩팥 속질 호르몬 ⋯⋯⋯⋯⋯⋯⋯⋯⋯⋯⋯⋯⋯⋯⋯⋯⋯⋯ 154

혈당을 조절하는 호르몬 ⋯⋯⋯⋯⋯⋯⋯⋯⋯⋯⋯⋯⋯⋯⋯ 158

생식 내분비계의 기능

성호르몬의 작용 ⋯⋯⋯⋯⋯⋯⋯⋯⋯⋯⋯⋯⋯⋯⋯⋯⋯⋯⋯ 160

여성의 생식 기능

배란과 수정 ⋯⋯⋯⋯⋯⋯⋯⋯⋯⋯⋯⋯⋯⋯⋯⋯⋯⋯⋯⋯⋯⋯ 162

월경과 임신 ⋯⋯⋯⋯⋯⋯⋯⋯⋯⋯⋯⋯⋯⋯⋯⋯⋯⋯⋯⋯⋯⋯ 164

여성 호르몬의 작용

에스트로겐과 프로제스테론 ⋯⋯⋯⋯⋯⋯⋯⋯⋯⋯⋯⋯⋯ 166

남성의 생식 기능

정자와 사정 ⋯⋯⋯⋯⋯⋯⋯⋯⋯⋯⋯⋯⋯⋯⋯⋯⋯⋯⋯⋯⋯⋯ 168

남성 호르몬의 작용

안드로겐 ⋯⋯⋯⋯⋯⋯⋯⋯⋯⋯⋯⋯⋯⋯⋯⋯⋯⋯⋯⋯⋯⋯⋯⋯ 170

제8장 신경의 원리

신경 계통의 구성

신경 계통의 분류 ———————————— 174

신경의 구조

뉴런과 시냅스 ———————————— 176

신경의 기능

자율 신경 계통의 작용 ———————————— 178

교감 신경 계통의 작용 ———————————— 180

부교감 신경 계통의 작용 ———————————— 182

감각의 원리

감각의 종류 ———————————— 184

시각의 원리 ———————————— 186

청각의 원리 ———————————— 188

평형 감각의 원리 ———————————— 190

후각의 원리 ———————————— 192

미각의 원리 ———————————— 194

통각의 원리 ———————————— 196

가려움의 원리 ———————————— 198

제9장 근육과 골격의 원리

근육의 종류

근육의 특징 ———————————— 202

근육의 구성

골격근의 구조 ———————————— 204

근육의 기능

근수축의 원리 ———————————— 208

신경에서 근육으로의 전달 ———————————— 210

뼈의 구성

온몸의 골격 ⋯⋯⋯⋯⋯⋯⋯⋯⋯⋯⋯⋯⋯⋯⋯⋯⋯⋯⋯⋯⋯⋯ 212

골격의 기능

뼈의 작용 ⋯⋯⋯⋯⋯⋯⋯⋯⋯⋯⋯⋯⋯⋯⋯⋯⋯⋯⋯⋯⋯⋯⋯ 214

제10장 뇌의 원리

뇌의 구조

뇌의 종류 ⋯⋯⋯⋯⋯⋯⋯⋯⋯⋯⋯⋯⋯⋯⋯⋯⋯⋯⋯⋯⋯⋯⋯ 218

뇌의 작용

대뇌의 작용 ⋯⋯⋯⋯⋯⋯⋯⋯⋯⋯⋯⋯⋯⋯⋯⋯⋯⋯⋯⋯⋯ 220

사이뇌의 작용 ⋯⋯⋯⋯⋯⋯⋯⋯⋯⋯⋯⋯⋯⋯⋯⋯⋯⋯⋯⋯ 222

뇌줄기와 소뇌의 작용 ⋯⋯⋯⋯⋯⋯⋯⋯⋯⋯⋯⋯⋯⋯⋯⋯ 224

우뇌와 좌뇌 ⋯⋯⋯⋯⋯⋯⋯⋯⋯⋯⋯⋯⋯⋯⋯⋯⋯⋯⋯⋯⋯ 226

기억의 원리 ⋯⋯⋯⋯⋯⋯⋯⋯⋯⋯⋯⋯⋯⋯⋯⋯⋯⋯⋯⋯⋯ 228

척수의 기능

척수의 작용 ⋯⋯⋯⋯⋯⋯⋯⋯⋯⋯⋯⋯⋯⋯⋯⋯⋯⋯⋯⋯⋯ 230

뇌의 신경

뇌신경의 작용 ⋯⋯⋯⋯⋯⋯⋯⋯⋯⋯⋯⋯⋯⋯⋯⋯⋯⋯⋯⋯ 232

COLUMN

머지않아 iPS 세포로 난치병이 해결된다? ⋯⋯⋯⋯⋯⋯ 020

건강 보조 식품이 알레르기를 유발한다? ⋯⋯⋯⋯⋯⋯⋯ 046

허리둘레가 85cm면 대사 증후군? ⋯⋯⋯⋯⋯⋯⋯⋯⋯⋯⋯ 086

콩팥과 관련된 질병에는 무엇이 있을까? ⋯⋯⋯⋯⋯⋯⋯ 098

담배를 끊으면 살이 찐다? ⋯⋯⋯⋯⋯⋯⋯⋯⋯⋯⋯⋯⋯⋯⋯ 110

위험 인자가 쌓이면 동맥 경화가 진행된다? ⋯⋯⋯⋯⋯ 136

우울증으로 착각하기 쉬운 갑상샘 질환 ·································· 172

'잠이 안 오는 것'은 몸이 비명을 지르고 있다는 증거? ·············· 200

젊어서 한 다이어트가 골다공증의 원인이 된다? ···················· 216

LABORATORY

노벨상은 언제부터 수여하기 시작했을까? ························· 018

사람의 유전자는 99.9%가 공통이다? ····························· 034

필수 아미노산과 비필수 아미노산은 아미노산 풀을 만든다 ········· 037

3대 영양소와 비타민·미네랄의 관계 ······························ 039

파일로리균에 주의하자 ··· 059

알코올 적정량은 얼마일까? ······································ 082

BMI란 무엇일까? ·· 085

혈액 검사 결과 크레아틴 수치가 높다면? ························· 095

수면 무호흡 증후군(SAS)이란? ·································· 104

산화와 항산화 ··· 109

철이 부족하면 적혈구가 감소해 빈혈이 생긴다 ···················· 117

호르몬과 일중 변동 ·· 144

스트레스를 맨 처음 거론한 셀리에 박사 ·························· 157

당뇨병과 당화혈색소(HbA1c) ··································· 158

저용량 필(OC)이란? ··· 166

탈모증과 남성 호르몬의 관계 ··································· 171

자율 신경 기능 이상이란? ······································ 179

통증을 억제하는 메커니즘 ······································ 196

성인에게도 생기는 아토피성 피부염 ····························· 199

운동선수가 많이 가지고 있는 유전자가 있다? ···················· 206

넙다리뼈 머리 골절이란? ······································· 214

안절부절 다리 증후군이란? ····································· 232

찾아보기 ··· 234

이 책의 활용법

이 책은 총 10장으로 나뉘어 있다. 제1장과 제2장은 생리학과 세포 생리학에 대한 개관을 소개하며, 제3장부터는 소화, 배설, 호흡, 혈액과 순환, 호르몬 분비, 신경, 근육과 골격, 뇌 등 우리 몸의 생리 작용과 원리를 체계적으로 이해할 수 있도록 구성하였다. 각 해당 내용에 필요한 용어 해설이나 질병 증상 등을 정리하여 우리 몸의 생리 작용에 대한 기초 지식을 다질 수 있도록 하였다. 다만, 각 부위 명칭은 〈대한의사협회 의학용어집〉(5.1판)을 참고하여 명기하였다. 조금 생소한 느낌을 받을 수 있는 용어에는 옛 명칭 또는 통용되는 다른 명칭을 함께 병기하여 이해를 도왔다.

2 내용 이해를 도와주는 그림 해설
본문의 내용만으로 이해하기 어려운 부분은 그림을 삽입하여 이해를 도왔다. 장기의 구조는 물론이고 호르몬의 분비와 순환 등을 알기 쉽게 표현하였다.

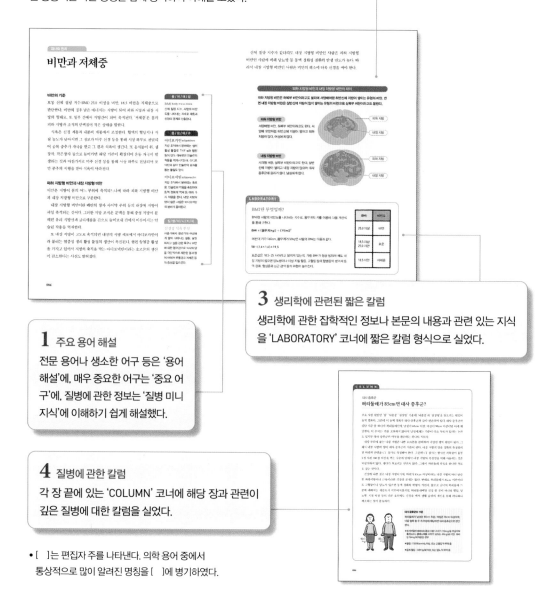

1 주요 용어 해설
전문 용어나 생소한 어구 등은 '용어 해설'에, 매우 중요한 어구는 '중요 어구'에, 질병에 관한 정보는 '질병 미니 지식'에 이해하기 쉽게 해설했다.

3 생리학에 관련된 짧은 칼럼
생리학에 관한 잡학적인 정보나 본문의 내용과 관련 있는 지식을 'LABORATORY' 코너에 짧은 칼럼 형식으로 실었다.

4 질병에 관한 칼럼
각 장 끝에 있는 'COLUMN' 코너에 해당 장과 관련이 깊은 질병에 대한 칼럼을 실었다.

• [ ]는 편집자 주를 나타낸다. 의학 용어 중에서 통상적으로 많이 알려진 명칭을 [ ]에 병기하였다.

제1장

생리학이란

생리학이란

몸에 나타나는 현상의 원리를 해명하는 생리학

생리학이란 '살아 있는 것의 이치', 즉 생체의 메커니즘, 기능에 대한 학문 분야다.

몸의 기본 기능과 원리를 밝혀내어 그러한 기능과 원리에 어떤 문제가 발생한 상태인 '병'에 대해 깊이 이해하게 된다면 치료와 예방을 할 수 있어서 더 건강한 몸을 만들 수 있을 것이다.

우리가 매일 살아가는 데 필요한 신체 활동은 분자, 조직, 기관, 개체 등 각 수준에서 상호 협조를 통해 이루어진다. 우리 몸의 각 기관이 어떻게 작용하고 몸 안팎에서 일어나는 변화에 어떻게 대응하는지를 이해하는 것은 정상 활동에 문제가 생겼을 때 대응하기 위해 중요하다.

병적 상태를 해결하기 위한 기초

몸의 생리 기능이 정상으로 작용하지 못하면 병적 상태에 이르게 되는데, 그 진단과 치료에는 정상 상태에서 이루어지는 생리학에 대한 기초 이해가 반드시 필요하다.

생리학은 당초 심장과 순환기 계통 등 육안으로 확인하지 못하는 기관 계통을 연구하는 데서 출발했다. 이후 흥분, 수축, 분비, 물질 수송 등 기관과 조직을 구성하는 세포와 그것을 구성하는 세포막 등의 요소에 대한 연구가 생리학의 큰 부분을 차지하게 되었다. 최근 분자 수준의 이해를 기초로 하여 분자에서 세포로, 세포에서 조직·기관으로, 조직·기관에서 개체로 연구가 이루어지고 있다.

또 분자 생물학과 분자 유전학 등 단백질과 핵산의 분자 연구가 진전되어 다른 학문 영역과 연계하여 생리학 연구가 진행되고 있는데, 이러한 분야는 의학 연구의 기반이 되는 영역이다.

용/어/해/설

조직
▶24쪽

기관
▶24쪽

기관 계통
▶24쪽

단백질
▶38쪽

중/요/어/구

핵산
DNA와 RNA의 두 종류가 있다. 염기, 당, 인산을 재료로 만들어지는 물질이다.

생리학의 연구

생리학은 우리 몸의 기본 기능과 원리를 해명하는 분야다. 사람이라는 개체에서 심장과 간 등의 조직·기관, 더 깊이 들어가 세포에서 분자 수준에 이르는 방식, 다시 말해 매크로에서 마이크로로 깊이 들어가면서 다양한 원리가 해명되었다.

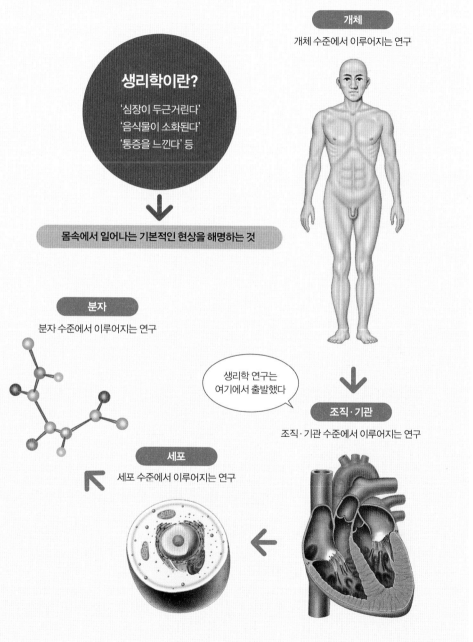

생리학이란?

'심장이 두근거린다'
'음식물이 소화된다'
'통증을 느낀다' 등

↓

몸속에서 일어나는 기본적인 현상을 해명하는 것

개체

개체 수준에서 이루어지는 연구

분자

분자 수준에서 이루어지는 연구

생리학 연구는
여기에서 출발했다

조직·기관

조직·기관 수준에서 이루어지는 연구

세포

세포 수준에서 이루어지는 연구

생리학의 분류

기관 계통의 연구에서 시작된 생리학

생리학은 처음에 심장과 순환기 계통 등 육안으로 보이는 기관 계통의 연구에서 출발했다. 그 후 기관·조직을 구성하는 세포, 세포를 구성하는 세포막 등의 연구가 생리학의 큰 부분을 차지하게 되었다. 이를 세포(일반) 생리학이라고 한다. 그리고 기관 계통으로 다루는 것을 기관(시스템) 생리학이라고 한다.

인체의 원리를 연구하는 과정에서 사람을 직접 연구하지 못할 때는 동물 모델을 이용해 연구를 수행해왔는데, 이를 실험 생리학이라고 한다. 동물을 통한 실험 결과는 사람의 인체 활동을 추찰하는 데 중요한 역할을 하며 생리학 연구에 크게 공헌해왔다.

그런데 사람의 신체 원리 가운데에는 동물에서는 찾아볼 수 없는 사람 특유의 것도 많이 있다. 그래서 아직 미해결 영역이 많이 남아 있다.

용/어/해/설

순환기 계통
▶22쪽

중/요/어/구

세포 생리학
▶16쪽

기관 생리학
▶16쪽

분자 생물학
핵산, 단백질 및 당 등의 생체 고분자 구조 및 기능을 바탕으로 생명 현상을 분자 수준에서 밝혀내고자 하는 생물학 분야의 하나.

좁은 의미의 생리학 분류

생리학은 크게 기관(시스템) 생리학, 세포(일반) 생리학, 실험 생리학 등 세 가지로 분류할 수 있다.

1
기관 생리학
(시스템 생리학)

심장과 간 등 육안으로 보이는 기관에 대한 연구. 본래 생리학 연구는 이 분야에서 출발했다.

2
세포 생리학
(일반 생리학)

개체를 만드는 세포나 세포막 등의 원리를 해명한다. 현재는 이 분야의 연구가 널리 이루어지고 있다.

3
실험 생리학

사람으로 실험하지 못하는 것을 동물을 이용해 해명한다. 인체 현상의 원리를 해명하는 생리학 연구에 크게 공헌했다.

기관 생리학에서 세포 생물학, 분자 생물학으로

생리학은 소화기 계통, 순환기 계통, 콩팥·비뇨기 계통, 내분비, 근육·골격 계통, 뇌신경 계통 등 각각의 장기의 기능을 연구하는 것에서 시작하여 더 세밀하게 들어가 생체를 구성하는 세포의 구조나 기능을 연구하는 학문인 세포 생리학으로 진전되었다. 나아가 세포 속 단백질, 당, 지질 대사를 밑받침해주는 분자 하나하나에 대한 연구인 분자 생물학으로, 그리고 유전 정보를 전달하는 본체인 DNA와 RNA를 연구하는 분자 유전학으로 발전을 이룩해왔다.

생리학은 화학의 수법을 이용해 생물의 조직을 연구하고, 생명 현상을 해명하는 학문인 생화학 연구의 발전과도 밀접한 연관이 있다.

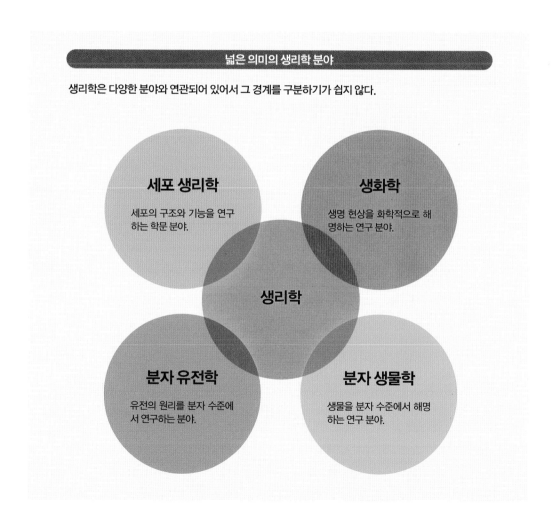

넓은 의미의 생리학 분야

생리학은 다양한 분야와 연관되어 있어서 그 경계를 구분하기가 쉽지 않다.

세포 생리학
세포의 구조와 기능을 연구하는 학문 분야.

생화학
생명 현상을 화학적으로 해명하는 연구 분야.

생리학

분자 유전학
유전의 원리를 분자 수준에서 연구하는 분야.

분자 생물학
생물을 분자 수준에서 해명하는 연구 분야.

생리학과 노벨상

노벨 생리학·의학 상이 시사하는 것

생리학 및 의학 분야에서 가장 중요한 발견을 한 사람에게 수여하는 노벨 생리학·의학 상이 있다. 이것은 노벨상이 발족한 당시 생리학이 생물학을 비롯한 기초 학문이었음을 시사한다. 이러한 연구는 이후 과학에 매우 큰 변화를 가져온 발견이고, 그러한 발견과 보고가 이루어진 지 수십 년이 지나 수상하는 사례도 종종 있다.

최근의 수상 연구 내용을 보면 좁은 의미의 생리학보다는 생화학, 분자 생물학, 분자 유전학과 같은 넓은 의미의 생리학 분야에서 연구의 진전을 이루었다. 또 이러한 발견과 성과가 의학에서 치료나 진단 기술에 큰 공헌을 했다.

노벨상 수상자의 연구 내용

최근 노벨상 수상자의 연구 내용을 살펴보면 의학으로서의 바이러스학과 세균학 연구 이외의 기초 연구 분야로 분자 유전학에 대한 연구가 많다. 또 수상자의 절반 가까이(24명 중 11명)가 미국 연구자이며, 뒤이어

LABORATORY

노벨상은 언제부터 수여하기 시작했을까?

노벨상은 다이너마이트의 발명자로 알려진 알프레드 노벨(스웨덴)의 유언에 따라 1901년부터 수여되기 시작되었다. 물리학상, 화학상, 생리학·의학 상 등 세 가지 자연과학 부문과, 평화상, 문학상, 경제학상 등 세 가지 인문계 분야로 총 6개 분야에서 현저한 업적을 남긴 인물에게 수여된다. 원칙적으로 1년에 한 명이 대상인데, 복수의 연구자에 의한 공동 연구와, 공동 연구가 아니더라도 여럿이 동등하게 공헌했다고 여겨지는 경우 한 번에 세 명까지 동시 수상이 가능하다.

일본인은 1949년 유카와 히데키 박사를 시작으로 2010년까지 18명이 수상했다. 분야별로 살펴보면 화학상 7명, 물리학상 7명, 생리학·의학 상 1명, 문학상 2명, 평화상 1명으로, 경제학상은 지금까지 수상자가 없다.

영국이 8명으로 많고, 프랑스가 2명, 오스트레일리아가 2명, 독일이 1명이다.(2001년~2010년) 일본인으로는 1987년에 도네가와 스스무 박사가 수상했다.

최근 연구에서는 iPS 세포(▶20쪽)의 발견이 큰 전환점이 되고 있는데 노벨상급 연구다. 이러한 신기술과 사고는 지금까지의 이해를 크게 뒤집고 한층 더 발전·응용되어 의학의 대폭적인 진보로 이어질 것이다. 난치병의 치료나 진단도 진화하고 있다.

중/요/어/구

iPS 세포

유도 만능 줄기세포(induced pluripotent stem cells)를 말한다. 여러 가지 세포로 분화하는 능력을 가진 만능 세포로 다양한 난치병 치료에 효과가 있다고 하여 주목을 받고 있다. ▶20쪽

노벨 생리학·의학 상 수상자와 연구 내용

생리학은 다양한 분야와 연관되어 있어서 그 경계를 구분하기가 쉽지 않은 상태다.

수상년도	수상자(나라)	수상 연구 내용	분야
2001	릴런드 하트웰(미국) 티머시 헌트(영국) 폴 너스(영국)	세포 분열의 핵심 제어 인자 발견	세포 생물학
2002	시드니 브레너(영국) 로버트 호비츠(미국) 존 설스턴(영국)	기관의 발생과 세포예정사의 유전적 제어에 대한 발견	분자 유전학
2003	폴 로터버(미국) 피터 맨스필드(영국)	자기공명단층촬영장치 개발에 기여	의학
2004	리처드 액설(미국) 린다 벅(미국)	후각 수용기와 후각 계통 조직의 발견	분자 생물학
2005	배리 J. 마셜(호주) J. 로빈 워런(호주)	헬리코박터 파일로리 균의 발견	세균학
2006	앤드루 Z. 파이어(미국) 크레이그 C. 멜로(미국)	RNA 간섭(유전자 사이렌싱)의 발견	분자 유전학
2007	마리오 R. 카페키(미국) 마틴 J. 에번스(영국) 올리버 스미시스(미국)	유전자 적중 기술 및 배아 줄기세포의 적용	분자 유전학
2008	마리오 R. 카페키(미국) 마틴 J. 에번스(영국) 올리버 스미시스(미국)	인유두종 바이러스(HPV) 발견 인간면역결핍 바이러스(HIV) 발견	바이러스학 바이러스학
2009	엘리자베스 H. 블랙번(미국/호주) 캐럴 W. 그라이더(미국) 잭 W. 쇼스택(미국)	텔로미어와 텔로머레이스에 대한 연구	분자 유전학
2010	로버트 에드워즈(영국)	체외 수정 기술의 개발	의학

iPS 세포와 줄기세포 치료

머지않아 iPS 세포로 난치병이 해결된다?

사람의 피부 세포에 네 가지 유전자를 주입하면 피부 세포의 형태가 변화되어 여러 세포로 분화하는 능력을 가진 만능 세포가 형성된다. 이것이 iPS 세포(induced pluripotent stem cell: 유도 만능 줄기세포)다. iPS 세포의 연구는 일진월보로 진행 중이며 난치병 치료에 커다란 가능성이 있다고 알려져 있다. 안전하면서 확실한 효과가 있는 치료로 이어지기 위해서는 아직 많은 연구 과제가 남아 있지만 의학 부문의 큰 전진임은 명백하다.

iPS 세포의 연구는 ES 세포(embryonic stem cell: 배아 줄기세포)의 연구가 발판이 되었다. ES 세포에는 큰 문제점이 있었다. ES 세포는 수정란에서 만들어지는 다능성 줄기세포인데, 제작할 때 원래 한 인간이 되어야 할 수정란을 잃게 된다. 이것은 윤리적으로 큰 문제가 있다. 또 거부반응도 하나의 문제였다. ES 세포는 타인의 수정란을 사용하기에 그것을 세포 이식 의료에 응용한다고 해도 환자 본인과 유전자형이 일치하지 않아 거부반응이 일어난다. 한국에서는 사람의 ES 세포 제작에 대한 논문이 조작된 사건도 있어 사람의 ES 세포 관련 연구는 수그러들게 되었다.

한편 iPS 세포는 피부 조직을 이용하기에 윤리적인 논란의 소지가 없다. 또 그 피부는 환자 본인의 것이기에 거부 반응도 생기지 않는다.

iPS 세포의 제작은 교토대 야마나카 신야 교수 그룹이 세계 최초로 성공했으며, 이 그룹의 연구 성과는 누구라도 같은 수법을 이용해 재현할 수 있다. 이것이 과학의 세계에서는 매우 중요한 부분이다. iPS 세포의 연구는 전 세계에서 신뢰를 얻어 각국의 연구 기관이 연구를 취합하고 있다.

그런데 iPS 세포에도 문제는 있다. iPS 세포에서 유래한 조직과 장기의 세포를 생체에 이식하면 암을 유발할 가능성이 있다고 한다. 연구가 진전되어 이 문제를 해결하고 iPS 세포를 치료에 사용하게 되기까지는 시간이 조금 더 필요하다.

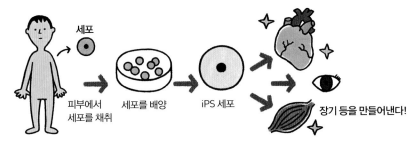

세포

피부에서 세포를 채취   세포를 배양   iPS 세포   장기 등을 만들어낸다!

제2장

세포 생리학

인체의 구조

소화기, 콩팥·비뇨기, 호흡기, 순환기는 생명 유지의 필수 장기

사람이 생명을 영위해 나갈 수 있는 것은 몸속에서 소화기, 콩팥·비뇨기, 호흡기, 순환기 등 각 장기가 정상으로 작용하기 때문이다.

예컨대 소화 기관은 입으로 들어온 음식물을 소화하여 흡수 가능한 상태로 만들어 영양소로 받아들인다. 이러한 작용을 하는 것이 위·창자·이자 등의 기관인데 이를 한데 묶어 소화기 계통이라고 한다.(제3장을 보라.)

몸속에는 불필요한 물질, 즉 노폐물이 만들어진다. 이것은 소변과 변으로 배출해야 한다. 변은 소화관에서 배설되고, 소변은 콩팥과 방광 등을 통해 배출되는데 이를 콩팥·비뇨기 계통이라고 한다.(제4장)

사람은 항상 호흡을 한다. 호흡을 통해 몸속에 산소를 공급하고 이산화탄소를 몸 밖으로 내보낸다. 이 작용을 하는 것은 코와 숨관(기관), 허파 등인데 이를 호흡기 계통(제5장)이라고 한다. 또 소화와 호흡을 통해 받아들인 영양소나 산소를 온몸의 세포로 보내주는 작용을 하는 것이 심장과 혈관으로, 이를 순환기 계통이라고 한다.(제6장)

내분비, 신경은 필수 기능을 조절한다

소화 기능, 콩팥·비뇨 기능, 호흡 기능, 순환 기능을 조절하는 것이 내분비 계통과 뇌신경 계통이다. 내분비 계통(제7장)이란 호르몬과 같이 혈액을 매개로 특정 장기에 작용하여 각 장기의 기능을 조절한다. 말초 신경 계통(제8장)과 뇌 등의 중추 신경 계통(제10장)은 외부로부터 받는 자극이나 몸속에서 생기는 변화를 전달하여 조절하는 작용을 한다. 근골격 계통(제9장)은 신체를 지탱해주는 기관으로 운동에 중요한 작용을 한다.

용/어/해/설

비뇨
소변을 만들어 배출하는 것.

중추 신경 계통
모든 신경의 통합·지배 등 중심 역할을 담당한다. 말초 신경의 자극을 받아 음성·운동·반사 등의 지령을 내린다.

말초 신경 계통
온몸에 분산되어 있는 신경 계통. 말단 기관과 뇌 등의 중추 신경 사이에서 전달을 담당한다.

호르몬
체내의 내분비샘에서 혈액 속으로 분비되어 특정 기관에 작용하며 그 작용을 조절하는 물질.

내분비
몸속의 분비샘이 호르몬 등의 분비물을 혈액 등으로 직접 내보내는 것.

중/요/어/구

내분비 계통
호르몬을 분비하는 기관의 총칭.

생명 유지의 필수 기능

우리 몸은 소화기 계통, 콩팥·비뇨기 계통, 호흡기 계통, 순환기 계통의 작용으로 생명이 유지되고 있다. 각 장에서 이를 자세히 설명하고자 한다.

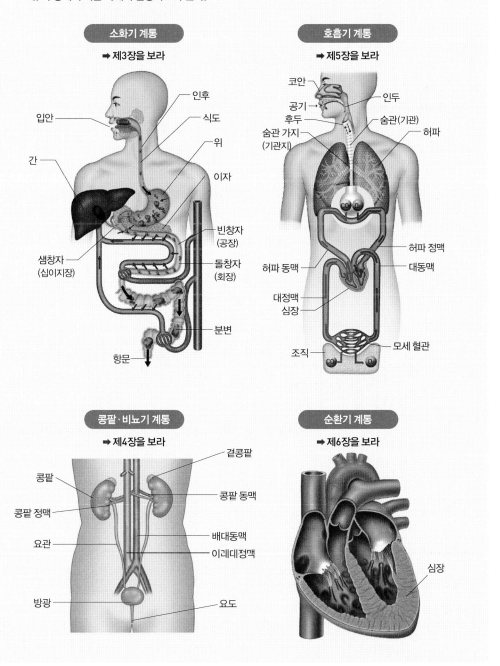

소화기 계통
➡ 제3장을 보라

인후
입안
식도
위
간
이자
빈창자
(공장)
샘창자
(십이지장)
돌창자
(회장)
분변
항문

호흡기 계통
➡ 제5장을 보라

코안
인두
공기
후두
숨관(기관)
숨관 가지
(기관지)
허파
허파 정맥
허파 동맥
대동맥
대정맥
심장
조직
모세 혈관

콩팥·비뇨기 계통
➡ 제4장을 보라

곁콩팥
콩팥
콩팥 동맥
콩팥 정맥
요관
배대동맥
아래대정맥
방광
요도

순환기 계통
➡ 제6장을 보라

심장

세포의 구조

세포, 조직, 기관, 기관 계통

사람의 몸은 심장과 근육 등으로 이루어져 있다. 이것을 만드는 기본이 세포다. 세포는 사람을 만드는 최소 단위로 사람은 약 60조 개의 세포로 이루어져 있다고 한다. 한 개의 크기는 10~30μm다. 세포는 같은 기능을 가진 것끼리 모여서 조직을 만들고, 그것이 모여 뇌와 심장 등의 기관을 형성한다. 나아가 같은 목적을 가진 기관이 모여 소화기 계통, 순환기 계통 등과 같이 기관 계통을 이룬다.

세포의 구조

세포는 세포막이라는 막에 싸여 있으며 그 속에는 다양한 작용을 하는 기관이 있다. 이것을 세포 내 소기관이라고 한다. 세포 내 소기관에는 핵, 미토콘드리아, 골지 기관, 소포체 등이 있다. 세포 내 소기관 이외의 부분은 세포질이라는 체액으로 채워져 있다.

세포 소기관의 작용

그렇다면 세포 소기관은 어떤 작용을 할까? 여기에서는 간단히만 살펴보자.

세포의 중심에 존재하는 핵에는 유전 정보를 전달하는 DNA가 있는데 이곳에서 단백질 합성 등의 지령을 내린다. 미토콘드리아는 생명 유지에 꼭 필요한 에너지를 만든다. 아데노신 3인산(ATP)의 대부분이 이곳에서 만들어진다고 알려져 있다.

소포체는 단백질을 합성하여 골지 기관으로 운반하는 작용을 한다. 골지 기관은 단백질과 지방 등을 나누어 내보내는 역할을 한다. 세포질은 단백질이 만들어지는 장소다.

용/어/해/설

미토콘드리아
세포 소기관 중 하나로 대다수 세포의 세포질 속에 다수 들어 있다. 세포의 호흡에 중요한 역할을 한다.

골지 기관
세포 소기관 중 하나로 세포 속 분비물을 합성하거나 배설물을 일시적으로 저장한다.

중/요/어/구

DNA
유전자의 본체. 데옥시리보 핵산(deoxyribonucleic acid)의 약칭.

ATP(아데노신 3인산)
아데노신 3인산(adenosine triphosphate)의 약칭. 몸속의 에너지가 되어 다양한 화학 반응에 관여한다.

세포의 구조

사람의 몸은 세포라는 최소 단위로 만들어져 있다. 세포에는 유전 정보가 들어 있는 DNA가 있으며 또 다른 세포 속 소기관이 다양한 역할을 담당한다. 이들의 연계 작용으로 인체 내의 기능이 유지된다.

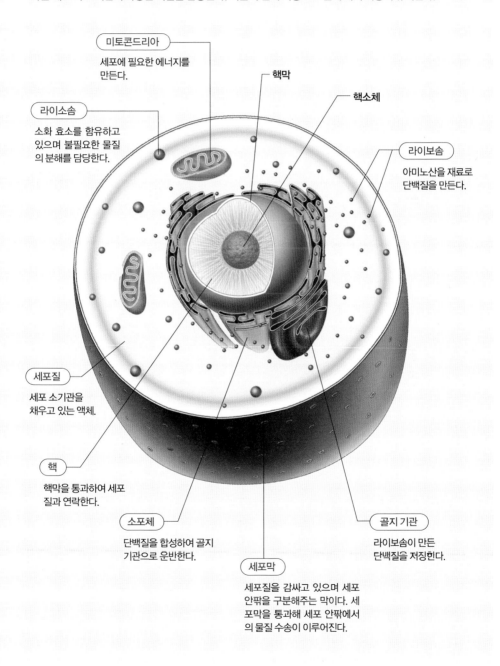

미토콘드리아
세포에 필요한 에너지를 만든다.

핵막

핵소체

라이소솜
소화 효소를 함유하고 있으며 불필요한 물질의 분해를 담당한다.

라이보솜
아미노산을 재료로 단백질을 만든다.

세포질
세포 소기관을 채우고 있는 액체.

핵
핵막을 통과하여 세포질과 연락한다.

소포체
단백질을 합성하여 골지 기관으로 운반한다.

골지 기관
라이보솜이 만든 단백질을 저장힌다.

세포막
세포질을 감싸고 있으며 세포 안팎을 구분해주는 막이다. 세포막을 통과해 세포 안팎에서의 물질 수송이 이루어진다.

세포 생리학   **025**

세포막의 작용

세포막의 기능

세포는 세포막에 싸여 있는데(▶24쪽), 세포막은 세포를 보호하는 것 이외에도 다양한 기능을 가지고 있다.

세포가 활동하기 위해서는 에너지나 세포를 만들 재료(물질)가 필요하다. 이때 필요한 물질은 세포 밖에서 받아들이고 불필요한 것은 세포 밖으로 내보내야 한다. 그 작용을 하는 것이 바로 세포막이다. 세포막은 단순히 세포의 안쪽(세포 내액)과 바깥쪽(세포 외액)을 벽과 같이 나누는 것이 아니라, 세포막을 통해 필요한 영양소를 받아들이고, 불필요한 물질을 밖으로 내보내는 기능을 한다.

세포막의 구조

세포막은 물에 녹지 않는 지질로 이루어져 있다. 그래서 지용성 물질은 세포막을 통해 세포 안으로 들어가는데, 수용성 물질은 그 상태로는 세포막을 통과할 수 없다. 이것은 물과 기름이 섞이지 않는 것과 같은 원리다. 수용성 물질은 각기 전용 통로와 장치(수용체 등)가 있어서 그것을 통해야 비로소 세포막을 통과해 세포 안으로 들어갈 수 있게 되어 있다.

그렇다면 세포막의 구조에 대해 조금 더 자세히 알아보자. 세포막은 지질 이중막이라는 특징적인 구조(▶27쪽 그림)를 띠고 있다. 인지질이라는 물에 녹지 않는 물질이 두 겹을 이루고 있어서 그렇게 불린다.

세포막을 구성하는 인지질은 친수성인 머리 부분과 소수성인 꼬리 부분을 가지고 있다. 소수성인 꼬리 부분을 안쪽, 친수성인 머리 부분을 바깥쪽으로 하여 인지질이 두 겹의 막을 이루고 있어서 세포막은 물에 녹지 않는다.

세포는 이 지질 이중막 구조로 만들어지는 세포막의 작용으로 세포 안에서 다양한 활동을 할 수 있다.

용/어/해/설

지용성 물질
기름에 녹는 물질. 물에는 녹지 않는다.

수용성 물질
물에 녹는 물질. 기름에는 녹지 않는다.

소수성
물에 잘 녹지 않는 성질.

친수성
물에 잘 녹는 성질.

중/요/어/구

세포막
세포질을 감싸고 있으며 세포의 안팎을 구분하는 막. 동식물을 불문하고 모든 세포에 있다.

인지질 이중막
세포막의 기본 구조. 소수성 부분이 안쪽, 친수성 부분이 바깥쪽을 향한 상태로 인지질이 두 겹을 이루고 있다.

세포막은 지질 이중막 구조를 띠고 있다. 가쪽은 친수성이고 안쪽은 소수성이라 수용성 물질은 그대로 통과하지 못한다.

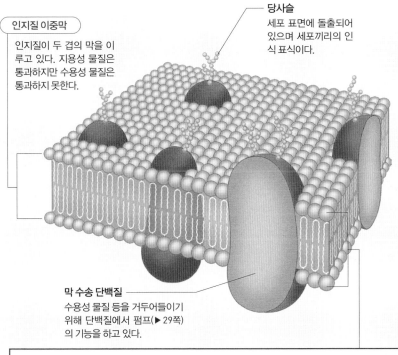

인지질 이중막

인지질이 두 겹의 막을 이루고 있다. 지용성 물질은 통과하지만 수용성 물질은 통과하지 못한다.

당사슬

세포 표면에 돌출되어 있으며 세포끼리의 인식 표식이다.

막 수송 단백질

수용성 물질 등을 거두어들이기 위해 단백질에서 펌프(▶ 29쪽)의 기능을 하고 있다.

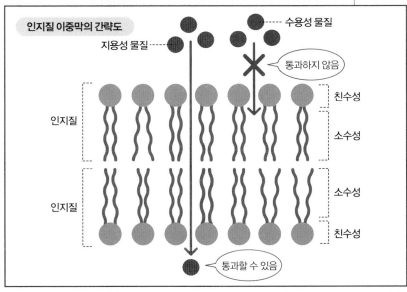

인지질 이중막의 간략도

지용성 물질

수용성 물질

통과하지 않음

친수성

소수성

인지질

소수성

인지질

친수성

통과할 수 있음

세포막의 수송 시스템

지용성 세포막은 지용성 물질을 통과시킬 수 있지만 수용성 물질은 통과시키지 못한다. 이처럼 세포막에는 통과시킬 수 있는 것과 그렇지 않은 것이 있는데, 그것에 따라 세포 안팎의 물질 농도 등을 조절한다. 농도를 조절하는 수송 시스템에는 수동 수송과 능동 수송이 있다.

수동 수송은 세포 안팎의 농도 차를 이용해 물질을 짙은 농도에서 옅은 농도로 이동시키는 것인데 이를 확산이라고 한다. 이것은 물질에 농도가 높은 쪽에서 낮은 쪽으로 이동하는 성질이 있기 때문이다. 예컨대 컵에 물을 넣고 잉크를 떨어뜨리면 휘저으면서 섞지 않아도 잉크는 점차 퍼져서 최종적으로 컵의 물 색깔이 균등해진다.(▶아래 그림) 이러한 힘을 농도 기울기라고 한다.

한편 능동 수송은 농도 기울기를 거스르는 방향으로 물질을 이동시키는 원리다. 이를 위해서는 에너지가 필요한데, 보통 ATP를 사용해 에너지를 얻는다. 수용성 물질은 세포막을 통과하지 못하는데 이러한 물질을 받아들이기 위해 세포막 표면에는 단백질이 있다. 이 단백질을 펌프

중 / 요 / 어 / 구

수동 수송
물질의 농도차를 이용해 농도 기울기를 거스르지 않고 물질을 수송하는 것. 확산이 이에 해당한다.

능동 수송
농도 기울기에 역행하여 물질을 수송하는 것. ATP를 필요로 한다.

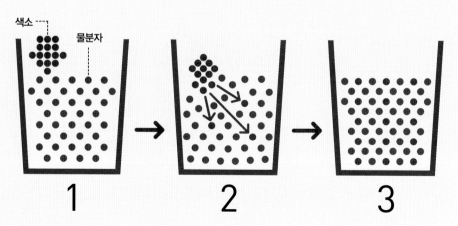

확산의 원리

같은 종류의 물질에는 농도가 높은 쪽에서 낮은 쪽으로 이동하는 성질이 있다. 이를 확산이라고 한다.

색소

물분자

1
물(●)에 색소(●)를 넣는다.

2
색소는 농도가 낮은 쪽으로 이동한다.

3
색소가 물속에서 균형을 이룬다.

리고 하는데, 농도 기울기에 역행하여 물질을 능동 수송한다.

능동 수송의 대표적인 예로 소듐-포타슘 펌프가 있다. 이것은 소듐
(나트륨) 이온과 포타슘(칼륨) 이온을 교환하는 수송 시스템이다. 이 시
스템의 작용으로 세포 안은 포타슘 이온의 농도가 높게, 세포 밖은 소듐
이온의 농도가 높게 유지된다.(▶아래 그림)

그 밖에도 각 세포에는 다양한 펌프가 있어서 세포 안팎의 물질 교환
이 이루어지고 있다.

소듐-포타슘 펌프의 원리

세포 안팎에서 소듐(Na^+) 이온과 포타슘(K^+) 이온의 농도에 차이가 있기에 소듐 이온을 세포 밖으로 퍼
내고 포타슘 이온을 세포 안으로 유입시킨다.

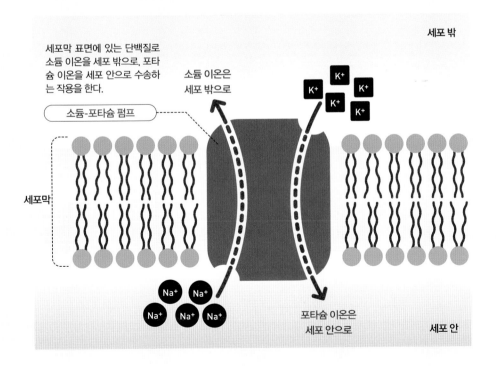

세포막 표면에 있는 단백질로
소듐 이온을 세포 밖으로, 포타
슘 이온을 세포 안으로 수송하
는 작용을 한다.

소듐-포타슘 펌프

소듐 이온은
세포 밖으로

세포 밖

세포막

포타슘 이온은
세포 안으로

세포 안

세포막의 전기 현상

정지 전위와 활동 전위

세포는 세포막을 통해 세포 밖, 즉 외부 세계와 이어져 있다. 따라서 외부에서 온 자극과 변화는 세포막을 통해 받아들여지고 세포막을 통해 작용하기 시작한다. 세포막이 외부의 자극을 받아들이는 원리 중 하나가 전기 현상이다.

신경과 근육 등의 세포의 세포막은 항상 안쪽이 전기적으로 마이너스 전하를 띤다. 이를 정지 전위라고 한다. 원래 세포 안에는 포타슘 이온이 많고 세포 밖에는 소듐 이온이 많다. 포타슘 이온은 세포막을 자유롭게 통과할 수 있기에 농도 기울기에 따라 농도가 낮은 세포 밖으로 나온다. 한편 소듐 이온은 세포막을 자유롭게 통과할 수 없다.

따라서 세포 안에 플러스인 포타슘 이온이 줄어들어 세포 안은 마이너스가 된다. 그러면 이번에는 플러스 이온을 끌어당기려는 전기적 힘이 작용한다. 농도 기울기에 따라 나가는 힘과, 전기적으로 끌어당기려는 힘이 균형을 이룰 때 포타슘 이온의 이동이 멈춘다. 이것이 정지 전위다.

한편 세포를 전기적으로 자극하면 세포 안이 플러스 전하를 띤다. 그러면 소듐 이온의 통로(Na^+ 통로)가 열려서 농도 기울기에 따라 소듐 이온이 세포 밖에서 세포 안으로 들어온다. 플러스인 소듐 이온이 들어오면 세포 안은 세포 밖보다 플러스가 된다. 이를 탈분극이라고 한다. 이후 소듐 이온의 통로는 곧바로 폐쇄되고, 포타슘 이온이 세포 밖으로 나가 세포 안은 다시 마이너스로 돌아간다. 이 탈분극을 활동 전위라고 한다. 세포막은 활동 전위에 따라 정보의 전달이 이루어진다.

용/어/해/설

세포막
▶26쪽

전기 현상
세포막 안팎에서 전기적 변화가 일어나는 것. 이 현상으로 세포는 외부로부터 정보를 받아들일 수 있다.

농도 기울기
어떤 물질에 농도가 다른 부분이 있으면 농도 기울기가 있다고 말한다. 농도 기울기가 있으면 확산 등의 현상이 나타나 농도가 균일해진다.

중/요/어/구

정지 전위
흥분하지 않은 세포의 내부는 보통 마이너스 전하를 띠는데 이 상태를 가리킨다.

활동 전위
어떤 자극에 의해 세포막에 일어나는 전기적 변화.

세포 안팎에서 일어나는 정보의 전달은 세포막의 전기 현상에 따라 이루어진다. 즉 세포막의 안팎에서 전기적 변화가 일어나면 물질의 이동 등이 일어난다.

정지 전위

세포 안에는 포타슘 이온(플러스 이온)이 많이 있는데 포타슘 이온은 자유롭게 세포막을 통과한다. 그래서 포타슘 이온은 농도 기울기에 따라 세포 밖으로 나가고 세포 안은 전기적으로 마이너스 전하를 띠게 된다. 이 상태를 정지 전위라고 한다.

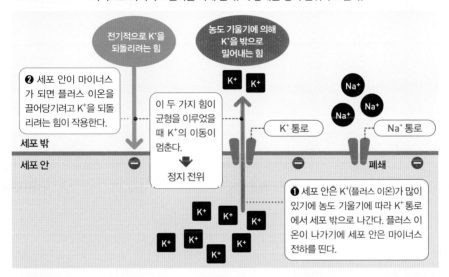

활동 전위

소듐 이온(플러스 이온)은 포타슘 이온과 같이 세포막을 자유롭게 통과하지 못하는데, 전기적으로 자극을 주면 소듐 이온의 통로(Na$^+$ 통로)가 열려서 농도 기울기에 따라 세포 안으로 들어간다. 그러면 세포 안은 플러스 전하를 띤다. 이 상태를 활동 전위라고 한다.

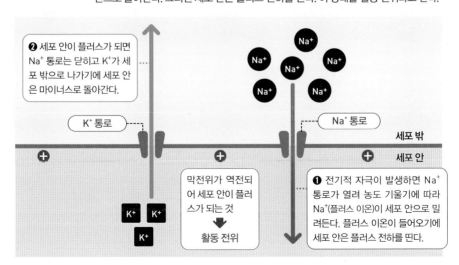

유전 정보란

유전자는 단백질의 설계도

흔히 '유전이다'라는 말을 쓰는데, 이것은 부모로부터 자녀에게 물려주는 것이라는 의미로 쓸 때가 많다. 세포 안에는 핵이 있는데, 그 속의 염색체에 DNA라는 물질이 있다. 이것이 유전자의 본체로, 부모에서 자녀에게 계승되는 정보가 편입되어 있다. 또 그뿐 아니라 세포 안에서의 활동에 꼭 필요한 단백질을 만드는 정보도 포함되어 있다. 즉 DNA는 세포가 활동하기 위해(사람이 살아가기 위해) 필요한 단백질을 만드는 정보원이다. 따라서 유전자는 생명의 설계도라 할 수 있다.

유전자의 구조

DNA는 어떤 구조를 하고 있을까? DNA는 세 가지 물질, 즉 인산, 데옥시리보스라는 당과 염기로 구성되어 있다. 당과 인산과 염기가 사슬처럼 길게 이어진 것을 폴리뉴클레오타이드라고 한다. DNA는 두 개의 폴리뉴클레오타이드가 염기를 사이에 두고 마주 본 상태에서 나선형으로 이어져 있다. 이를 DNA의 이중 나선 구조라고 한다. 이것이 유전자의 본체다.

DNA를 구성하는 염기는 아데닌(A), 사이토신(C), 구아닌(G), 타이민(T) 등 네 종류가 있다. DNA는 염기를 사이에 두고 이중 나선을 이루고 있는데 아데닌(A)은 타이민(T)과 구아닌(G)은 사이토신(C)과 결합한다.(상보적 서열이라고 한다.) 아데닌(A)은 구아닌(G)이나 사이토신(C)과 결합하지 못한다. 이 네 종류의 염기가 단백질이 될 아미노산을 만드는 암호가 된다.(▶36쪽)

용/어/해/설

상보적 서열
DNA는 A와 T, G와 C가 각각 결합해 있다. 이를 상보적 서열이라고 한다.

중/요/어/구

DNA
유전자의 본체. 데옥시리보 핵산(deoxyribonucleic acid)의 약칭. ▶24쪽

염기
DNA를 구성하는 주요 성분. 아데닌(A), 구아닌(G), 사이토신(C), 타이민(T)이 있다.

뉴클레오타이드
nucleotide
인산과 당과 염기가 결합한 물질. 뉴클레오타이드가 사슬처럼 이어진 것을 폴리뉴클레오타이드라고 한다.

이중 나선 구조
DNA의 구조로 두 개의 뉴클레오타이드가 나선 모양으로 얽혀 있는 것. 왓슨과 크리크가 발견했다.

유전자의 본체는 DNA다. DNA는 세포의 핵 속에 있는 염색체 속에 들어 있다. DNA를 만드는 물질 중 하나인 염기 서열에 따라 유전 정보가 결정된다.

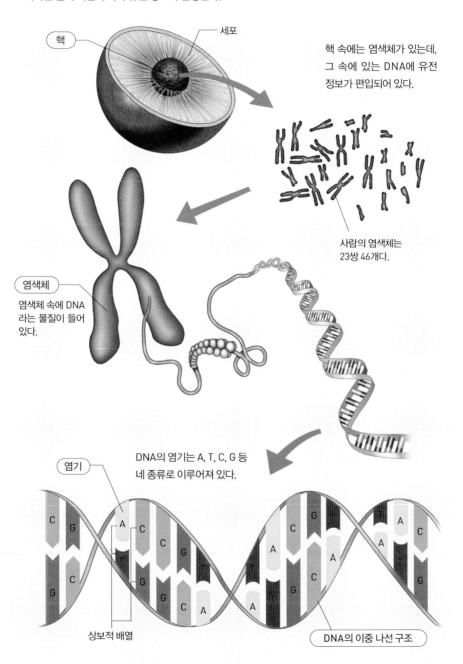

핵

세포

핵 속에는 염색체가 있는데, 그 속에 있는 DNA에 유전 정보가 편입되어 있다.

사람의 염색체는 23쌍 46개다.

염색체

염색체 속에 DNA 라는 물질이 들어 있다.

DNA의 염기는 A, T, C, G 등 네 종류로 이루어져 있다.

염기

상보적 배열

DNA의 이중 나선 구조

단백질이 만들어지기까지

단백질은 유전자에서 어떻게 만들어질까?

그렇다면 DNA(▶32쪽)에서 단백질은 어떻게 만들어지는 것일까? 이때 중요한 것이 단백질의 합성을 돕는 mRNA(전령 RNA)다.

보통 DNA는 두 개의 사슬로 이루어진 이중 나선 구조를 띠는데, 단백질을 합성할 때 이중 나선이 풀어져 하나의 사슬이 된다. 그러면 풀어진 사슬에 있는 DNA의 염기에 mRNA가 결합한다. mRNA를 구성하는 염기는 아데닌(A), 구아닌(G), 사이토신(C), 우라실(U) 등 네 종류이기에 우라실(U)이 타이민(T)을 대신하여 DNA의 아데닌(A)과 결합한다. 이처럼 DNA의 한쪽 사슬을 주형으로 하여 mRNA가 만들어지는 과정을 전사라고 한다.

이렇게 만들어진 mRNA는 DNA를 떠나 핵막의 작은 구멍(소공)으로 나와 세포질 안의 라이보솜이라는 세포 내 소기관으로 이동한다. 라이보솜 표면에서 tRNA(전달 RNA)가 mRNA의 암호를 해독해 세 개의 연

중/요/어/구

mRNA(전령 RNA)
DNA의 이중 나선 중 1개의 사슬에서, A→U, T→A, C→G, G→C와 같이 규칙적으로 DNA 염기 서열을 규칙적으로 옮겨서 만들어진 것.

전사
DNA를 주형으로 하여 mRNA가 합성되는 과정.

번역
mRNA의 정보를 근거로 단백질을 합성하는 과정.

LABORATORY

사람의 유전자는 99.9%가 공통이다?

DNA의 이중 나선 구조는 1953년에 발견되었다. 그로부터 50주년이 되는 2003년, 사람의 게놈 전 염기 서열을 분석하는 프로젝트가 완성되었다. 약 30억 염기쌍의 유전자 서열을 결정짓는 프로젝트로, 당초 3만 가지 이상의 유전자가 존재할 것이라는 예측이 있었다.

그런데 실제로 유전자는 약 22,000개밖에 존재하지 않음이 밝혀졌다. 사람의 유전자 중 99.9%는 누구에게나 공통이며, 나머지 0.1%의 유전자와 그 발현이 개체의 차이를 결정짓는다고 한다.

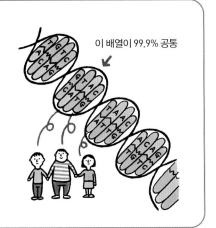

이 배열이 99.9% 공통

DNA에서 전사와 번역이라는 단계를 거쳐 단백질이 만들어진다. 전사에는 mRNA가, 번역에는 tRNA 가 중요한 작용을 한다.

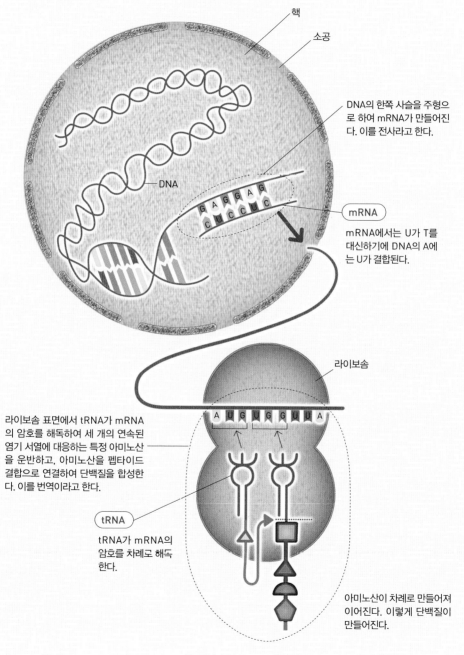

핵

소공

DNA의 한쪽 사슬을 주형으로 하여 mRNA가 만들어진다. 이를 전사라고 한다.

DNA

mRNA

mRNA에서는 U가 T를 대신하기에 DNA의 A에는 U가 결합된다.

라이보솜

라이보솜 표면에서 tRNA가 mRNA의 암호를 해독하여 세 개의 연속된 염기 서열에 대응하는 특정 아미노산을 운반하고, 아미노산을 펩타이드 결합으로 연결하여 단백질을 합성한다. 이를 번역이라고 한다.

tRNA

tRNA가 mRNA의 암호를 차례로 해독한다.

아미노산이 차례로 만들어져 이어진다. 이렇게 단백질이 만들어진다.

속된 염기에 대응하는 하나의 아미노산을 운반한다. tRNA는 차례로 암호를 해독하여 그에 맞게 아미노산을 순서대로 배열한다. 이 아미노산끼리 결합하여 단백질이 만들어진다. 이 과정을 번역이라고 한다.

아미노산에 대해

단백질이 생명을 유지하는 데 꼭 필요한 것임은 앞서 설명했다.(▶32~35쪽) 단백질은 아미노산에서 만들어지는데 아미노산에 대해서도 조금 더 자세히 알아보자.

　아미노산은 아미노기와 카복시기(▶37쪽 그림)를 가지고 있다. 단백질을 만드는 아미노산은 20종류(▶아래 표)가 있는데, 사람은 몸속에서 절반 정도밖에 만들지 못하기에 반드시 음식물을 통해 섭취해야 한다. 이처럼 몸속에서 만들 수 없기에 외부로부터 섭취하는 아미노산을 필수 아미노산이라고 한다. 그 밖의 아미노산은 비필수 아미노산이라고 하며 몸속에서 필요에 따라 필요한 만큼 만들어진다.

용/어/해/설

tRNA(전달 RNA)
세포질 안에 있으며 특정 아미노산과 결합하여 그것을 라이보솜 표면의 mRNA로 나르는 역할을 한다.

중/요/어/구

필수 아미노산
몸속에서 합성되지 않는 아미노산. 8종류가 있다.

비필수 아미노산
몸속에서 필요할 때 합성되는 아미노산. 12종류가 있다.

필수 아미노산과 비필수 아미노산

필수 아미노산	3문자 표기	1문자 표기
메싸이오닌	Met	M
트레오닌	Thr	T
류신	Leu	L
아이소류신	Ile	I
발린	Val	V
페닐알라닌	Phe	F
트립토판	Trpp	W
라이신	Lys	K

비필수 아미노산	3문자 표기	1문자 표기
타이로신	Tyr	Y
알라닌	Ala	A
아스파라진	Asn	N
아스파라진산	Asp	D
알지닌	Arg	R
글루탐산	Glu	E
글루타민	Gln	Q
세린	Ser	S
프롤린	Pro	p
히스티딘	His	H
글리신	Gly	G
시스틴	Cys	C

아미노산의 표기

단백질을 만드는 아미노산은 약 20종류 있다. 이 아미노산은 세 문자 또는 하나의 문자로 된 약어로 표시한다. 예컨대 타이로신은 Tyr 또는 Y라고 표시한다. 아미노산은 세포질 속 mRNA에서 전사·번역 과정을 통해 만들어지는데, mRNA의 세 개의 염기 서열에 하나의 아미노산이 대응하도록 만들어진다. 이러한 아미노산이 다수 이어져 단백질을 합성한다.

아미노산의 구조

아미노산은 아미노기와 카복시기로 구성되어 있다. 아미노산이 다수 이어지면 단백질이 된다.(▶ 43쪽)

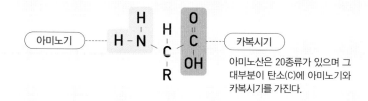

아미노산은 20종류가 있으며 그 대부분이 탄소(C)에 아미노기와 카복시기를 가진다.

LABORATORY

필수 아미노산과 비필수 아미노산은 아미노산 풀을 만든다

육류나 대두 등 음식물을 통해 섭취된 단백질은 소화관에서 아미노산으로 분해된 뒤 흡수된다. 이처럼 외부에서 들어온 아미노산(필수 아미노산) 외에도 몸에서는 단백질이 끊임없이 분해되어 아미노산이 되고, 그와 동시에 재합성도 이루어진다. 이렇게 몸속에서 만들어진 아미노산(비필수 아미노산)은 밖에서 들어온 아미노산과 공통의 아미노산 풀을 형성하여 인체에서 필요로 하는 부위로 보내진다.

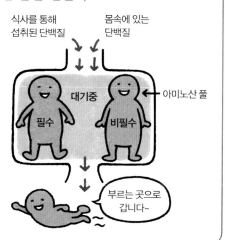

영양소란

3대 영양소와 5대 영양소

사람은 영양을 섭취하지 않고는 살아갈 수 없다. 흔히 '균형 잡힌 식사'라는 말을 하는데, 거기에는 과학적인 근거가 있다.

우리 몸속에서는 다양한 화학 반응이 일어나고 있다. 이러한 화학 반응의 재료가 되는 것, 또 화학 반응이 일어날 때 필요한 에너지를 만들어내기 위해 사람은 식사를 통해 외부로부터 영양소를 반드시 섭취해야 한다. 영양소란 생체 기능을 유지하기 위해 음식물을 통해 섭취하는 물질을 말한다. 영양소는 몸을 만드는 재료이자 몸의 에너지원이 되며 몸의 생리적 기능을 조절한다. 사람에게 꼭 필요한 영양소는 다음 다섯 가지다.

❶ 탄수화물(당질)
❷ 지방
❸ 단백질
❹ 비타민
❺ 무기질(미네랄)

탄수화물(당질)·지방·단백질은 3대 영양소, 여기에 비타민·무기질(미네랄)을 포함하여 5대 영양소라고 한다. 이들 영양소가 부족하면 세포의 활동이 정상적으로 이루어지지 않기에 균형 잡힌 식사를 하는 것이 중요하다.

영양소의 작용

3대 영양소인 탄수화물(당질), 지방, 단백질은 몸을 만드는 성분이 된다. 탄수화물이 몸속에서 분해되면 1g당 약 4kcal의 에너지를 발생시킨다.

용 / 어 / 해 / 설

영양소
식사 등을 통해 섭취하는 물질을 말한다. 몸속에서 대사 과정을 거쳐 인체 내 에너지원이 된다.

중 / 요 / 어 / 구

탄수화물
단당을 구성 성분으로 하며 인체에 중요한 물질이다. 당질이라고도 한다.

지방
몸의 에너지원으로 쓰이는 중요한 영양소이다. 물에 녹지 않는다. 지방산이 대표적이다.

단백질
아미노산이 다수 결합된 물질이다. 몸을 구성하는 성분이며 다양한 화학 반응에 관여한다.

지질은 약 9kcal, 단백질은 약 4kcal다. 이 에너지를 ATP(아데노신 3인산
▶24쪽)라고 하는데, 세포의 여러 가지 활동에 쓰이는 중요한 에너지원
이다.

　비타민과 무기질(미네랄)은 3대 영양소와 같이 에너지원으로 쓰이지
는 않지만 몸속의 다양한 작용을 조절하는 데 중요한 역할을 한다.

5대 영양소의 기능

영양소	기능	식품
탄수화물(당질)	혈중 글루코스(혈당)는 각 세포로 유입되이 에너지를 공급한다. 아미노산, 지질의 합성에 쓰인다. 간과 근육에 글리코겐의 형태로 저장된다.	쌀, 빵 등
지방	지질을 분해하면 에너지가 발생해 몸의 에너지원으로 쓰인다. 피부 밑이나 내장에 트라이글리세라이드 형태로 저장된다. 세포막의 지질 이중막의 구성 성분이다. 호르몬의 원료가 된다.	육류, 버터 등
단백질	호르몬 작용과 근육의 수축 등 다양한 기능에 관여한다. 근육과 뼈 등 몸을 만드는 원료.	육류, 대두, 달걀 등
비타민	화학 반응을 도와 대사 과정에서 보조 효소로 작용한다.	녹황색 채소, 간 등
무기질(미네랄)	뼈와 이, 체액, 호르몬, 비타민, 핵산 등의 구성 성분이다.	작은 어류, 해조류 등

3대 영양소와 비타민·미네랄의 관계

3대 영양소인 탄수화물, 지방, 단백질은 신체가 활동을 하기 위한 에너지원으
로서도 중요해서 하루에 많은 양을 섭취해야 한다. 그런데 비타민과 미네랄의
섭취 필요량은 미량이다. 성인 남성의 하루 식사 섭취량으로 예를 들면, 단백질
은 약 50g인데 비타민은 약 85㎎, 철은 6.5㎎에 불과하다. 신체를 기계 작동 원
리에 비유하면, 3대 영양소가 각각이 톱니바퀴를 구성하고, 비타민과 미네랄은
톱니바퀴가 잘 돌아갈 수 있게 도와주는 윤활유 역할을 한다. 윤활유가 아무리
많아도 정작 중요한 톱니바퀴에 해당하는 3대 영양소를 제대로 섭취하지 않으
면 우리 몸은 제 기능을 하지 못한다.

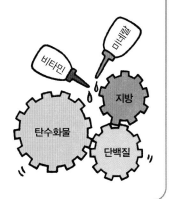

3대 영양소의 기능

탄수화물의 기능

몸의 에너지원이 되는 것 중 하나가 탄수화물이다. 탄수화물은 녹말이 대표적인데, 사람의 주식인 쌀이나 빵에 많이 함유되어 있다. 이것이 우리 몸의 에너지원이 된다.

녹말은 글루코스라는 물질이 사슬 모양으로 길게 이어진 것인데, 소화되면 하나의 글루코스가 된다. 글루코스는 포도당이라고도 한다. 따라서 탄수화물을 당류라고도 부른다.

용 / 어 / 해 / 설

지방 조직
지방 세포가 모여 이루어진 조직. 에너지를 지방의 형태로 축적하는 역할을 한다.

탄수화물의 화학 구조

탄수화물은 당질이라고도 한다. 단당류가 당질의 단위이며 이것이 두 개 결합하면 이당류, 열 개 이상 결합하면 다당류라고 한다.

탄수화물은 탄소(C)에 물(H_2O)이 결합된 화합물로 단당을 기본 단위로 하며, 단당이 글리코사이드 결합으로 이어져 있다. 단당류의 수에 따라 이당류, 다당류 등으로 분류된다.

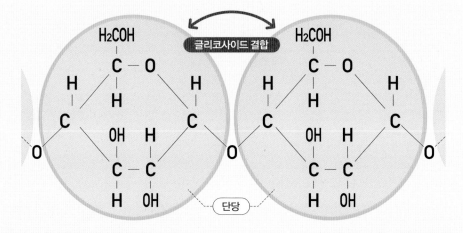

글리코사이드 결합

단당

글루코스는 혈액에 녹아들이 온몸으로 운반되는데, 필요할 때 각 세포에 유입되어 에너지로 쓰인다. 그래서 혈액 속 글루코스 농도를 나타내는 혈당치는 항상 어느 일정 범위 내로 유지된다.

탄수화물은 아미노산, 지질의 합성 등에도 쓰인다.

지질의 기능

지질도 몸의 에너지원으로 쓰이는 중요한 영양소다. 지질은 지방을 말하는데, 세포에서 지질이 분해되면 에너지가 생성된다.

'지방이 쌓인다'는 말을 종종 하는데, 지질에는 저장의 역할도 있어서 몸 밖에서 들어온 지질과 탄수화물의 잉여분은 피부 밑 또는 내장의 지방 조직에 트라이글리세라이드 형태로 저장된다. 그리고 필요할 때 분해되어 쓰인다.

지질에는 세포막의 지질 이중막을 구성하는 인지질(▶26쪽)과 몸속의 기능을 조절하는 호르몬을 합성하는 재료가 되는 콜레스테롤 등이 포함된다.

중 / 요 / 어 / 구

포도당
세포가 활동하는 데 필요한 에너지가 되는 물질.

용 / 어 / 해 / 설

혈당치
혈액 속 글루코스 농도를 말한다. 공복 시 사람의 혈당치는 80~100mg/dℓ 정도가 평균값.

트라이글리세라이드
triglyceride
중성 지방이라고 부를 때가 많다. 드라이글리세라이드의 수치가 높으면 동맥 경화 등의 위험이 높아진다.

지질의 화학 구조

지질은 지방산이라는 긴 탄화수소 사슬을 가진 물질 등으로 구성되어 있다. 아래 그림은 지질 중 하나인 트라이글리세라이드의 화학 구조다.

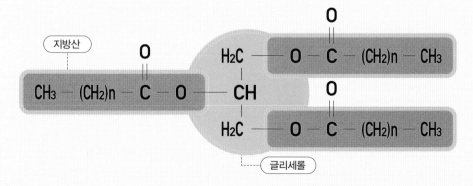

지질은 탄소(C), 산소(O), 수소(H)가 결합한 화합물로, 지방산이라는 긴 탄화수소 사슬이 있다. 예컨대 내장에 축적되는 지방인 트라이글리세라이드는 글리세롤에 세 개의 지방산이 결합해 있다. 지질은 지질 이중막 등 세포막의 주성분이 된다.

단백질의 기능

단백질은 피부, 근육, 뼈 등 몸을 만드는 중요한 영양소다. 호르몬 작용과 근육의 수축 등 몸속의 다양한 기능에 관여한다. 또 글루코스가 부족해지는 비상사태 시에는 단백질을 분해해 에너지를 발생시켜 이를 에너지원으로 쓴다.

단백질은 기본적으로는 약 20종류의 아미노산이 펩타이드 결합으로 수십에서 수백 개가 사슬 모양으로 이어져 형성된다. 단백질이 몸속에 들어오면 아미노산 1개 또는 2~3개의 결합체로 분해된 뒤에 흡수된다.

흡수된 아미노산은 다시 세포 안에서 단백질로 합성된다. 이때 아미노산 서열을 결정짓는 것이 DNA의 역할이다.(▶36쪽) 아미노산의 배열 방식에 따라 단백질의 기능이 결정되며, 근육의 수축이나 호르몬 조절 등 온몸의 장기에서 다양한 작용을 한다.

단백질은 근육 등 몸을 구성하는 기본적인 성분이 될 뿐 아니라 몸속의 다양한 기능을 조절하는 중요한 역할을 담당하고 있다.

단백질의 구조

단백질은 세포 내 수송 또는 분비에 관여하는 신호를 가지고 있다. 그래서 각 소기관으로부터 수송을 받거나 지질 이중막과 같이 막 성분으로 편입되고, 또는 세포 밖으로 분비된다. 각각 특유의 입체(고차) 구조를 취함으로써 기능하기 시작한다.(▶43쪽 그림) 단백질의 기능은 이 입체 구조에 따라 결정된다. 예컨대 아미노산 서열이 같더라도 입체 구조(접힌 방식)에 따라 기능이 달라진다.

단백질은 아미노산으로만 이루어진 단순 단백질과, 금속·인산·지질·핵산 등이 구성에 추가되는 복합 단백질로 분류한다.

용 / 어 / 해 / 설

글루코스
▶40쪽

아미노산
▶36쪽

DNA
▶32쪽

세포 내 수송
세포 안에서 물질이 이동하는 것.

단순 단백질
분해했을 때 아미노산만 생성하는 단백질. 케라틴, 콜라겐, 피브로인 등. 복합 단백질의 반대 개념.

중 / 요 / 어 / 구

펩타이드 결합
서로 이웃한 카복시기와 아미노기가 결합하여 아미노산이 연속해서 사슬 형태로 이어지는 상태.

단백질의 화학 구조

단백질은 아미노산(▶ 36쪽)이 펩타이드 결합으로 다수 이어진 물질이다.

단백질의 기본 구조

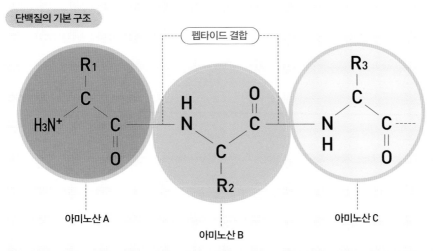

아미노산 A

아미노산 B

아미노산 C

단백질은 탄소(C), 산소(O), 수소(H), 질소(N)가 결합한 화합물로 다수의 아미노산이 펩타이드 결합을 이루고 있는 형태다. 아미노산은 약 20종류 있으며 곁사슬(그림의 R_1, R_2, R_3 부분)이 다르다. 다양한 종류의 아미노산의 배열 방식과 입체 구조의 차이로 단백질의 기능이 달라진다.

콜라겐(단백질)의 입체 구조

콜라겐의 형태

콜라겐의 입체 구조

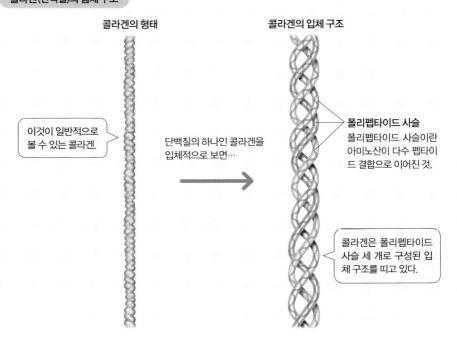

이것이 일반적으로 볼 수 있는 콜라겐.

단백질의 하나인 콜라겐을 입체적으로 보면…

폴리펩타이드 사슬
폴리펩타이드 사슬이란 아미노산이 다수 펩타이드 결합으로 이어진 것.

콜라겐은 폴리펩타이드 사슬 세 개로 구성된 입체 구조를 띠고 있다.

비타민과 무기질의 기능

비타민의 기능

몸속에서 탄수화물·지질·단백질 등 3대 영양소를 효율적으로 쓰는 데 중요한 역할을 하는 것이 바로 비타민과 무기질이다.

비타민은 음식물에 들어 있는 물질로 몸속에서는 합성되지 않는다. 일부 합성이 가능한 것도 그 양이 극소량이라 사람은 식사를 통해 비타민을 꼭 섭취해야 한다.

비타민은 주로 몸속에서 일어나는 화학 반응을 보조한다. 화학 반응을 일으키는 데 필요한 효소를 보조해주는데, 아주 적은 양으로도 효율적으로 작용한다. 비타민은 생명 유지와 성장, 대사 과정 시에 반드시 필요하다.

비타민은 물에 잘 녹는 수용성 비타민과 물에 잘 녹지 않는 지용성 비타민으로 나뉜다.

수용성 비타민은 쉽게 흡수되며 과잉 섭취해도 콩팥을 통해 배설되지만, 지용성 비타민은 과잉 섭취하면 비타민 과다증을 일으키기에 해롭다. 반대로 비타민이 부족하면 성장 장애를 일으키는 비타민 결핍증에 걸린다.

무기질의 기능

사람의 몸은 약 70%가 수분으로 이루어져 있다. 이 수분에는 무기질이 많이 함유되어 있다.

무기질은 뼈와 이, 체액 등을 구성하는 중요한 성분이며 생명 유지를 위해 반드시 필요한 물질이다.

무기질이란 물에 녹는 이온이라는 물질을 가리키는데, 소듐, 포타슘, 칼슘, 마그네슘 등이 있다. 각각은 다음과 같은 작용을 한다.

중/요/어/구

비타민
5대 영양소 중 하나로 사람의 몸속에서는 거의 만들어지지 않기에 음식물을 통해 섭취해야 한다. 미량으로도 인체 내에서 중요한 작용을 한다. 비타민은 필요량이 정해져 있다.

무기질
미네랄이라고도 한다. 필요한 양은 적지만 사람의 몸속에서 만들지 못하기에 음식물을 통해 섭취해야 한다. 무기질 중에서도 칼슘과 철 등이 부족해지기 쉽다.

질/병/미/니/지/식

비타민 과다증
비타민을 과다 섭취했을 때 생기는 증상. 비타민의 종류에 따라 두통, 구토, 콩팥 장애 등을 유발한다.

비타민 결핍증
비타민의 부족으로 생기는 증상. 야맹증, 각기병, 괴혈병 등이 있다. 균형 잡힌 식사를 하면 결핍되는 일이 거의 없으나 위를 절제한 사람 등은 비타민 결핍증이 생길 수 있다.

소듐(나트륨) : 주로 세포 밖에 있는 이온으로 삼투압과 pH의 조절에 관여한다.

포타슘(칼륨) : 주로 세포 안에 있는 이온으로 삼투압과 pH의 조절에 관여한다.

칼슘 : 뼈와 이, 혈장 속에 들어 있다. 근육의 수축 등에 관여한다.

마그네슘 : ATP(▶38쪽)와 결합하여 에너지를 방출할 때 쓰인다.

철 : 헤모글로빈에 함유되어 있으며 산소의 운반을 돕는다.

아이오딘 : 갑상샘(목밑샘) 호르몬의 성분이다.

용/어/해/설

헤모글로빈
▶114쪽

지용성 비타민의 기능			
비타민	기능	식품	결핍증·과다증
비타민 A	시력, 상피 세포의 유지	녹황색 채소, 장어 등	야맹증, 점막 장애
비타민 D	작은창자에서의 칼슘과 인산의 흡수	간, 생선, 버섯, 버터 등	뼈연화증
비타민 E	항산화 작용	콩류, 식물성 기름 등	적혈구의 용혈
비타민 K	혈액 응고	녹황색 채소, 낫토 등	혈액 응고 이상

수용성 비타민의 기능			
비타민	기능	식품	결핍증·과다증
비타민 B1	당질의 대사	돼지고기 등	각기병, 신경염
비타민 B2	아미노산의 대사	간, 유제품 등	입꼬리염, 피부염
비타민 B6	아미노산의 대사	간, 육류 등	피부염
비타민 B12	적혈구의 합성	간, 육류, 우유 등	빈혈
나이아신	에너지 대사	간, 육류, 쌀 등	위장 장애, 피부염
판토텐산	지질 대사	달걀, 우유 등	중추 신경계 장애
엽산	적혈구의 조성	녹황색 채소, 간 등	빈혈
바이오틴	지방산의 합성	간, 콩류 등	큰 적혈 모세포 빈혈
비타민 C	콜라겐 합성, 항산화 작용	과일, 녹황색 채소 등	괴혈병

건강 보조 식품과 병

건강 보조 식품이 알레르기를 유발한다?

건강 보조 식품은 '건강'이라는 말이 붙어서 몸에 좋다는 인상을 풍긴다. 그런데 먹으면 정말로 건강해질까?

원래 건강 보조 식품은 약과 같이 효능이 증명된 성분이 들어 있는 것은 아니기에 단순한 '식품'이다. 식품이기에 빈도는 낮더라도 알레르기 위험이 있다. 예컨대 원래 대두에 알레르기 반응을 보이는 사람이 대두가 함유된 건강 보조 식품을 먹으면 알레르기가 유발될 가능성이 있다. 성분 표시가 있다면 대두라는 알레르기 물질을 함유한 것을 선택하지 않으면 되지만 성분이 꼭 명시되어 있으리란 보장이 없다. 게다가 건강 보조 식품은 특정 성분이 일반 식품으로 섭취하는 것보다 많이 농축되어 있어서 먹은 뒤부터 알레르기 반응이 나타나기도 한다.

이처럼 같은 음식물만 계속 먹으면 그것이 알레르겐이 되어 알레르기가 유발될 수 있다. 그래서 꽃가루 알레르기 등 알레르기를 막는 건강 보조 식품을 꾸준히 먹었다가 도리어 다른 알레르기를 유발하는 결과를 낳기도 한다. 알레르기는 피부 발진 등 겉으로 나타나는 부작용은 빨리 알아챌 수 있지만 간 질환 등은 혈액 검사 없이는 초기에 파악할 수 없어서 황달 등 심각한 증상이 나타난 후에야 알게 되는 경우도 있다.

건강 보조 식품은 증상의 개선, 자양강장, 다이어트 등을 내세워 선전하지만, 효능·효과의 근거가 되는 데이터를 명시한 상품은 거의 없다. 일부 특정 보건용 식품처럼 안전성과 유효성 등 관계 기관에서 설정한 일정 기준을 충족하는 것도 있다. 단, 이러한 식품의 유효성 검토는 약과 같이 엄밀하게 이루어지는 것은 아니다. 그중에는 몸속에서 발암성 물질로 바뀌는 성분이 들어 있을 수 있다는 이유로 발매 중지가 된 상품도 있다. 운동도 하지 않고 식생활도 편중되어 있다면 아무리 건강 보조 식품이나 영양 보조제에 의존해봐야 건강해지기를 기대하기는 어려울 것이다.

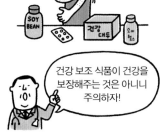

건강 보조 식품이 건강을 보장해주는 것은 아니니 주의하자!

제3장

소화의 원리

소화와 호흡이란

소화와 호흡의 의미

사람은 식사를 통해 영양을 섭취해야 살아갈 수 있다. 예컨대 쌀은 탄수화물인데, 쌀의 형태 그대로는 흡수되지 못하기에 몸에서 흡수할 수 있도록 분해해야 한다. 이렇게 분해가 이루어지는 과정이 소화다.

소화는 크게 기계(생리)적 소화와 화학적 소화로 구분한다. 기계적 소화는 입을 통해 들어간 음식물을 소화 기관 내에서 저작 등의 과정을 통해 잘게 부수거나 소화액과 혼합하여 소화관 끝으로 보내는 것을 말한다. 화학적 소화는 위액이나 이자액 등에 들어 있는 소화 효소라는 분해 효소가 화학적 최소 단위로 분해하는 것을 말한다.

예컨대 쌀에 들어 있는 탄수화물은 소화 작용을 통해 포도당으로 분해되어 혈액 속에 유입된다. 이처럼 분해된 소화물이 소화관의 세포로 들어가 혈액 등을 통해 수송되는 것을 흡수라고 한다.

음식물이 배설되기까지

소화와 흡수가 일어나는 소화관은 입에서 항문까지 하나의 관으로 이루어져 있다. 입으로 들어간 음식물은 저작 과정을 거쳐 식도를 통과하고, 위를 거쳐 샘창자로 들어가 소화된다. 그렇게 영양소와 수분으로 흡수 가능한 상태가 되면 빈창자와 돌창자에서 모세 혈관으로 흡수되어 간으로 운반된다.(▶72쪽) 흡수되지 못한 미소화물은 큰창자를 거쳐 수분이 흡수되고, 분변 형태로 항문을 통해 몸 밖으로 배출된다. 이처럼 우리 몸은 소화를 통해 필요한 영양소만을 흡수한다.

음식물이 소화관 속을 이동할 수 있는 것은 위와 창자의 벽이 수축과 확장을 하며 음식물을 이동시키기 때문이다. 이러한 위장의 운동을 꿈틀 운동[연동 운동]이라고 한다.

용/어/해/설

소화 기관
음식물을 소화하고 영양을 흡수하는 기관. 입안, 인두, 식도, 위, 작은창자, 큰창자 등을 가리킨다.

저작(씹기)
입 속에서 음식물을 씹어 잘게 부수는 것.

효소
몸속에서 만들어지며 화학 반응을 촉진하는 물질.

소화 효소
소화에 관여하는 효소의 총칭. 탄수화물 분해 효소나 핵산 분해 효소 등이 있다.

모세 혈관
동맥과 정맥을 잇는 아주 가느다란 그물망 형태의 혈관.

중/요/어/구

꿈틀 운동[연동 운동]
소화 기관 속에서 일어나는 수축 운동으로 내용물을 움직여 이송시키는 역할을 한다.

음식물이 배설되기까지

입으로 들어간 음식물은 소화·흡수되면서 각 기관을 통과하고 불필요한 것은 항문으로 배출된다. 음식물은 주로 위와 샘창자에서 소화된 뒤 빈창자와 돌창자에서 흡수된다.

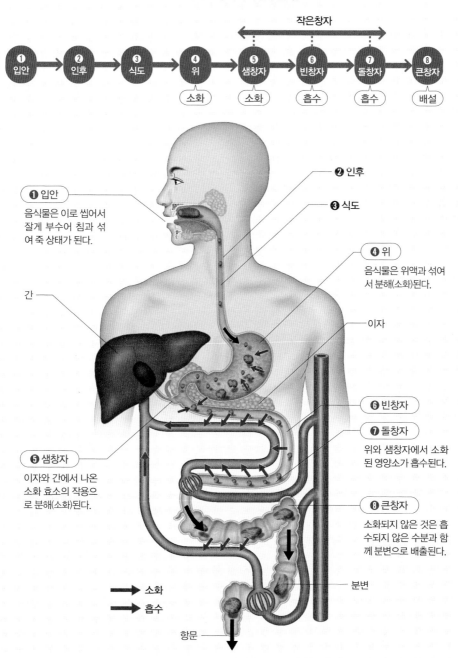

작은창자

❶ 입안	❷ 인후	❸ 식도	❹ 위	❺ 샘창자	❻ 빈창자	❼ 돌창자	❽ 큰창자
			소화	소화	흡수	흡수	배설

❶ 입안
음식물은 이로 씹어서 잘게 부수어 침과 섞여 죽 상태가 된다.

❷ 인후

❸ 식도

❹ 위
음식물은 위액과 섞여서 분해(소화)된다.

간

이자

❻ 빈창자

❼ 돌창자
위와 샘창자에서 소화된 영양소가 흡수된다.

❺ 샘창자
이자와 간에서 나온 소화 효소의 작용으로 분해(소화)된다.

❽ 큰창자
소화되지 않은 것은 흡수되지 않은 수분과 함께 분변으로 배출된다.

소화

흡수

분변

항문

입안·식도에서의 소화

입안에서는 무슨 일이 일어날까?

음식물은 입안에서 잘게 부수어진 뒤 넘어간다. 잘게 씹어 부수는 것을 저작, 삼키는 것을 연하라고 한다. 음식물을 씹으면 침의 분비가 촉진되어 혀의 표면에 있는 오톨도톨한 맛봉오리에서 미각을 느낀다. 맛봉오리에는 단맛, 짠맛, 신맛, 쓴맛, 감칠맛 등 다섯 종류의 맛을 느낄 수 있는데, 이것은 전기 신호로 변환되어 뇌로 보내어진다. 그 결과 대뇌에서 맛을 인식하게 된다.(▶194쪽)

음식물이 입안으로 들어가면 침이 분비된다. 침은 귀밑샘, 턱밑샘, 혀밑샘 등 세 개의 큰침샘과 빰과 입술 등에 분포해 있는 작은침샘에서 분비된다. 음식물을 적셔서 씹기와 삼킴 과정이 수월하도록 돕는다. 성인의 하루 침 분비량은 약 1~1.5ℓ이며 그 분비량의 95%가 큰침샘에서 나오고, 그중에서도 턱밑샘이 70%를 차지한다.

침샘의 큰 역할은 삼킴 과정을 돕는 것과 소화 작용이다. 소화를 위해 침 속에는 아밀레이스라는 소화 효소가 들어 있다. 이것이 탄수화물에 들어 있는 녹말을 말토스(엿당)나 덱스트린으로 분해한다. 밥을 꼭꼭 씹으면 단맛을 느낄 수 있는데 바로 말토스 때문이다.

침이 분비되는 원리

침은 음식물이 혀에 닿으면 자동으로 분비된다. 또 실제로 먹지 않더라도 음식물을 보거나 냄새만 맡아도 분비가 된다. 그것은 반복 학습을 통해 뇌 속에 뉴런이 만들어졌기 때문이다. 즉 조건 반사에 따른 것이다.

침은 편안한 상태에서 활발해지는 부교감 신경의 작용으로 조절된다. 혀에 음식물이 닿으면 그 자극이 얼굴 신경을 지나 부교감 신경으로 전달된다. 그러면 부교감 신경이 침이 나오는 곳을 자극하여 침이 분비된다. 부교감 신경이 우위일 때는 맑은 침이 나온다. 반면 운동이나 흥분,

맛봉오리
음식물의 맛을 느끼는 작은 기관. 사람의 혀에는 맛봉오리가 약 10,000개 가까이 있다.

조건 반사
훈련이나 경험에 의해 후천적으로 얻어지는 반사 운동. 특정 소리를 들으면 침이 나오는 '파블로프의 개' 실험이 유명하다

뉴런
▶176쪽

부교감 신경
자율 신경 중 하나. 편안한 상태에 있을 때 활발해지며 에너지를 저장하고 소화, 흡수, 배설을 촉진한다. 교감 신경 계통과 반대 작용을 한다.

중/요/어/구

아밀레이스amylase
녹말을 분해하여 엿당과 덱스트린이라는 물질로 소화시키는 작용을 한다.

목구멍과 입안의 구조

입으로 들어간 음식물은 목구멍을 통과해 식도로 들어간다. 목구멍에는 입에서 식도로 향하는 인두와 코안에서 허파로 향하는 후두가 있다.

목구멍의 구조

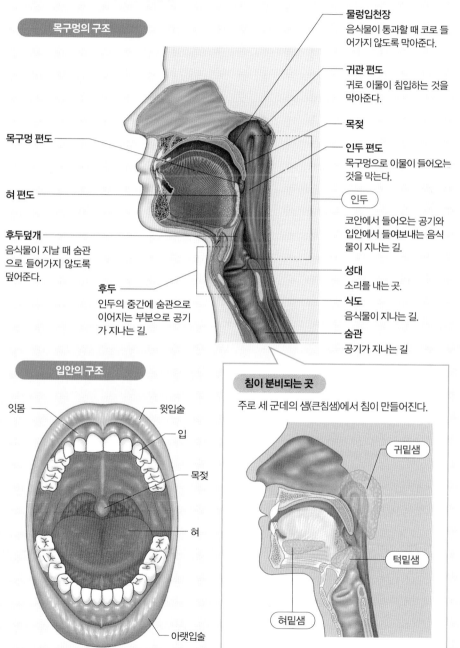

물렁입천장
음식물이 통과할 때 코로 들어가지 않도록 막아준다.

귀관 편도
귀로 이물이 침입하는 것을 막아준다.

목젖

인두 편도
목구멍으로 이물이 들어오는 것을 막는다.

인두
코안에서 들어오는 공기와 입안에서 들여보내는 음식물이 지나는 길.

성대
소리를 내는 곳.

식도
음식물이 지나는 길.

숨관
공기가 지나는 길

목구멍 편도

혀 편도

후두덮개
음식물이 지날 때 숨관으로 들어가지 않도록 덮어준다.

후두
인두의 중간에 숨관으로 이어지는 부분으로 공기가 지나는 길.

입안의 구조

잇몸

윗입술

입

목젖

혀

아랫입술

침이 분비되는 곳

주로 세 군데의 샘(큰침샘)에서 침이 만들어진다.

귀밑샘

턱밑샘

혀밑샘

스트레스로 교감 신경이 우위일 때는 점액질의 침이 소량 분비된다.

음식물을 삼키는 원리

저작된 음식물을 삼키는 연하는 세 단계를 거친다. 먼저 연하의 개시 때 입안에 음식물이 있는 상태를 입안 단계라고 한다. 이때 자신의 의지로 '꿀꺽' 넘기는 맘대로운동을 한다. 맘대로운동과 동시에 조건 반사적으로 무의식적으로도 삼킨다.

　두 번째 상태는 인두 단계로, 음식물이 인두에 닿으면 의지와 관계없이 식도로 넘어간다. 이것을 연하 반사라고 한다. 이때 음식물이 숨관과 코로 들어가지 않도록 막아주는 것이 물렁입천장과 후두덮개다. 이것이 닫히면 코와 허파로 음식물이 들어가지 않게 된다.

　세 번째 상태인 식도 단계에서는 반사적으로 음식물을 위까지 보내는 꿈틀 운동을 한다. 액체는 꿈틀 운동이 아니라 중력에 의해 위로 운반된다.

연하 과정

음식물이 코와 숨관으로 넘어가지 않도록 물렁입천장과 후두덮개라는 두 덮개가 잘 작동한다.

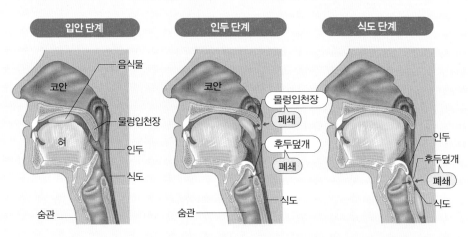

입안 단계	인두 단계	식도 단계
저작된 음식물은 혀의 작용으로 인두로 향한다.	물렁입천장과 후두덮개가 닫혀서 코안과 숨관으로 통하는 입구를 막는다.	인두로 들어가면 식도를 지나 위로 보내진다. 음식물이 역류하지 않도록 후두덮개는 닫혀 있다.

식도의 구조와 작용

입안과 위를 이어주는 식도는 성인 기준 약 25cm의 길이를 가진 근육성 관이다. 음식물의 통로일 뿐 소화 기능은 없다. 위쪽 3분의 1은 가로무늬근, 아래쪽 3분의 2는 민무늬근으로 구성되어 있다.

식도의 벽은 안쪽부터 점액, 점막밑층, 고유근층, 바깥막으로 나누어진다. 입에서 저작된 음식물로 식도의 점막이 상하지 않도록 튼튼한 중층 편평 상피 세포라는 조직으로 만들어져 있다. '목구멍만 지나면 뜨거움을 잊는다'는 말이 있는데 실제로도 식도 점막의 감각은 그다지 민감하지 않다.

물렁입천장
단단입천장(입안의 위쪽 벽. 전방의 약 3분의 2)의 뒤쪽에 있는 부드러운 점막성 주름 부분.

가로무늬근
근육의 일종으로 규칙적인 가로 줄무늬가 보인다.

민무늬근
가로줄무늬가 없으며 심장을 제외한 내장과 혈관 등의 벽을 이루는 근육.

중층 편평 상피 세포
막 표면에 10~30겹이 층층이 배열되어 있으며 편평한 형태를 한 세포.

식도의 꿈틀 운동

식도는 지름 약 1.5cm로 가늘어서 음식물이 막히지 않도록 꿈틀 운동으로 위로 보낸다.

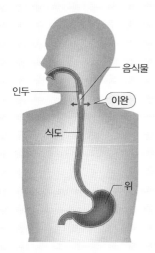

음식물이 인두로 들어가면 그것을 받아들이기 위해 식도가 이완된다.

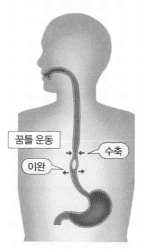

식도가 수축과 이완을 반복한다.(꿈틀 운동)

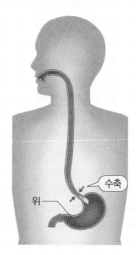

음식물이 위로 들어간다.

위에서의 소화

위의 구조

위는 성인 기준 약 1.5ℓ의 용량을 가진 큰 주머니다. 위에서는 음식물을 일차적으로 저장하여 소화 효소를 이용해 죽 상태로 만든 다음 샘창자 (▶58~59쪽)로 조금씩 내보내는 소화의 밑준비가 이루어진다.

위의 안쪽 벽에는 위액을 분비하는 위 오목이라는 구멍이 다수 있는데, 그 가늘고 길게 패인 부위에는 위액을 분비하는 위샘이 있다. 위바닥 (▶55쪽 그림)과 위 몸통 부분에 있는 위샘에서는 펩시노젠과 위산을 다량 분비한다. 위산은 pH2로 피부가 짓무를 정도의 강한 산인데, 위는 입구인 들문에서 출구인 날문까지 전체가 점액으로 뒤덮여 보호되고 있기에 위 자신은 소화되지 않고 음식물만 소화시킬 수 있다. 위액은, 음식물이 위로 들어오면 위가 부풀어 기계적 자극과 호르몬 등의 자극을 받아 위의 벽세포에서 분비된다.

위의 꿈틀 운동

위는 근육으로 이루어져 있다. 세로로 움직이는 종주근, 고리 모양으로 움직이는 윤주근, 비스듬한 방향으로 움직이는 사주근 등 삼중 구조로 되어 있으며 이들 근육은 가늘고 긴 민무늬근이다. 이 세 근육이 수축과 이완을 반복하면서 음식물이 잘게 부수어지고 위액과 혼합되어 죽 상태가 된다. 이를 위의 꿈틀 운동이라고 하는데 15~20초 간격으로 일어난다.

죽 상태가 된 위 속 내용물은 작은창자가 소화·흡수할 수 있을 정도로 조금씩 날문부를 지나 샘창자로 보내진다. 샘창자를 통과할 때 점액 등의 작용으로 음식물은 중성 또는 약산성이 된다. 강한 산성으로 샘창자를 손상시키지 않기 위해서다. 또 역류하지 않게 되어 있다.

위에 머무는 시간은 음식물의 종류에 따라 다른데 탄수화물은 짧고, 이어서 단백질, 지방의 순이다.

위샘
위 내벽의 점막에 열려 있는 샘의 총칭. 소화액과 염산 등을 분비한다. 위치에 따라 위바닥샘·들문샘·날문샘으로 구분한다.

펩시노젠 pepsinogen
단백질을 분해하는 소화 효소인 펩신의 전구물질. 위의 자가 소화가 일어나지 않도록 pH 등 환경 조건이 갖추어지면 펩시노젠으로 변화하여 기능한다.

위산
위의 벽세포에서 분비되는 염산. pH1~2로 위 안의 산성도를 일정 이상으로 유지하며 음식물을 소화하고 음식물과 함께 몸속으로 들어온 다양한 균을 살균한다.

꿈틀 운동
근육의 수축에 따라 생긴 잘록한 부분이 파도처럼 서서히 전달되는 운동. 위에서 소화된 음식물이 위의 꿈틀 운동으로 샘창자에 도달하기까지 약 4시간이 걸린다.

위의 내부는 많은 주름으로 덮여 있다. 점막 바깥쪽은 사주근, 윤주근, 종주근 순으로 위를 감싸고 있다.

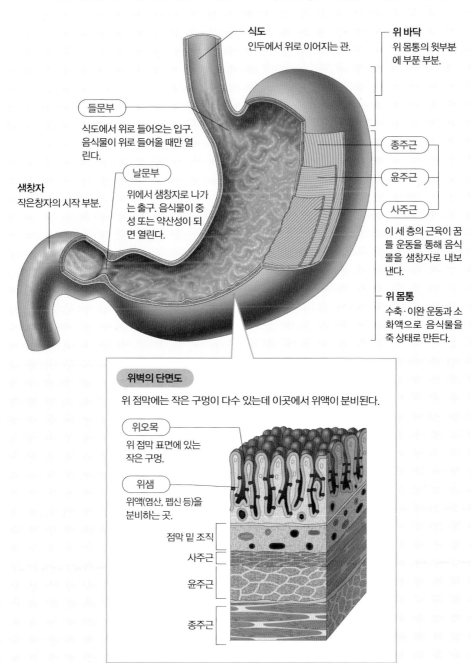

식도
인두에서 위로 이어지는 관.

위 바닥
위 몸통의 윗부분
에 부푼 부분.

들문부
식도에서 위로 들어오는 입구.
음식물이 위로 들어올 때만 열
린다.

종주근

윤주근

샘창자
작은창자의 시작 부분.

날문부
위에서 샘창자로 나가
는 출구. 음식물이 중
성 또는 약산성이 되
면 열린다.

사주근

이 세 층의 근육이 꿈
틀 운동을 통해 음식
물을 샘창자로 내보
낸다.

위 몸통
수축·이완 운동과 소
화액으로 음식물을
죽 상태로 만든다.

위벽의 단면도

위 점막에는 작은 구멍이 다수 있는데 이곳에서 위액이 분비된다.

위오목
위 점막 표면에 있는
작은 구멍.

위샘
위액(염산, 펩신 등)을
분비하는 곳.

점막 밑 조직

사주근

윤주근

종주근

위액의 성분

위는 음식물을 소화하기 위해 위샘에서 위액을 분비한다. 위액은 주로 펩시노젠, 점액, 리페이스[리파아제]와 위산 등으로 이루어져 있으며 하루에 약 2~3ℓ 분비된다.

펩시노젠은 염산에 의해 펩신으로 변환된다. 소화 효소인 펩신은 음식물을 더 잘게 분해한다. 위산은 pH1~2의 강력한 산이라 음식물에 섞여 있던 세균을 제거하여 부패와 발효를 막는다. 점액은 위의 벽세포를 보호해주는데, 스트레스 등으로 자율 신경의 균형이 깨지면 점액과 위산의 균형이 무너져 위벽이 소화되는 위궤양이 생길 수 있다. 또한 대다수 위궤양은 위산에 저항성 있는 세균인 헬리코박터 파일로리균(▶58쪽)이 위 점액을 파괴하여 발생한다는 사실도 밝혀졌다. 그 밖에 위는 탄수화물과 단백질은 흡수하지 않지만 알코올은 흡수한다.

위액 분비의 조절 양상

위액 성분의 분비는 조절 중추의 위치에 따라 두상, 위상, 창자상으로 나뉜다.

음식물을 떠올렸을 때의 조건 반사나 미각, 후각, 입에 음식물이 들어오는 자극에 따른 무조건 반사 등이 뇌를 자극하여 위산이 분비되는 것을 두상(또는 뇌상)이라고 한다. 분비되는 위액의 약 30%가 두상에 해당한다.

위에 들어온 음식물이 자극되어 위액이 분비되는 것을 위상이라고 한다. 분비되는 위액의 60% 이상이 위상이다. 창자상에서는 샘창자 상부에 음식물이 닿으면 위의 운동이 촉진된다. 죽 상태가 된 음식물이 샘창자로 들어오면 비로소 위산의 분비가 자극되는데, 산이 샘창자의 세포를 자극하면 역으로 위산이 억제된다.

위액이 분비되는 세 가지 양상

위액은 위샘에서 분비되어 음식물의 소화에 중요한 역할을 한다. 위액의 분비는 그 조절 중추에 따라 두상, 위상, 창자상으로 나뉜다.

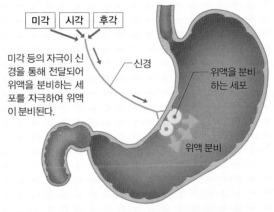

미각 등의 자극이 신경을 통해 전달되어 위액을 분비하는 세포를 자극하여 위액이 분비된다.

두상

식사를 통한 미각, 후각, 음식물이 입에 들어온 자극에 따른 무조건 반사, 음식물을 봤을 때 시각이나 후각을 통해 일어나는 조건 반사에 의해 위액이 분비된다.

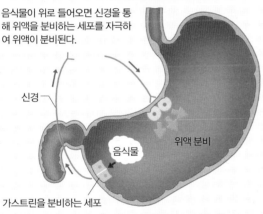

음식물이 위로 들어오면 신경을 통해 위액을 분비하는 세포를 자극하여 위액이 분비된다.

위상

음식물이 위에 들어와 그 자극으로 위액이 분비된다. 음식물을 삼킨 뒤에 시작하여 3~4시간 지속된다. 위 속의 pH가 2~3 이하로 떨어지면 위액의 분비를 촉진하는 호르몬인 가스트린이 줄어 위산의 분비가 감소한다.

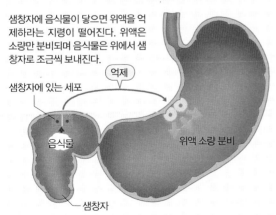

샘창자에 음식물이 닿으면 위액을 억제하라는 지령이 떨어진다. 위액은 소량만 분비되며 음식물은 위에서 샘창자로 조금씩 보내진다.

창자상

샘창자에 음식물이 들어오면 빈창자와 샘창자에서 위액을 억제하는 호르몬이 분비되어 위산이 억제된다.

샘창자에서의 소화

샘창자의 작용

샘창자는 위로 이어지는 작은창자의 시작 부위로 U자 모양이며 길이는 약 25cm다. 손가락 12개를 나란히 붙여놓은 길이라고 하여 십이지장이라고도 한다. 샘창자에서는 위가 소화시킨 죽 상태의 음식물에 이자액, 쓸개즙 등이 더해져 본격적으로 소화가 일어난다. 단, 흡수되지는 않는다. 작은창자에서 무리 없이 흡수하기 위한 최종 준비 기관인 셈이다. 위와 마찬가지로 점액을 분비하여 샘창자의 점막을 보호한다.

위산의 작용으로 산성이 된 죽 상태의 음식물의 자극을 받아 샘창자에서 판크레오지민(pancreozymin)이라는 호르몬이 분비된다. 이 호르몬은 이자와 쓸개에 작용하여 이자액과 쓸개즙 등 소화액을 샘창자의 유두에서 분비시킨다. 이자액은 하루에 약 1.5ℓ 분비된다. 알칼리성으로 소화액 가운데 가장 많은 종류의 소화 효소를 함유하고 있다.

샘창자에서 분비되는 소화 효소

샘창자에서는 단백질을 분해하는 트립신, 키모트립신, 엘라스테이스, 카복시펩티데이스, 당질을 분해하는 아밀레이스, 지방을 분해하는 리페이스, 콜레스테롤을 분해하는 콜레스테롤 에스테라아제, 레시틴을 분해하는 포스폴리페이스 등이 분비된다. 이자액은 알칼리성이라 산성인 죽 상태의 음식물을 중화시켜 pH를 적정 수치(pH 6~7)로 유지하여 위산으로부터 샘창자 점막을 보호한다.

샘창자는 스트레스의 영향을 쉽게 받는 소화 기관이라 샘창자 궤양은 스트레스가 원인이라고 알려져 왔다. 그러나 헬리코박터 파일로리균이 샘창자 궤양과 위궤양의 주요 원인임이 밝혀졌다.

용/어/해/설

이자액
이자에서 분비되는 액체(소화액)로 이자관을 통해 샘창자로 보내진다. 3대 영양소를 소화시킨다.

쓸개즙
쓸개에서 분비되는 액체(소화액)로 쓸개에 저장되었다가 샘창자로 보내진다.

중/요/어/구

유두
유두는 주유두와 부유두가 있다. 주유두의 정식 명칭은 바터 팽대부(ampulla of Vater)인데, 간에서 만들어지는 쓸개즙과 이자에서 만들어지는 이자액이라는 소화 효소가 창자관 속으로 향하는 출구다.

헬리코박터 파일로리균
helicobacter pylori
산성 환경에서도 살아남는 세균. 위와 샘창자 궤양뿐 아니라 위암의 원인균으로도 주목받고 있다.

이자에서 만들어진 이자액과 간에서 만들어진 쓸개즙이 혼합되어 바터 팽대부의 출구에서 샘창자로 흘러든다.

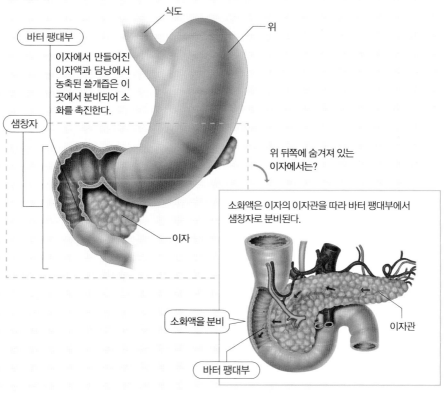

식도

위

바터 팽대부

이자에서 만들어진 이자액과 담낭에서 농축된 쓸개즙은 이 곳에서 분비되어 소화를 촉진한다.

샘창자

위 뒤쪽에 숨겨져 있는 이자에서는?

소화액은 이자의 이자관을 따라 바터 팽대부에서 샘창자로 분비된다.

이자

소화액을 분비

이자관

바터 팽대부

LABORATORY

파일로리균에 주의하자

위궤양과 샘창자 궤양의 원인은 스트레스라고 오랜 기간 알려져 왔다. 그러나 현재는 강한 위산 속에도 살아 있는 헬리코박터 파일로리균을 원인으로 보고 있으며 이것이 위암의 발생에도 관여한나고 알려져 있다. 파일로리균의 유무는 혈액 검사, 날숨 검사, 내시경을 통한 위 조직 검사로 알 수 있다. 파일로리균은 항생제를 1주일간 복용하면 약 80%가 제거된다.

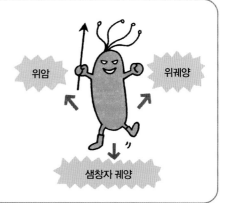

위암

위궤양

샘창자 궤양

이자의 작용

이자의 작용

이자는 성인 기준 약 15cm, 연한 황색의 입자 형태이며 그 모양은 청어 알과 닮아 있다. 이자는 크게 두 가지 역할을 한다. 이자액을 분비하는 외분비샘으로서의 소화샘 역할과, 내분비샘으로서 호르몬을 분비하여 혈당치를 조절하는 역할이다.

이자에서 만들어진 이자액은 이자관을 통해 샘창자로 보내져 분비되고, 소화 작용을 한다.(▶58쪽) 이자액의 분비량은 하루에 약 1.5ℓ다. 이자액의 분비도 위와 마찬가지로 3상으로 구분된다.(▶56쪽) 두상에서는 음식물을 보고 냄새를 맡는 것에 따른 조건 반사, 무조건 반사로 부교감 신경을 자극하여 이자액을 분비한다. 위상에서는 음식물이 위로 들어와 위가 확장함으로써 이자액의 분비가 자극된다. 창자상에서는 위에서 들어온 죽 상태의 내용물 중 산과 아미노산에 자극을 받아 샘창자가 분비된다.

외분비샘으로서의 작용

이자는 탄수화물(당질)·단백질·지질 등 3대 영양소를 소화시키는 강력한 이자 효소를 분비한다. 이자 효소는 혹여 침샘과 위가 정상적으로 기능을 못해도 그것을 보상할 만큼 강력한 소화액인데, 보통 이자 효소가 이자를 소화시키는 일은 없다. 이자 효소는 이자에서는 대부분 반응하지 않으며 이자관을 지나 샘창자에서 분비된 뒤에 작용을 하기 때문이다.

이자액은 소화 이외에 다른 작용도 한다. 이자액에 들어 있는 탄산수소염이 위액의 작용으로 산성이 된 소화물을 중성이나 약알칼리성으로 중화시킨다. 샘창자를 포함해 작은창자에서는 소화 효소가 약알칼리성이어야만 작용을 하기 때문에 약알칼리성으로 만들어야 한다. 이 작용

중 / 요 / 어 / 구

외분비
분비 기관의 분비물을 도관을 통해 몸 밖이나 소화관으로 분비하는 것.

내분비
분비 세포에서 직접 혈액 속으로 호르몬(▶62쪽)을 분비하는 기능.

용 / 어 / 해 / 설

이자 효소
3대 영양소 모두를 소화할 수 있는 효소로 식후 이자관에서 샘창자로 분비된다. 아밀레이스, 리페이스, 프로테이스 등이 있다.

이자관
이자에서 만들어진 이자액을 샘창자까지 운반하는 관.

질 / 병 / 미 / 니 / 지 / 식

급성 이자염
이자가 소화 효소에 의해 자가 분해되어 배꼽 부근에 심한 통증을 동반한다. 알코올 과음이나 쓸갯돌 등의 쓸갯길 질환 등으로 발병할 수 있다.

이자의 구조

이자는 복부 안쪽에 있으며 샘창자에 끼어 있는 형태다. 그 구조는 크게 머리, 몸통, 꼬리 등 세 부분으로 나뉜다.

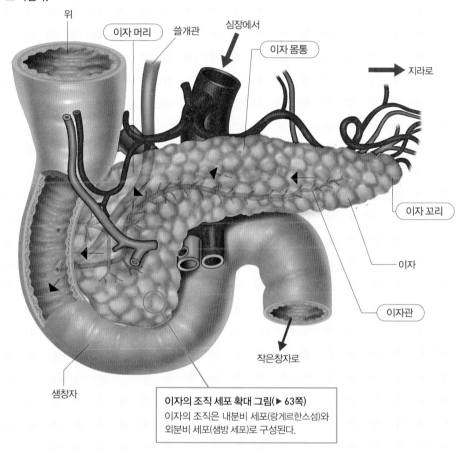

위 / 이자 머리 / 쓸개관 / 심장에서 / 이자 몸통 / 지라로 / 이자 꼬리 / 이자 / 이자관 / 작은창자로 / 샘창자

이자의 조직 세포 확대 그림(▶ 63쪽)
이자의 조직은 내분비 세포(랑게르한스섬)와 외분비 세포(샘방 세포)로 구성된다.

소화 효소의 종류

효소 이름	작용
펩티데이스	단백질을 소화시킨다. 이자액 속으로 펩티데이스의 전구물질인 트립시노젠 키모트립시노젠이 분비된다.
아밀레이스	탄수화물을 소화시킨다. 활성화 상태에서 분비된다.
리페이스	지질을 소화시킨다. 주로 리페이스와 포스폴리페이스가 관여한다.

을 통해 작은창자 안에서도 알칼리성을 적절히 유지하여 소화 효소의 기능을 충분히 발휘할 수 있다.

내분비샘으로서의 작용

이자는 호르몬을 분비하여 혈당치를 조절하는 내분비샘으로서의 역할을 수행한다. 내분비샘이란 분비 세포에서 직접 혈액 속으로 호르몬을 분비하는 기관을 말한다. 이자는 내분비샘으로서 인슐린, 글루카곤, 소마토스타틴 등을 분비한다.

　이자 조직 속에 랑게르한스섬이라는 분비 세포가 모여 있는 부분이 산재해 있다. 랑게르한스섬은 이자에 20만~200만 개가 있다. 더욱이 각 랑게르한스섬에는 주된 세 종류의 세포가 있는데, 서로 다른 호르몬을 분비한다. 그중에서도 인슐린을 분비하는 β세포(B세포)가 랑게르한스섬 전체의 약 80%를 차지한다. α세포(A세포)에서는 글루카곤, δ세포(D세포)에서는 소마토스타틴이 분비된다.

각 호르몬의 작용

식사로 혈당이 올라가면 랑게르한스섬의 β세포가 자극을 받아 인슐린이 분비된다. 인슐린은 혈액 속 포도당을 몸속의 세포로 들여보내 에너지원으로 바꾸거나, 지방으로 변환시켜 지방 조직에 저장한다. 글리코젠으로 바꾸어 간에 저장하기도 한다. 또한 골격근과 지방 조직에서의 단백질 합성을 촉진하고 혈당을 떨어뜨리는 작용을 한다.(▶158~159쪽)

　α세포에서 분비되는 글루카곤은 혈당치가 떨어질 때 간의 글리코젠을 포도당으로 바꾸어 방출해 혈당치를 올려 안정시키는 작용을 한다. 인슐린과 반대 작용을 한다.

　소마토스타틴은 랑게르한스섬의 α세포와 β세포에 작용하여 인슐린, 글루카곤의 생산과 분비를 억제하는 기능을 한다.

호르몬
몸속의 내분비샘에서 만들어져 혈액 속으로 분비된다. 혈액을 통해 운반되어 특정 기관에만 작용하는 미량의 화학 물질.

혈당
혈액 속 포도당(글루코스).

골격근
골격의 가동 범위에 부착되어 자세의 유지나 운동에 작용하는 근육.

지방 조직
지방 세포가 많이 모여 있는 결합 조직. 장기의 주위(내장 지방)나 피부밑(피하 지방) 등에 있으며, 외부의 충격으로부터 몸을 보호하고 영양의 저장, 보온 작용 등을 한다. 또 아디포카인(▶80쪽)과 같은 호르몬을 분비한다.

당뇨병
▶159쪽

랑게르한스섬의 구조

이자의 조직 속에 산재해 있는 내분비 세포 덩어리로, 인슐린, 글루카곤, 소마토스타틴 따위의 중요한 호르몬을 혈액 속으로 분비한다. 샘방 세포는 외분비 세포이며 소화 효소를 만들어 분비하는 작용을 한다.

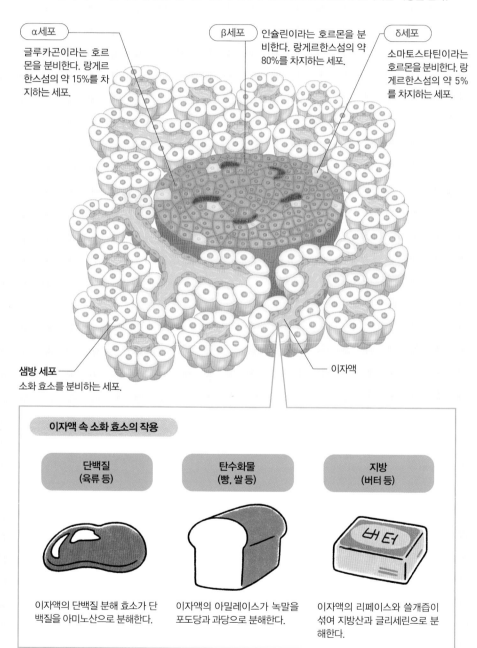

α세포
글루카곤이라는 호르몬을 분비한다. 랑게르한스섬의 약 15%를 차지하는 세포.

β세포
인슐린이라는 호르몬을 분비한다. 랑게르한스섬의 약 80%를 차지하는 세포.

δ세포
소마토스타틴이라는 호르몬을 분비한다. 랑게르한스섬의 약 5%를 차지하는 세포.

샘방 세포
소화 효소를 분비하는 세포.

이자액

이자액 속 소화 효소의 작용

| 단백질 (육류 등) | 탄수화물 (빵, 쌀 등) | 지방 (버터 등) |

버터

이자액의 단백질 분해 효소가 단백질을 아미노산으로 분해한다.

이자액의 아밀레이스가 녹말을 포도당과 과당으로 분해한다.

이자액의 리페이스와 쓸개즙이 섞여 지방산과 글리세린으로 분해한다.

소화의 원리 **063**

작은창자에서의 소화와 흡수

작은창자의 작용

작은창자는 위에서 넘어온 죽 상태의 음식물에 이자에서 분비된 이자액과 간에서 분비된 쓸개즙 등이 더해져 소화의 최종 단계이자 소화된 영양소를 흡수하는 부분이다. 작은창자에서도 샘창자액과 작은창자액이 분비되어 소화 작용이 일어난다.

작은창자는 원활한 영양분의 흡수를 위해 그 길이가 약 7~8m로 매우 길다. 그런데 단순히 길 뿐 아니라 점막이 고리 모양의 주름으로 되어 있어서 표면적이 매우 넓다. 내벽은 길이 1mm에 500만 개에 달하는 융모로 덮여 있으며 융모의 표면적은 약 200m^2, 즉 테니스코트 한 면의 넓이에 상당한다. 소화물과 접촉하는 면이 넓어져서 영양분과 수분의 소화 흡수가 효율적으로 이루어진다.

융모 속에는 모세 혈관 그물과 하나의 림프관이 지나간다. 지질은 림프관으로 흡수되어 정맥으로, 그 밖의 영양분은 융모의 표면에 있는 영양 흡수 세포에 재빠르게 흡수된 뒤 모세 혈관 속 혈액으로 녹아들어 간으로 운반된다.

흡수의 원리

최종적인 소화를 수행하기 위한 소화 효소는 작은창자 표면에서 깊이 들어간 세포막과 세포질에도 존재해 있다. 작은창자 속에는 100조 개가 넘는다고 알려진 창자 속 세균이 자리 잡고 있는데, 세균이나 사람이나 당은 단당, 단백질은 아미노산 등과 같이 영양분이 최소 단위로 분해되지 않으면 흡수되지 않는다. 만일 중요한 영양분이 창자 속에서 이미 최소 단위가 된 상태라면 세균이 영양분을 흡수해버려서 영양분을 세균에게 모두 빼앗길 것이다. 그래서 최종적인 소화는 창자 속 세균이 들어오지 못하는 솔가장자리라는 작은창자 표면(▶65쪽 그림)에서 이루어져 틈

용/어/해/설

작은창자
샘창자에서 이어지는 쪽을 빈창자, 큰창자에 가까운 쪽을 돌창자라고 부른다. 돌창자에서 창자액이 더 많이 분비되지만, 기능은 두 창자가 거의 비슷하다.

융모
융모의 표면은 작은창자 상피 세포와 소수의 술잔 세포로 구성되어 있다. 표면에 미세 융모(솔가장자리)가 있어서 표면적이 200m^{2}에 이른다.

창자 속 세균
비피더스균과 액시도필러스균 등 착한 균이 웰치균과 대장균 등 나쁜 균의 번식을 억제한다.

림프관
온몸에 퍼져 있는 림프관은 일종의 배수관 역할을 한다. 근세포와 지방세포 등 다양한 조직 사이에 존재하는 체액(조직 사이질액)을 회수한다.

이자액
▶58쪽

중/요/어/구

소화 효소
작은창자에서 분비되는 소화 효소는 아밀레이스, 프로테이스, 리페이스.

작은창자 벽의 구조

작은창자는 길이 약 7~8m로, 작은창자 벽을 덮고 있는 점막은 융모로 이루어져 있으며 표면적을 확장 시켜 영양을 효율적으로 흡수한다.

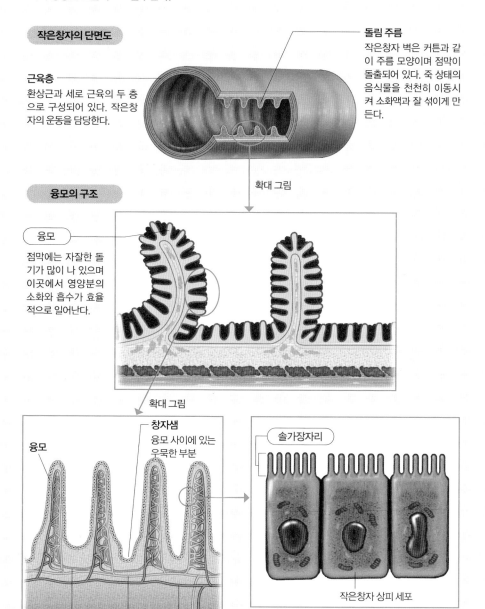

작은창자의 단면도

돌림 주름
작은창자 벽은 커튼과 같이 주름 모양이며 점막이 돌출되어 있다. 죽 상태의 음식물을 천천히 이동시켜 소화액과 잘 섞이게 만든다.

근육층
환상근과 세로 근육의 두 층으로 구성되어 있다. 작은창자의 운동을 담당한다.

확대 그림

융모의 구조

융모
점막에는 자잘한 돌기가 많이 나 있으며 이곳에서 영양분의 소화와 흡수가 효율적으로 일어난다.

확대 그림

창자샘
융모 사이에 있는 우묵한 부분

융모

림프관   세정맥   세동맥

솔가장자리

작은창자 상피 세포

융모의 표면은 작은창자 상피 세포로 덮여 있고, 그 표면은 미세 융모라는 미세한 돌기로 이루어져 있다. 돌기 부분을 솔가장자리라고 한다.

을 주지 않고 재빨리 흡수한다.

　이것을 종말 소화 또는 막소화라고 한다. 한편 침, 위액, 이자액의 소화 효소가 작용하는 소화는 중간 소화라고 한다.

영양소별 흡수

영양소의 종류에 따라 흡수 양상이 다르다. 3대 영양소인 탄수화물(당질), 단백질, 지방의 소화 흡수와, 비타민·무기질·수분의 흡수는 각기 다른 원리로 이루어진다.

용/어/해/설

솔가장자리
융모 표면의 미세 융모. 솔처럼 털이 난 모양이라서 붙은 이름이다.

단당류
당류의 최소 단위. 단당이 복수 결합하면 다당, 올리고당, 이당 등 큰 당을 만든다.

작은창자에서의 영양 흡수와 소화의 원리

영양소는 작은창자 내벽의 융모에서 소화 효소의 작용으로 최소 단위로 분해되어 흡수된다. 이것은 융모의 깊은 곳에서 일어나기에 세균 등은 들어갈 수가 없다.

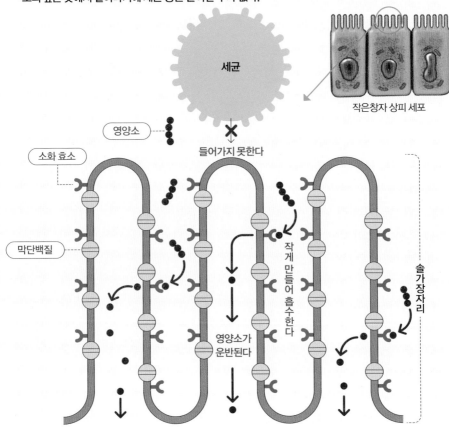

세균

작은창자 상피 세포

영양소

들어가지 못한다

소화 효소

막단백질

솔가장자리

작게 만들어 흡수한다

영양소가 운반된다

066

3대 영양소는 최소 단위인 단일 분자 형태로 소화·분해된 뒤에 흡수가 이루어진다. 이 중에서 단당류와 아미노산은 작은창자 상피 세포를 거쳐 혈액으로 들어간다. 지질은 단백질과 결합하여 카일로마이크론이라는 물에 녹는 물질로 변환되어 림프관으로 들어간다. 수용성 비타민과 물은 작은창자 상피 세포에서 혈관으로 이동한다. 지용성 비타민은 지질과 같은 경로를 지난다. 또 같은 지방이라도 긴 사슬 지방산, 짧은 사슬 지방산 등 종류에 따라 다른 방법으로 흡수된다. 물은 하루에 약 9ℓ가 소화관 안으로 들어와 작은창자에서 85~90%가 흡수되고 나머지는 큰창자에서 흡수된다.

분절 운동, 진자 운동, 꿈틀 운동

작은창자는 소화물을 충분히 혼합시키기 위해 분절 운동을 한다. 이것은 수축과 이완을 통해 죽 상태의 음식물이 넓은 점막에 닿아 소화와 흡수가 효율적으로 이루어지도록 하기 위한 운동이다. 이송하는 역할은 거의 없다. 분절 운동을 보조하는 것이 진자 운동인데, 작은창자가 가늘고 길게 뻗으며 소화물을 혼합시킨다. 소화물을 이송시키는 역할을 하는 것은 꿈틀 운동이다.

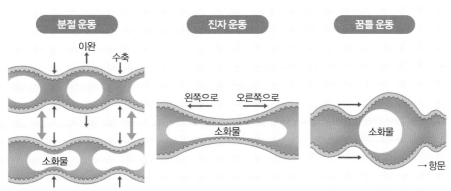

소화관의 운동

작은창자에서는 음식물을 소화하고 흡수하기 위해 다음 세 가지 운동이 일어난다.

분절 운동

이완 　 수축

소화물

작은창자의 수축과 이완으로 소화물이 혼합된다.

진자 운동

왼쪽으로 　 오른쪽으로

소화물

수축과 이완을 통해 소화물이 좌우로 이동하여 섞인다.

꿈틀 운동

소화물

→ 항문

수축하여 소화물이 항문 쪽으로 이동한다.

큰창자의 작용

큰창자의 작용

큰창자의 길이는 성인 기준 약 1.5m이며 막창자, 잘록창자, 곧창자 등 세 부위로 나누어진다. 사람의 막창자는 별다른 기능을 하지 않는다. 잘록창자는 작은창자에서 나와 위로 향하는 오름잘록창자, 오른쪽에서 왼쪽으로 향하는 가로잘록창자, 위에서 아래로 향하는 내림잘록창자, S자 모양의 구불잘록창자 등 네 부분으로 구분된다.(▶69쪽 그림) 곧창자는 20cm 정도의 길이로 항문과 이어져 있다.

큰창자에서는 작은창자에서 흡수하고 남은 액상 소화물 속 수분의 흡수가 이루어지고, 남은 가스는 큰창자에 자리 잡고 있는 방대한 수의 세균이 발효시켜 분해한다. 큰창자에는 소화 효소가 없기에 일부 비타민 등을 제외하면 대부분 소화가 이루어지지 않는다. 그리고 점액 등이 합해져 분변이 만들어진다. 곧창자는 소화 흡수 기능이 없으며 변이 배출되기 전에 머무는 곳이다.

변이 만들어지는 과정

큰창자는 작은창자 말단에 있으며 하루에 약 1.5~2.0ℓ의 액상 소화물을 받아들인다. 수분이 흡수되어 오름잘록창자에서 액상 소화물이 걸쭉한 상태가 되고 가로잘록창자에서 죽 상태가 된다. 이어서 내림잘록창자에서 반 죽 상태, 구불잘록창자에서 반고형이 된 다음 직장에서 단단한 덩어리가 된다. 하루에 약 100~250g만이 분변으로 배출된다.(▶70쪽) 설사를 할 때는 수분이 많이 함유되어 있어서 약 200㎖ 이상 증가한다.

변은 약 75%가 수분이며 나머지 약 25%가 고형 성분이다. 고형 성분 속에는 세균이 많이 들어 있다. 그 밖에 지방, 작은창자에서 소화되지 못한 섬유, 단백질, 소화 효소, 점액, 박리 세포, 창자 속 세균 등이 있다. 박리 세포란 소화 기관의 표면에서 떨어져 나온 세포를 뜻한다.

용/어/해/설

막창자[맹장]
초식 동물이나 새 등은 소화 기능이 있는 부위로 발달했다. 막창자의 끝에 있는 막창자꼬리에는 종종 세균이 감염되어 막창자꼬리염[충수염]을 일으킨다. 염증이 일어나 절제해도 내장 기능에는 영향이 없다.

분변
소화 기관에서 배출된 것. 분변의 냄새는 창자 속 세균의 생산물에 따라 다르다.

박리 세포
신진대사 과정에서 불필요해진 작은창자 등의 창자관 속 세포가 떨어져 나온 것.

질/병/미/니/지/식

큰창자암[대장암]
지방과 동물성 단백질의 과다 섭취, 음주, 흡연, 운동 부족 등의 잘못된 생활 습관이 관여한다고 알려져 있다. 조기에는 양성 폴립과 구분하기 어렵다. 조기에는 내시경 절제술이 가능하다.

큰창자의 구조

큰창자는 작은창자에서 이어지는 창자의 맨 끝에 해당하는 부분. 막창자, 잘록창자, 곧창자 등 세 부분으로 나뉜다.

작은창자를 거친 소화물은 큰창자의 시작 부분인 막창자로 들어가 오름잘록창자 → 가로잘록창자 → 내림잘록창자 → 구불잘록창자를 지나 곧창자를 거쳐 항문으로 배설된다.

잘록창자 단면도

창자샘   **림프 조직**

잘록창자의 점막에는 창자샘이 있는데 이곳에서 점액 등이 분비된다.

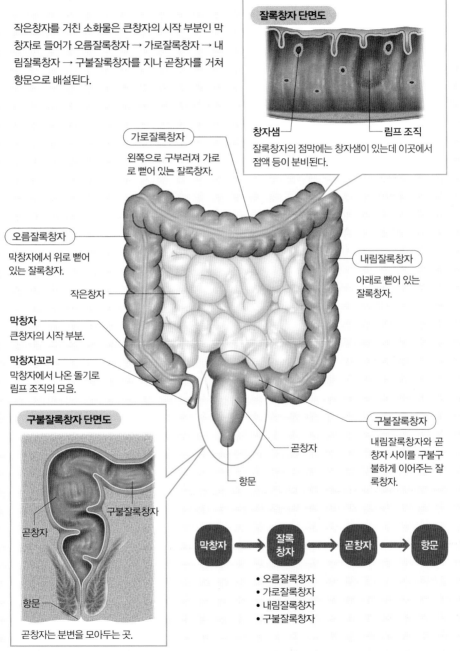

가로잘록창자
왼쪽으로 구부러져 가로로 뻗어 있는 잘록창자.

오름잘록창자
막창자에서 위로 뻗어 있는 잘록창자.

작은창자

막창자
큰창자의 시작 부분.

막창자꼬리
막창자에서 나온 돌기로 림프 조직의 모음.

내림잘록창자
아래로 뻗어 있는 잘록창자.

구불잘록창자
내림잘록창자와 곧창자 사이를 구불구불하게 이어주는 잘록창자.

곧창자

항문

구불잘록창자 단면도

구불잘록창자

곧창자

항문

곧창자는 분변을 모아두는 곳.

막창자 → 잘록창자 → 곧창자 → 항문

- 오름잘록창자
- 가로잘록창자
- 내림잘록창자
- 구불잘록창자

창자 속 세균의 작용

큰창자 속에는 1,000종류 100조 개가 넘는 창자 속 세균이 있다. 그중 좋은 균은 주로 작은창자를 거쳐 들어온 당의 미소화물을 분해하여 발효시킨다. 비피더스균, 유산균 따위의 좋은 균은 창자의 운동을 촉진하여 변통이 좋아지게 하고, 나쁜 균의 번식을 억제하며 면역력을 높여주는 작용을 한다. 대장균, 장구균, 웰치균 등의 나쁜 균은 아미노산을 분해하고 독성 가스를 만든다. 이것은 발효가 아니라 부패라고 한다. 가스는 냄새가 나고 방귀와 대변으로 배출되지만 대부분 흡수되어 혈액에 녹는다. 그중 유독한 성분은 간에서 해독된다. 나쁜 균과 좋은 균의 균형은 항생제의 사용이나 노화 등으로 무너질 수 있다.

용/어/해/설

속 항문 조임근
항문의 아주 가까이에 있다. 힝지 주변을 돌리밎 형대로 뻗어 있는 근육.

바깥 항문 조임근
피부밑, 얕은 부분, 깊은 부분으로 이루어진 근육으로 속 항문 조임근을 에워싸고 있다.

중/요/어/구

골반 내장 신경
자율 신경인 부교감 신경 중 하나. 배변을 촉진하는 작용을 한다. 거꾸로 배변을 억제하는 교감 신경은 아랫배 신경이라고 한다.

소화물이 변이 되는 과정

액상 소화물은 큰창자를 이동하는 동안 수분이 서서히 흡수되어 최종적으로 단단한 분변의 형태로 항문을 통해 배출된다.

진흙 상태

가로잘록창자

죽 상태

반 죽 상태

오름잘록창자

내림잘록창자

액상

막창자

반고형

구불잘록창자

곧창자에서는 약 75%가 수분. 수분이 약 80%를 넘으면 설사가 된다.

곧창자

단단한 덩어리

항문

배변의 원리

하루에 1~2회 내림잘록창자나 구불잘록창자에 있는 분변이 한 번에 곧창자로 들어가는 총연동(總蠕動)이 일어난다. 그러면 곧창자의 벽이 늘어나 그 자극이 골반 내장 신경으로 전달되어 곧창자의 꿈틀 운동을 촉진한다. 이것을 배변 반사라고 한다. 그리고 속 항문 조임근을 풀어준다. 동시에 바깥 항문 조임근은 수축되어 배변이 중단된다.

배변이 가능하려면 이 바깥 항문 조임근의 수축이 해소되어야 한다. 이를 수의적 배변이라고 한다. 배변 반사를 참기만 하면 만성적인 변비에 걸릴 수 있다. 변이 액상이거나 그에 가까운 상태는 설사다. 설사의 원인은 ① 창자관 운동의 촉진과 저하에 따른 창자관 내 운동의 이상, ② 수분이 창자관 속에 많이 있어서, ③ 세균과 바이러스 감염 등에 의해 창자관 속의 수분이 증가해서 등이 있다.

설사는 식중독과 감기 등 여러 가지 질병을 동반하는 증상이다. 또 폭음 폭식, 불규칙한 식생활, 스트레스, 기온의 저하 등을 원인으로 일어나기도 한다.

항문의 구조

곧창자로 변이 모이면 그 자극이 신경으로 전달되어 변의를 느끼게 된다. 속 항문 조임근과 바깥 항문 조임근의 수축이 모두 해제되어 배변이 일어난다.

열려 있는 항문

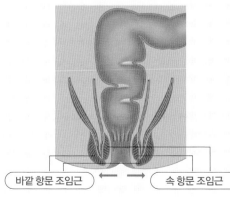

바깥 항문 조임근 ← → 속 항문 조임근

닫혀 있는 항문

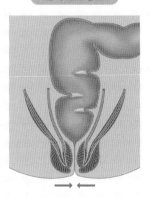

속 항문 조임근은 자동으로, 바깥 항문 조임근은 의사에 따라 수축한다.

간의 작용

간의 역할

간은 성인 기준 약 1~2.5kg 정도의 무게로 우리 몸에서 가장 큰 장기다. 작은창자에서 소화된 영양소의 대부분이 간으로 운반되며 대사, 해독, 저장이 이루어진다. 필요한 것과 그렇지 않은 것을 분별하는 간은 매우 중요한 작용을 한다.

간은 약 70%를 절제해도 원래 크기로 되돌아오며 기능도 완전히 회복되는 신기한 장기다. 이것을 간 재생이라고 한다. 묵묵히 일하며 이상이 있어도 좀처럼 통증이 나타나지 않아 '침묵의 장기'라고도 불린다.

간의 60%는 간세포로 이루어져 있다. 간은 간 낫 인대를 중심으로 우엽과 좌엽으로 나뉜다. 아래쪽으로 문맥, 간동맥, 쓸갯길이 드나든다. 작은창자에서 소화된 영양소는 대부분 문맥을 통해 간으로 운반되어 간세포 내의 작용에 의해 합성, 분해, 저장, 해독된다. 필요한 것은 저장하고 불필요한 유해 물질은 쓸개즙 속으로 분비하여 창자관을 통해 배설한다. 이 기능에 대해서 자세히 알아보자.

기능 1 : 영양소를 몸이 이용할 수 있게 한다

간은 섭취한 영양분을 몸이 이용할 수 있는 형태로 바꾸는 화학 처리 공장 역할을 한다.

밥이나 빵, 감자류에 들어 있는 탄수화물은 샘창자나 작은창자 등에서 소화되어 분자가 하나인 단당류가 된다. 단당류 중 하나인 글루코스는 간에서 몸 전체로 운반되어 세포의 에너지가 된다. 글루코스는 글리코젠이라는 단당류가 연결된 집합체 형태로 간에 저장되어 있다가 혈액 속에 당이 부족해지면 글루코스로 분해되어 혈액으로 운반된다.

고기와 생선, 대두 제품에 함유되어 있는 단백질은 위, 샘창자, 작은창자에서 작은 분자인 아미노산으로 분해되어 흡수되고, 간에서는 혈장

간의 구조

간은 간 낫 인대를 경계로 우엽과 좌엽으로 나뉜다. 간에는 문맥과 간동맥 등의 혈관이 퍼져 있어서 위와 이자 등 각 소화 기관에서 혈액이 흘러든다. 위와 창자에서 흡수된 영양소는 간으로 모여 이곳에서 몸 전체로 운반 또는 저장된다.

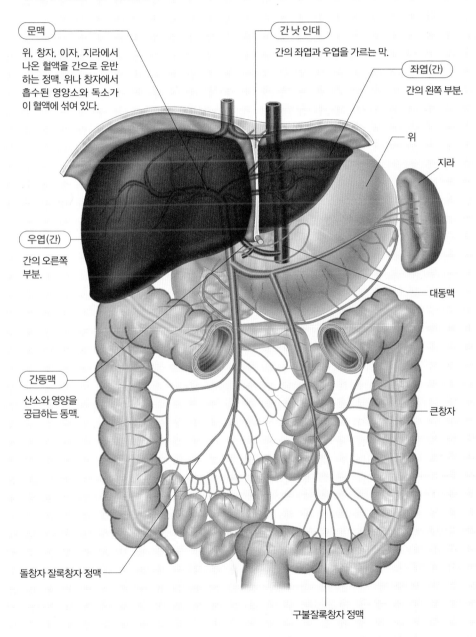

문맥

위, 창자, 이자, 지라에서 나온 혈액을 간으로 운반하는 정맥. 위나 창자에서 흡수된 영양소와 독소가 이 혈액에 섞여 있다.

간 낫 인대

간의 좌엽과 우엽을 가르는 막.

좌엽(간)

간의 왼쪽 부분.

위

지라

우엽(간)

간의 오른쪽 부분.

대동맥

간동맥

산소와 영양을 공급하는 동맥.

큰창자

돌창자 잘록창자 정맥

구불잘록창자 정맥

단백질 등을 생성하여 몸 전체로 운반된다.

또 간으로 운반된 지방은 세포막을 구성하는 성분과 콜레스테롤을 만드는 원료가 된다.

기능 2 : 해독 작용

간은 알코올과 약물 등 유독 물질을 무독화시킨다. 이를 해독이라고 한다. 예컨대 아미노산을 대사(▶78쪽)할 때 발생하는 암모니아 등의 유독 물질을 요소로 변화시키고, 콩팥을 지나 소변으로 배설한다. 또 알코올은 주로 위에서 흡수되는데,(▶56쪽) 간세포가 알코올을 아세트알데하이드로 산화하고, 다시 아세트알데하이드 탈수소 효소가 이를 산화시켜 아세트산으로 만들어 대사한다.(▶82쪽)

뿐만 아니라 간은 오래된 적혈구도 처리해준다. 적혈구 속 헤모글로빈의 가스를 빌리루빈이라는 색소의 형태로 쓸개즙에 방출한다. 그래서 분변의 색이 이 빌리루빈의 색이다. 쓸개즙은 지방과 지용성 비타민 등의 소화와 흡수에 필요한 소화액이다. 간은 쓸개즙을 합성하여 분비한다. 쓸개즙은 쓸갯길에서 중간에 이자관으로 합류해 샘창자로 분비된다.

기능 3 : 지방·철·비타민 등의 저장

작은창자에서 흡수된 영양소는 혈액으로 들어가 문맥을 통해 간으로 들어오며 우리 몸에 쓰일 수 있는 형태로 변환된 뒤 심장으로 향한다. 간은 심장에 깨끗한 피가 들어갈 수 있도록 해독하고 필요할 때 꺼낼 수 있도록 영양소를 저장하는 기능을 한다. 조혈을 위해 필요한 철, 지용성 비타민과 심장으로 가는 혈액을 조정하기 위해 다량의 혈액이 저장되어 있다.

건강한 간은 지방을 약 5% 저장하고 있는데, 비만이나 대사 질환이 있으면 간세포에 지방이 쌓이게 된다. 이를 지방간이라고 한다.

또 간은 음식물을 통해 섭취하는 콜레스테롤보다 많은 양의 콜레스테롤을 필요에 따라 계속해서 합성한다.

용/어/해/설

콜레스테롤
지질의 일종. 성호르몬, 겉콩팥 겉질 호르몬 따위의 스테로이드 호르몬 및 비타민 D의 원료가 된다.

아세트알데하이드
혈액 속 알코올이 간의 알코올 탈수소 효소에 의해 분해되어 생기는 물질. 이 효소의 작용으로 분해되어 아세트산이 되고 최종적으로 탄산가스와 물로 분해된다. 구토감과 불쾌감 등 숙취의 원인 물질이라고 알려져 있다. ▶82쪽

중/요/어/구

쓸개즙
간에서 생성되는 알칼리성 액체. 소화 효소(리페이스)를 활성화시키고 지방을 물에 녹기 쉽게 만들어 지질의 소화 흡수를 돕는다. 일단 쓸개에 저장되었다가 샘창자를 통해 분비된다.

질/병/미/니/지/식

간경변
간 질환이 만성적으로 진행된 결과 간세포가 사멸 감소하고, 결과적으로 간이 굳어져 간 기능이 감퇴한 상태를 가리킨다. 바이러스성 간염 때문에 생기는 경우가 많다.

지방간
간에 중성 지방이 증가한 상태. 비만, 당뇨병, 음주 등이 원인인 경우가 많다.

간은 소화 기관에서 소화된 영양소의 대부분이 운반되어 대사, 해독, 저장이 이루어지는 중요한 역할을 담당한다.

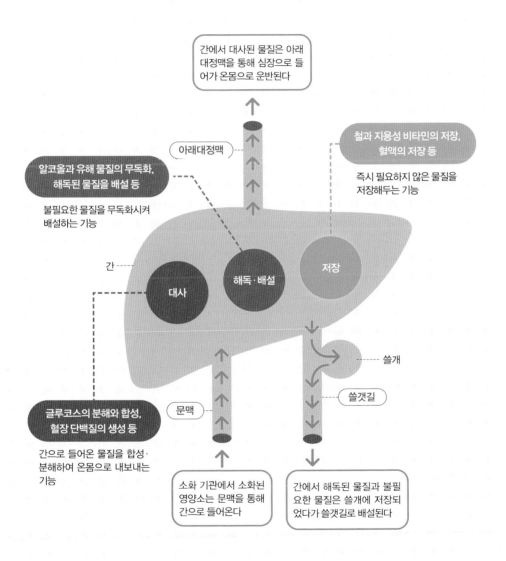

간에서 대사된 물질은 아래 대정맥을 통해 심장으로 들어가 온몸으로 운반된다

아래대정맥

철과 지용성 비타민의 저장, 혈액의 저장 등

즉시 필요하지 않은 물질을 저장해두는 기능

알코올과 유해 물질의 무독화, 해독된 물질을 배설 등

불필요한 물질을 무독화시켜 배설하는 기능

간

대사

해독·배설

저장

쓸개

쓸갯길

글루코스의 분해와 합성, 혈장 단백질의 생성 등

간으로 들어온 물질을 합성·분해하여 온몸으로 내보내는 기능

문맥

소화 기관에서 소화된 영양소는 문맥을 통해 간으로 들어온다

간에서 해독된 물질과 불필요한 물질은 쓸개에 저장되었다가 쓸갯길로 배설된다

탄수화물의 대사

탄수화물의 대사란

대사는 초가 타는 현상과 매우 흡사하다. 초가 탈 때 초의 탄소와 공기 중의 산소가 화학 변화를 일으켜 이산화탄소가 생성된다. 이 과정에서 불이 붙어 열에너지가 나온다. 몸속에서 일어나는 대사는 영양소가 효소와 화학 변화를 일으켜 화학 에너지를 만들어낸다. 위와 작은창자 등에서 일어나는 소화도 대사의 일종이다.

대사로 만들어지는 화학 에너지는 사람이 살아가는 데 반드시 필요하다. 우리 몸에 있는 약 60조 개의 세포의 에너지원이 되는 것은 글루코스(포도당)다. 글루코스는 밥과 빵, 감자류에 들어 있는 탄수화물인 당질이 입안이나 위에서 소화되고 작은창자에서 흡수되어 문맥을 통해 간에서 대사되어 생성되는 물질이다.

탄수화물을 글루코스로 변환시키는 원리

탄수화물은 녹말, 젖당 등의 당류로 나눌 수 있다. 녹말은 침 속의 소화 효소인 아밀레이스의 작용으로 덱스트린이라는 죽 상태의 물질이 된다. 그리고 샘창자의 아밀레이스가 이를 엿당으로 변환하고, 작은창자의 말테이스가 작용하여 글루코스가 된다. 녹말 이외의 당류는 작은창자의 소화 효소인 수크레이스나 락테이스의 작용으로 갈락토스나 프럭토스(과당) 등의 단당류로 바뀐다. 그리고 단당류는 간으로 들어가 글루코스로 변환되어 온몸의 장기로 운반된다.

에너지로 쓰이지 못하고 남은 글루코스는 필요할 때를 대비해 간에 저장해두어야 한다. 그런데 글루코스는 저장할 수 없기에 글리코젠이라는 단당류의 집합체 형태로 간에 저장된다. 혈액 속 당이 줄고, 몸이 글루코스를 필요로 하면 글리코젠은 글루코스 형태로 되돌아와 혈액으로 들어간다.

용/어/해/설

엿당 maltose
포도당이 두 개 결합한 이당류. 말토스라고도 한다. 녹말과 글리코젠에서 아밀레이스의 작용으로 생성된다.

단당류
몸속에 남은 단당류는 글리코젠으로 재합성되어 간에 축적된다. 필요할 때 글리코젠을 다시 글루코스로 변환시켜 이용한다. ▶72쪽

프럭토스 fructose
단당류. 과일에 많이 들어 있어서 과당이라고도 부른다. 설탕의 주성분.

중/요/어/구

글루코스 glucose
대표적인 단당류. 덱스트로스(dextrose), 포도당이라고도 한다.

식사를 통해 몸속에 들어온 탄수화물은 소화 효소의 작용으로 분해되어 최종적으로는 글루코스가 된다. 글루코스는 각 기관으로 운반되어 에너지로 사용되고, 남은 글루코스는 글리코젠의 형태로 간에 저장된다.

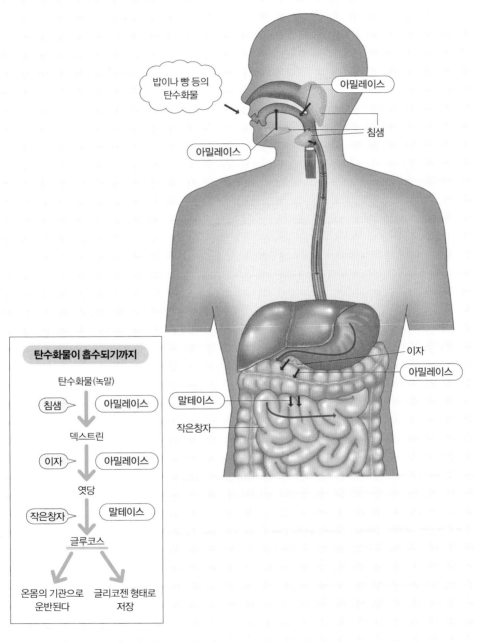

밥이나 빵 등의
탄수화물

아밀레이스

아밀레이스

침샘

이자

아밀레이스

말테이스

작은창자

탄수화물이 흡수되기까지

탄수화물(녹말)

침샘 ┤ 아밀레이스

덱스트린

이자 ┤ 아밀레이스

엿당

작은창자 ┤ 말테이스

글루코스

온몸의 기관으로
운반된다

글리코젠 형태로
저장

단백질의 대사

단백질의 대사란

사람 세포의 주요 성분은 단백질이다. 피부, 근육, 소화 기관 등은 단백질로 이루어져 있다. 그래서 사람은 고기나 생선, 대두 제품 등 단백질을 함유한 식품을 음식물을 통해 꼭 섭취해야 한다.

그런데 돼지고기는 돼지의 몸을 만드는 단백질이기에, 먹는다고 해도 곧바로 사람의 세포에 쓰이지 못한다. 섭취한 돼지고기 속 콜라겐이 그대로 사람의 콜라겐이 되는 것은 아니기 때문이다.

단백질을 몸속에서 사용하기 위해서는 먹은 단백질을 위에서 소화하여 더 자잘한 아미노산 분자로 만들어야 한다. 그것이 작은창자에서 흡수되고 간에서 대사를 통해 합성된다. 그리고 아미노산은 피부와 근육뿐 아니라 효소, 호르몬, 수용체, 근수축 단백질, 면역 사이토카인, 혈장 단백질 등을 형성한다.

단백질의 합성

단백질의 소화는 위에서 시작된다. 위에서 소화 효소인 펩신에 의해 펩톤이라는 분자가 더 작은 물질로 소화된다. 샘창자와 작은창자에서는 이자액인 트립신이 분비되고, 그 작용으로 아미노산은 작은 분자로 변환되어 작은창자에서 흡수되어 혈액으로 들어간다.

흡수된 아미노산은 각 세포에서 단백질 합성의 재료나 에너지로 이용된다.

간에서는 혈액 속 성분이 되는 알부민과 여러 가지 아미노산을 만들어낸다.

만일 간에 저장되어 있는 글루코스가 부족해지면 아미노산에서 글루코스가 만들어진다. 이것을 당신생이라고 한다.

용/어/해/설

펩신 pepsin
위액에 들어 있는 단백질 분해 효소. 위액 속에 있는 염산에 의해 활성화된다.

펩톤 pepton
단백질이 펩신의 작용으로 위에서 소화된 것. 이자에서 분비되는 이자액과 빈창자에서 분비되는 창자액의 작용으로 아미노산으로 분해되어 소화된다.

당신생 glyconeogenesis
굶주림 등으로 지방이 부족할 때 아미노산이 글루코스로 변환되어 에너지로 쓰인다.

중/요/어/구

알부민 albumin
혈액 속 단백질의 절반 이상을 차지하는 성분. 간 질환이 있는 사람은 이것을 만들어내지 못해 부종 등의 증상이 나타난다.

필수 아미노산
트립토판, 트레오닌, 라이신, 발린, 메티오닌, 류신, 페닐알라닌, 아이소류신 등 여덟 종류. 몸속에서는 합성되지 않아 반드시 음식물을 통해 섭취해야 하는 아미노산이다.

단백질의 소화와 흡수

식사를 통해 몸속으로 들어온 단백질은 소화 효소의 작용으로 아미노산으로 분해되어 흡수된다. 아미노산은 효소 등의 합성에도 쓰인다.

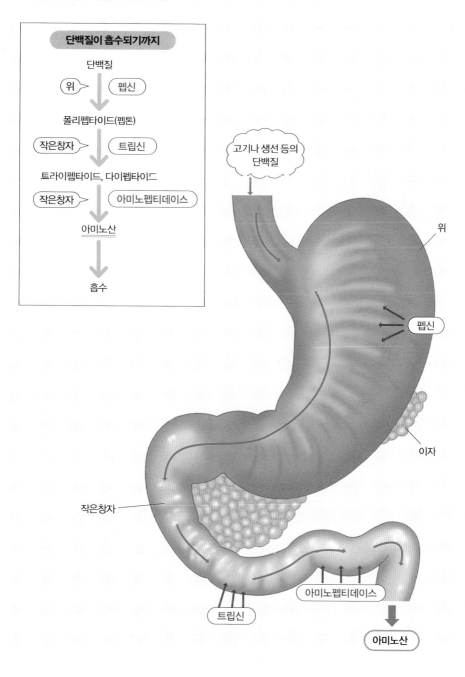

단백질이 흡수되기까지

단백질

위 ⟩ 펩신

↓

폴리펩타이드(펩톤)

작은창자 ⟩ 트립신

↓

트라이펩타이드, 다이펩타이드

작은창자 ⟩ 아미노펩티데이스

↓

아미노산

↓

흡수

고기나 생선 등의 단백질

위

펩신

이자

작은창자

트립신

아미노펩티데이스

아미노산

지질의 대사

지질은 유화 과정이 필요하다

육류의 비계나 유지류 속 지방은 일단 침에서 분비된 소량의 리페이스의 작용으로 분해된다. 그러나 지질은 위에서 소화되지 못한다.

지질은 그 상태에서는 물에 용해되지 않기에 소화되기 쉬운 형태로 유화하는 과정이 필요하다. 그래서 샘창자에서 쓸개즙이 지질을 유화하여 이자액 속의 리페이스 작용을 받기 쉽게 만든다. 이를 마이셀화라고 한다.

지질은 작은창자에서 소화 효소인 창자 리페이스의 작용으로 글리세롤과 지방산으로 분해된 뒤 흡수되고, 간으로 운반되어 다시 지방으로 합성된다. 간에서는 주로 지질을 대사하여 콜레스테롤을 합성한다.

공복 상태가 되든지 해서 축적된 글리코젠이 소진되면 지방을 분해하여 지방산과 글리세롤로 만든다.

용/어/해/설

유화乳化
서로 혼합되지 않는 액체의 한 쪽을 미립자로 만들어 다른 쪽에 분해시키는 것.

글리세롤glycerol
지방의 구성 성분. 글리세린. 화장품과 의약품의 주원료다.

중/요/어/구

리페이스lipase
중성 지방을 지방산과 글리세린으로 분해하는 효소.

콜레스테롤
혈관벽에 다량 침착되면 동맥경화의 요인이 된다.

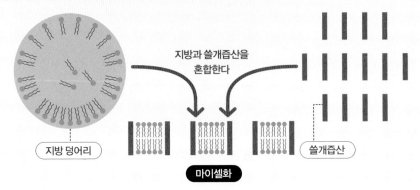

마이셀화란?

지방은 그 상태로는 용해시키지 못한다. 그러나 쓸개즙산과 혼합하면 쓸개즙산이 지방을 감싸 작은 지질 입자로 바꾸어 소화되기 쉬운 상태로 만든다. 이를 마이셀화라고 한다.

지방 덩어리

지방과 쓸개즙산을 혼합한다

쓸개즙산

마이셀화

콜레스테롤의 종류

작은창자에서 흡수된 혈액 속 지방은, 그 상태로는 혈관을 막는 등 문제를 일으킬 수 있어서 혈액에 용해되도록 혈장 속 단백질과 결합해 있다. 지질과 단백질의 결합체를 리포 단백질[지방 단백질]이라고 한다.

　콜레스테롤에는 비중이 가벼운 리포 단백질인 LDL과 결합한 LDL 콜레스테롤과 비중이 무거운 리포 단백질인 HDL과 결합한 HDL 콜레스테롤이 있다. LDL 콜레스테롤은 동맥의 세포 등 말초 조직으로 콜레스테롤을 이동시키는 작용을 한다. 반대로 HDL 콜레스테롤은 콜레스테롤을 제거한다. LDL 콜레스테롤은 나쁜 콜레스테롤이라고 불리기도 하지만 세포막과 겉콩팥 겉질 호르몬 등의 구성 성분이 되는, 우리 몸에 매우 중요한 성분이다.

지질의 소화와 흡수

섭취를 통해 몸속으로 들어온 지방은 소화 효소의 작용으로 글리세롤과 지방산으로 분해되어 흡수된다. 이것은 간으로 운반되어 다시 지방을 합성한다.

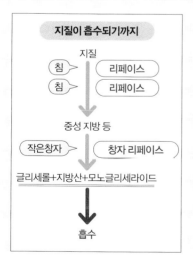

지질이 흡수되기까지

지질
침　리페이스
침　리페이스
↓
중성 지방 등
작은창자　창자 리페이스
↓
글리세롤+지방산+모노글리세라이드
↓
흡수

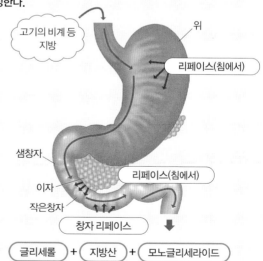

고기의 비계 등 지방

위

리페이스(침에서)

샘창자

이자

작은창자

리페이스(침에서)

창자 리페이스

글리세롤 ＋ 지방산 ＋ 모노글리세라이드

알코올의 대사

알코올을 분해하는 알코올 탈수소 효소

술에 강한 사람이 있고 약한 사람이 있다. 사람마다 알코올의 대사에 차이가 있기 때문일까?

마신 술에 들어 있는 알코올이 위와 작은창자로 들어가면 소화 과정을 거치지 않고 그대로 흡수되어 정맥 속 혈액으로 들어간다. 그리고 창자관의 정맥이 모이는 문맥을 통해 간으로 운반된다. 이것은 간에서 분해·해독하여 알코올을 무해한 형태로 만들기 위해서다.

간세포에는 알코올을 분해하는 알코올 탈수소 효소가 있는데 이것이 알코올을 산화시켜 아세트알데하이드로 만든다. 그 다음 아세트알데하이드의 산화 효소인 알데하이드 탈수소 효소가 작용하여 유해 물질인 아세트알데하이드를 무해한 아세트산으로 변환한다. 그리고 최종적으로 아세트산은 재빠르게 이산화탄소와 물로 분해되어 숨이나 땀, 소변으로 배출된다.

용/어/해/설

아세트알데하이드
▶74쪽

중/요/어/구

알코올 탈수소 효소
몸속으로 들어온 알코올을 아세트알데하이드로 분해하는 효소. 이 효소의 작용이 약한 사람은 대체로 알코올에 약하다.

LABORATORY

알코올 적정량은 얼마일까?

작은 술병으로 하나 정도(맥주 1캔, 와인 1잔 정도) 음주를 하는 사람은 전혀 마시지 않는 사람에 비해 오래 산다는 연구 보고가 많이 있다. 소량의 음주가 건강에 유익함은 널리 알려져 있다.

단, 음주량이 늘면 알코올성 간 질환이나 큰창자암을 비롯한 암에 걸릴 확률이 높아진다. 또 원래 술을 못 마시는 사람이 무리하게 음주를 오래 지속하면 식도암에 걸릴 위험이 100배 이상이라고 밝혀졌다.

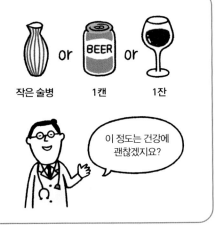

작은 술병 　 1캔 　 1잔

이 정도는 건강에 괜찮겠지요?

숙취의 원리

아세트알데하이드 자체는 몸에 유해한 물질이다. 과음으로 혈중 알코올 농도가 높아져 간에서 제대로 분해되지 않으면 아세트알데하이드가 얼굴을 붉게 만들고 두통, 구토감, 두근거림, 비틀거림, 숙취 등을 일으킨다. 기분이 매우 좋아지거나 정상적인 판단을 하지 못하게 되는 것은 알코올이 뇌 신경 세포의 활동을 억제하기 때문이다. 이때는 마취가 된 것 같은 상태라 지나치게 마시면 지각과 호흡 중추까지 억제되어 호흡 기능 상실로 죽음에 이를 수 있다. 실제 그러한 사례가 있었다.

 아세트알데하이드를 분해하는 효소 활성의 강도에는 강함·약함·매우 약함 등 세 단계가 있으며 여기에는 개인차가 있다. 일본인은 약한 사람이 약 40%, 매우 약한 사람이 4~5%로, 합치면 절반에 가까워 대체로 술에 약하다고 할 수 있다. 반대로 백인과 흑인은 대다수가 이 효소의 활성이 강하다고 알려져 있다.

질/병/미/니/지/식

급성 알코올 중독
과음으로 혈액 속 알코올 농도가 올라가면 급성 알코올 중독으로 죽음에 이를 수 있다.

알코올 의존증
알코올을 상시 복용한 결과 정신적으로나 육체적으로나 그 작용에 지배되어 자기 스스로 조절하지 못하는 상태.

알코올이 분해되기까지

섭취한 알코올의 약 20%는 위에서, 약 80%는 작은창자에서 흡수되어 간으로 들어간다. 간에서 이루어지는 효소 작용으로 최종적으로 이산화탄소와 물로 분해되어 몸 밖으로 배출된다.

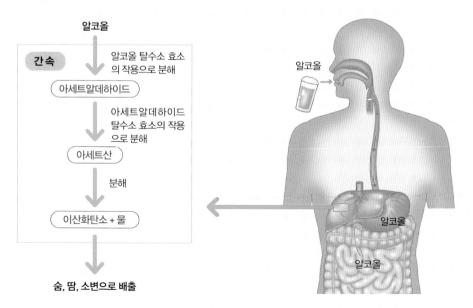

알코올

간 속

알코올 탈수소 효소의 작용으로 분해

아세트알데하이드

아세트알데하이드 탈수소 효소의 작용으로 분해

아세트산

분해

이산화탄소 + 물

숨, 땀, 소변으로 배출

알코올

알코올

알코올

비만과 저체중

비만의 기준

보통 신체 질량 지수(BMI) 25.0 이상을 비만, 18.5 미만을 저체중으로 판단한다. 비만의 경우 남은 에너지는 지방이 되어 피하 지방과 내장 지방의 형태로, 또 일부 간에서 지방간이 되어 축적된다. '저체중'은 몸의 피하 지방과 조직의 단백질이 적은 상태를 말한다.

식욕은 신경 계통과 내분비 계통에서 조절한다. 혈액의 혈당치나 지질 농도가 낮아지면 그 정보가 미주 신경 등을 통해 시상 하부로 전달되어 공복 중추가 자극을 받고 그 결과 식욕이 생긴다. 또 음식물이 위, 샘창자, 작은창자 등으로 들어가면 해당 기관이 확장되어 운동 자극이 발생하는 것과 마찬가지로 미주 신경 등을 통해 시상 하부로 전달되어 포만 중추의 지령을 받아 식욕이 사라진다.

피하 지방형 비만과 내장 지방형 비만

비만은 지방이 몸의 어느 부위에 축적되느냐에 따라 피하 지방형 비만과 내장 지방형 비만으로 구분한다.

내장 지방형 비만이란 배안의 창자 사이막 주위 등의 내장에 지방이 과잉 축적되는 것이다. 그러한 지방 조직은 문맥을 통해 중성 지방이 분해된 유리 지방산과 글리세롤을 간으로 들여보내 간에서 이루어지는 인슐린 작용을 억제한다.

또 내장 지방이 고도로 축적되면 내장의 지방 세포에서 아디포카인이라 불리는 염증성 생리 활성 물질의 생산이 촉진된다. 한편 항염증 활성을 가지고 있어서 지방의 축적을 막는 아디포넥틴이라는 호르몬의 생산이 감소한다는 사실도 밝혀졌다.

신체 질량 지수가 같더라도 내장 지방형 비만인 사람은 피하 지방형 비만인 사람에 비해 당뇨병 등 동맥 경화성 질환의 발생 빈도가 높다. 따라서 내장 지방형 비만인 사람은 비만의 해소에 더욱 신경을 써야 한다.

피하 지방형 비만과 내장 지방형 비만의 차이

피하 지방형 비만은 하복부 비만이라고도 불리며 서양배처럼 하반신에 지방이 쌓이는 유형의 비만. 반면 내장 지방형 비만은 상반신에 지방이 많이 쌓이는 유형의 비만으로 상복부 비만이라고도 불린다.

피하 지방형 비만

서양배형 비만, 하복부 비만이라고도 한다. 서양배 모양처럼 하반신에 지방이 쌓이고 피하 지방이 많다. 여성에게 많다.

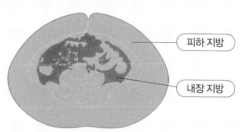

내장 지방형 비만

사과형 비만, 상복부 비만이라고도 한다. 상반신에 지방이 쌓이고 내장 지방이 많으며 대사 증후군에 걸리기 쉽다. 남성에게 많다.

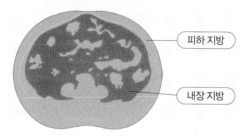

BMI란 무엇일까?

BMI란 사람의 비만도를 나타내는 지수로, 몸무게와 키를 이용해 다음 계산식을 통해 구한다.

BMI = {몸무게(kg)} ÷ {키(m)}²

예컨대 키가 160cm, 몸무게가 50kg인 사람의 BMI는 다음과 같다.

50 ÷ (1.6 × 1.6) = 19.5

표준값은 18.5~25 사이라고 알려져 있는데, 가령 BMI가 정상 범위라 해도 내장 지방이 많으면 당뇨병이나 이상 지질 혈증, 고혈압 등의 합병증이 생겨서 동맥 경화, 협심증과 심근 경색 등의 위험이 높아진다.

BMI	비만도
25.0 이상	비만
18.5 이상 25.0 미만	표준
18.5 미만	저체중

대사 증후군

허리둘레가 85cm면 대사 증후군?

주요 사망 원인인 '암' '뇌졸중' '심장병' 가운데 '뇌졸중'과 '심장병'을 일으키는 원인이 동맥 경화다. 그런데 이 동맥 경화가 대사 증후군과 깊이 연관되어 있다. 대사 증후군의 진단 기준 중 하나가 허리둘레인데, 남성이 85cm 이상, 여성이 90cm 이상이면 이에 해당한다. 이 수치는 키를 고려하지 않아서 남성에게는 기준이 다소 무리가 있다는 논의도 있지만 대사 증후군의 여부를 판단하는 하나의 척도다.

내장 주위에 붙는 내장 지방은 나쁜 호르몬을 분비하여 다양한 병의 원인이 된다. 그래서 내장 지방의 양이 대사 증후군의 기준이 된다. 내장 지방의 양을 정확히 측정하려면 허리의 단면을 CT 검사로 측정해야 한다. 그런데 CT 검사는 방사선 피폭량이 흉부 X선 사진 100장 이상을 찍는 수준에 달해서 내장 지방의 측정만을 위해 사용하는 것은 바람직하지 않다. 게다가 의료비도 만만치 않다. 그래서 허리둘레 측정을 하나의 척도로 삼는 것이다.

건강에 나쁜 것은 내장 지방이기에, 허리가 85cm 이상이라도 내장 지방이 아닌 단순한 피하지방이나 근육이라면 건강상 문제는 없다. 반대로 허리둘레가 85cm 미만이라도 고혈압이나 당뇨가 있으면 동맥 경화의 위험이 커진다. 앞으로 남녀의 허리둘레 기준에 대해서는 재검토가 이루어지겠지만, 허리둘레에만 신경 쓸 것이 아니라 혈압, 당뇨병, 지질 이상 등의 다른 요인에도 신경을 써서 생활 습관의 개선을 통해 하나하나 해소하는 것이 중요하다.

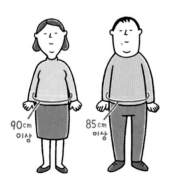

90cm 이상

85cm 이상

대사 증후군의 기준

허리둘레가 남성은 85cm 이상, 여성은 90cm 이상이며, 다음 항목 중 두 개 이상에 해당하면 대사 증후군으로 판단한다.

■ 트라이글리세라이드(중성 지방) 수치가 150mg/dℓ 이상이며 좋은(HDL) 콜레스테롤 수치가 남자는 40mg/dℓ 미만, 여자는 50mg/dℓ 미만인 경우

■ 혈압 : 130/85mmHg 이상, 또는 고혈압 약 투약 중

■ 공복 혈당 : 100mg/dℓ 이상, 또는 당뇨 약 투약 중

제4장

배설의 원리

콩팥의 기능과 구조

콩팥의 주요 기능

사람은 매일 소변을 보는데 이는 우리 몸에 매우 중요하다. 사람은 배뇨를 통해 혈액 속 불필요한 물질과 유해 물질을 끊임없이 몸 밖으로 배출한다. 이 작용을 담당하는 것이 바로 콩팥이다.

대사 과정에서 생성된 분해 물질과 유독 물질이 혈액을 통해 콩팥으로 운반되면 콩팥에서 여과, 재흡수, 분비 등 세 단계를 거쳐 소변이 되어 배설된다. 여과는 토리에서, 재흡수와 분비는 세뇨관에서 이루어진다. 콩팥은 몸에 불필요한 성분을 소변의 형태로 배출할 뿐 아니라 몸속의 수분량을 일정하게 유지해준다. 수분을 섭취하지 않으면 소변의 배설 횟수가 줄어드는데, 콩팥이 수분량을 조절하기 때문이다.

콩팥 비뇨기 계통의 전체도

콩팥, 요관, 방광, 요도를 콩팥 비뇨기 계통이라고 한다. 콩팥은 좌우 한 쌍 있으며 콩팥에서 만들어진 소변은 요관을 따라 방광에 축적되었다가 요도를 타고 몸 밖으로 배출된다.

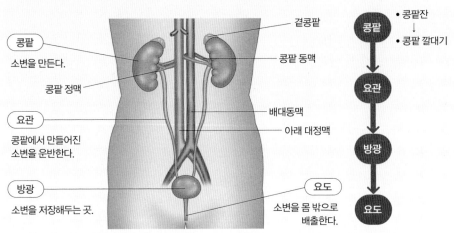

콩팥
소변을 만든다.

겉콩팥

콩팥 동맥

콩팥 정맥

요관
콩팥에서 만들어진 소변을 운반한다.

배대동맥
아래 대정맥

방광
소변을 저장해두는 곳.

요도
소변을 몸 밖으로 배출한다.

콩팥
• 콩팥잔
↓
• 콩팥 깔대기

요관

방광

요도

그 밖에 혈액 속 염분량을 일정하게 유지할 뿐만 아니라 특수한 효소를 분비하여 혈압을 일정하게 유지하는 기능도 한다. 콩팥에서 만들어지는 효소 중 대표적인 것이 레닌이다.

콩팥의 구조

콩팥은 커다란 누에콩 모양에 세로 길이가 약 10cm, 폭이 약 5~6cm인 장기로, 척추의 좌우로 두 개가 있다. 분당 800~1,000mℓ의 혈액이 콩팥 동맥을 타고 들어가 콩팥 정맥으로 흘러 나간다. 이것은 심장에서 박출되는 혈액의 약 5분의 1에 상당한다.

콩팥 조직은 피막에 싸여 있으며 표면에서 가까운 겉질와 안쪽의 속질로 구분된다. 콩팥에서 만들어진 소변은 제일 안쪽의 콩팥 깔때기로 배출되어 요관에서 방광을 거쳐 몸 밖으로 나간다.

콩팥의 구조(단면도)

콩팥은 바깥쪽의 겉질과 안쪽의 속질로 구성되어 있다. 소변은 겉질과 속질에서 만들어진다. 원뿔 모양의 속질이 콩팥잔으로 이어져 콩팥 깔때기에 모이고, 다시 요관을 통해 방광으로 운반된다.

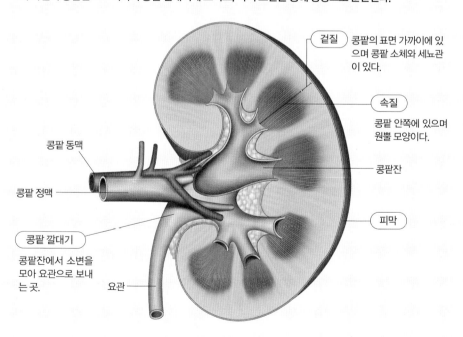

겉질 | 콩팥의 표면 가까이에 있으며 콩팥 소체와 세뇨관이 있다.

속질 | 콩팥 안쪽에 있으며 원뿔 모양이다.

콩팥잔

피막

콩팥 동맥

콩팥 정맥

콩팥 깔때기 | 콩팥잔에서 소변을 모아 요관으로 보내는 곳.

요관

배뇨의 과정

소변이 지나는 통로

소변은 콩팥잔, 콩팥 깔대기, 요관, 방광, 요도를 거쳐 몸 밖으로 배출된다.(▶88쪽) 콩팥잔에서 요관까지를 상부 요로, 방광에서 요도를 하부 요로라고 한다. 콩팥에서 흘러나온 소변은 콩팥잔에서 콩팥 깔대기를 지나 요관으로 들어간다. 요관은 방광 뒤쪽으로 비스듬하게 등쪽을 따라 뻗어 있으며 성인을 기준으로 길이는 약 28~30cm, 내강의 지름은 약 4~7mm다.

소변은 요관에서 방광으로 들어가 일시적으로 저장된다. 콩팥 깔대기에서 요관, 방광으로 소변이 이동하는데, 이는 요관의 꿈틀 운동이 주기적으로 일어나기 때문이다.

방광은 소변이 차면 주머니 모양으로 부풀어 원래 1cm 정도인 방광벽이 늘어나 3mm 수준까지 얇아진다. 방광의 허용량은 보통 500mℓ 정도이며, 최고 약 800mℓ까지 저장할 수 있다고 알려져 있는데 개인차가 있다.

배뇨까지의 메커니즘

방광에 소변이 250mℓ 정도 차면 방광 내벽 속의 말초 신경이 자극을 받아 지각 신경과 척수를 지나 대뇌에서 배뇨 지령이 내려진다. 이것을 배뇨 반사라고 하는데, 이 반사가 일어나면 의지와 상관없이 작용하는 속 요도 조임근이 자연히 풀린다. 방광에는 의지에 의해 조절할 수 있는 바깥 요도 조임근도 있어서 요의를 느껴도 어느 정도는 참을 수 있다. 바깥 요도 조임근을 풀어주면 비로소 소변이 몸 밖으로 배출된다.

또 배뇨 준비가 갖춰지지 않으면 대뇌 겉질에서의 배뇨 중추 억제에 따른 방광벽 배뇨근의 이완과 속 요도 조임근의 수축이 일어나 소변은 더 축적된다. 이를 축뇨(蓄尿) 반사라고 한다.

용/어/해/설

꿈틀 운동
▶48쪽

말초 신경
말초(주변) 부위의 신경으로 12쌍의 뇌신경, 31쌍의 척수 신경과 거기에서 갈라져 나온 신경을 가리킨다. 감각과 운동을 관장하는 몸 신경 계통과, 주로 내장의 기능을 관장하는 자율 신경 계통으로 나뉜다.

배뇨근
방광 벽에 있는 근육으로 배뇨와 축뇨에 관여한다.

중/요/어/구

배뇨 반사
요의를 초래하는 상황.

질/병/미/니/지/식

방광염
방광에 침입한 대장균 등의 세균이 번식하여 염증을 일으킨 것. 요도가 짧은 여성이 잘 걸린다.

배뇨 반사의 원리

콩팥에서 만들어진 소변은 방광에 일시적으로 축적되었다가 배뇨의 조건이 갖춰지면 대뇌 겉질에서 배뇨의 지령이 내려와 신경을 통해 전달되어 소변이 배출된다.

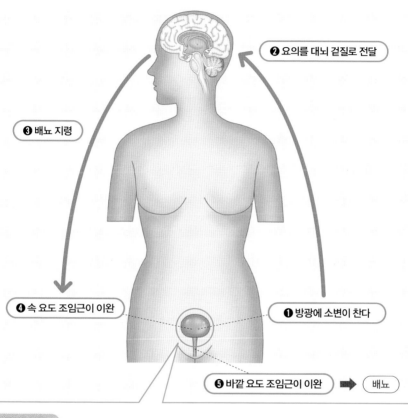

❷ 요의를 대뇌 겉질로 전달

❸ 배뇨 지령

❹ 속 요도 조임근이 이완

❶ 방광에 소변이 찬다

❺ 바깥 요도 조임근이 이완 ➡ 배뇨

방광의 구조

방광에 소변이 쌓이면 속 요도 조임근은 자동으로 이완되어 요의를 일으킨다. 바깥 요도 조임근은 의사에 따라 어느 정도 조절할 수 있어서 요의를 느껴도 배뇨를 참을 수 있다. 배뇨는 속 요도 조임근과 바깥 요도 조임근이 모두 이완될 때 이루어진다.

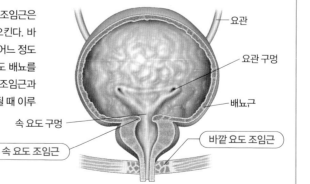

요관

요관 구멍

배뇨구

속 요도 구멍

바깥 요도 조임근

속 요도 조임근

네프론의 기능

네프론의 구조

콩팥에서 소변이 배출되기까지는 여과, 재흡수, 분비 등 세 단계를 거쳐야 한다.(▶88쪽) 콩팥에는 약 800~1,000㎖의 혈액이 들어보내지는데, 네프론이라는 곳에서 혈액을 여과, 재흡수, 분비하여 소변을 만들어낸다.

　네프론이란 콩팥의 단위라는 뜻으로, 콩팥 소체에서 시작하여 세뇨관까지 하나의 길로 이루어진 구조다. 콩팥의 내부에는 토리라는 모세 혈관 다발이 있고, 그 주변은 주머니 모양의 보먼주머니와 세뇨관으로 둘러싸여 있다. 이 토리와 보먼주머니가 한 조로 구성된 것이 콩팥 소체다. 세뇨관은 토리에서 나오는 가늘고 긴 관이다.

소변을 만드는 3단계 프로세스

그렇다면 소변을 만들어 체외로 배설하는 3단계 프로세스는 네프론의 어디에서 일어나는 것일까.

❶ 여과 → 토리(▶94~95쪽)

먼저 혈액 속에 들어 있는 불필요한 물질을 제거해야 한다. 그 역할을 하는 것이 토리다. 토리는 스스로 필터가 되어 불필요한 물질을 혈관 밖으로 걸러낸다. 토리에서 나온 액을 원뇨라고 한다.

❷ 재흡수 → 세뇨관(▶96~97쪽)

다음으로 원뇨는 세뇨관으로 흘러든다. 원뇨가 모두 불필요한 물질은 아니며, 영양소와 수분 등 몸에 필요한 물질도 섞여 있다. 이 필요한 물질을 혈관으로 재흡수시키는 것이 세뇨관의 역할이다.

❸ 분비 → 세뇨관(▶96~97쪽)

토리에서 여과되지 못하고 혈액에 녹아 있는 불필요한 물질을 세뇨관에서 분비하여, 소변의 형태로 몸 밖으로 배출한다.

용/어/해/설

여과
가느다란 구멍 뚫린 것에 혼합물을 통과시켜 구멍보다 큰 분자를 분리하는 것.

콩팥 소체
아주 미소하며 좌우 콩팥에 약 100만 개씩 있다.

토리
모세 혈관 다발로 혈액에서 소변을 여과해 보먼주머니로 내보낸다.

보먼주머니
Bowman's capsule
토리를 감싸는 주머니 형태의 구조물. 토리에서 여과된 혈액은 보먼주머니를 통해 세뇨관으로 보내진다.

원뇨
콩팥의 토리 속 혈액에서 여과된 액. 요소, 포도당, 아미노산 등이 많이 들어 있다.

중/요/어/구

네프론 nephron
콩팥의 단위로 콩팥 소체와 그것에 연결된 세뇨관까지의 구조. 사람은 양쪽 콩팥에 약 200만 개의 네프론이 있으며 항상 일을 하는 것은 6~10%로 파악된다.

네프론의 구조

네프론은 콩팥 소체와 세뇨관으로 구성되어 있으며 콩팥으로 들여보내지는 혈액은 이곳에서 여과되어 소변이 된다. 네프론은 좌우 약 200만 개가 있다고 알려져 있다.

콩팥의 단면도

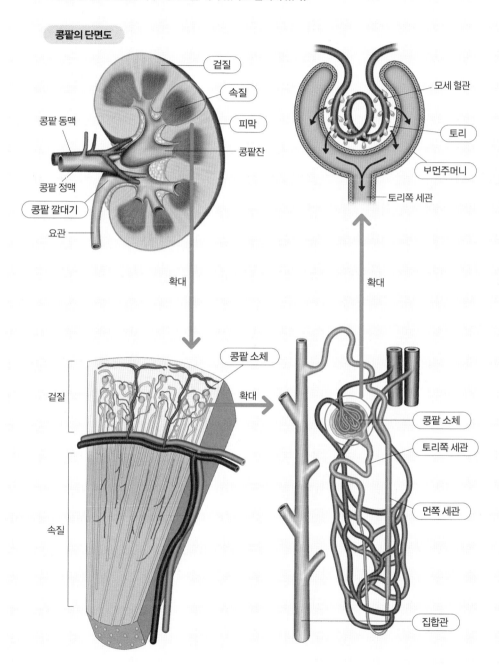

- 겉질
- 속질
- 피막
- 콩팥동맥
- 콩팥잔
- 콩팥 정맥
- 콩팥 깔대기
- 요관

- 모세 혈관
- 토리
- 부먼주머니
- 토리쪽 세관

확대

확대

- 콩팥 소체
- 겉질
- 확대
- 속질

- 콩팥 소체
- 토리쪽 세관
- 먼쪽 세관
- 집합관

토리에서의 여과

토리에서 일어나는 여과의 원리

콩팥으로 들어온 혈액이 토리에서 어떻게 여과되는지 자세히 알아보자.

혈액 속 노폐물과 잉여 수분을 여과하는 것은 모세 혈관 다발로 이루어진 토리다. 토리가 필터 역할을 한다고 앞서 설명했는데(▶92쪽) 바로 토리의 구조 때문이다.

토리의 벽은 안쪽부터 모세 혈관 내피 세포, 바닥막, 발 세포 순으로 구성되어 있다. 모세 혈관 내피 세포는 지름 50~100nm의 작은 구멍이 많이 뚫려 있어서 투과성이 높다. 바닥막은 그물 형태를 하고 있으며 매우 가늘고, 발 세포에 작은 구멍(5~10nm)이 있어서 큰 물질은 통과하지 못한다. 이처럼 단계적으로 필터의 기능이 작용하여 하루에 약 160ℓ의 혈액을 여과한다.

토리에서 여과되는 양의 99% 이상은 토리쪽 세관과 먼쪽 세관에서 재흡수되기 때문에 최종적으로는 하루에 약 1.5ℓ만 소변으로 배설된다.

토리에서 여과되는 것

혈액의 주요 성분으로는 적혈구, 백혈구, 혈소판 등이 있다.(▶112쪽) 이것들은 몸속에서 중요한 역할을 한다. 따라서 토리에서는 이것들이 통과되지 않도록 여과해야 한다. 몸속 노폐물은 혈액의 액체 성분인 혈장 속에 녹아 있기 때문에 혈장만 제거하면 된다. 적혈구 등은 비교적 커서 토리에서 여과되지 않는다.

이렇게 하여 토리의 벽을 통과한 혈장 성분은 혈관 밖으로 빠져나가는데 이것이 원뇨가 된다.

토리쪽 세관
콩팥의 세뇨관 중 콩팥 소체와 직접 연결된 부분. 원뇨가 제일 처음 통과한다.

먼쪽 세관
세뇨관의 헨레 고리에서 집합관까지의 부분. 전해질과 수분의 재흡수(약 15%)를 담당한다.

원뇨
▶92쪽

바닥막
콩팥의 토리에서 모세 혈관 내피 세포와 발 세포 사이에 있는 막. 프로테오글리칸과 교원 섬유로 이루어져 있다.

발 세포
토리를 구성하는 모세 혈관은 콩팥 소체 내부에 직접 노출되어 있는 것이 아니라, 표면이 발 세포라는 고사리 잎 모양의 세포에 덮인 채 공 모양으로 토리를 감싸는 구조를 하고 있다.

토리는 모세 혈관 다발로 지름 50~100nm의 구멍이 다수 뚫려 있는 구조다. 투과성이 높은 바닥막과 발 세포가 있탑.

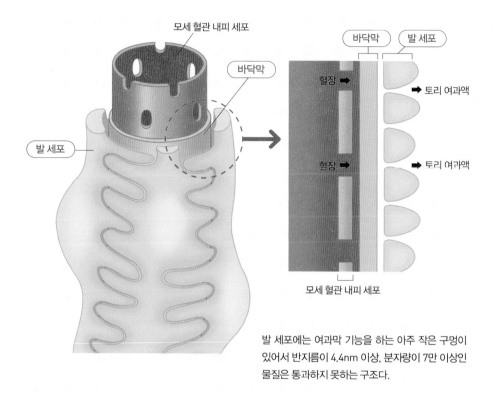

발 세포에는 여과막 기능을 하는 아주 작은 구멍이 있어서 반지름이 4.4nm 이상, 분자량이 7만 이상인 물질은 통과하지 못하는 구조다.

LABORATORY

혈액 검사 결과 크레아틴 수치가 높다면?

건강 진단으로 혈액 검사를 할 때, 콩팥 기능을 평가하는 척도로 크레아틴(Cr) 수치가 있다. 크레아틴은 근육 등에서 단백질을 연소시킬 때 나오는 노폐물인데 콩팥에서 소변으로 배설된다. 혈액에서 이 수치가 높으면 콩팥 여과 기능이 떨어진다는 뜻이다. 크레아틴은 질소 성분인 아미노산이 콩팥에서 배설되는 최후의 형태인 요소 질소(BUN)와 함께 콩팥 기능을 나타내는 중요한 척도다.

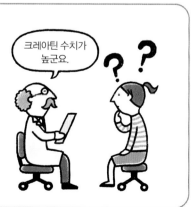

세뇨관에서의 재흡수

세뇨관에서 재흡수가 일어나는 원리

토리에서 여과된 원뇨에는 포도당과 아미노산 등 몸에 필요한 영양소가 아직 많이 들어 있어서 다시 혈액 속으로 회수해야 한다. 그 역할을 하는 것이 세뇨관이다.

특히 토리쪽 세관은 혈액의 리사이클 장치라고도 불리는데 포도당과 아미노산 등의 영양소가 이곳에서 흡수된다. 즉 몸속에 필요한 영양소는 세뇨관을 둘러싸고 있는 모세 혈관을 지나 혈액 속으로 재흡수된다. 이때 재흡수되지 못하고 남은 수분과 염분, 노폐물이 그 끝의 집합관으로 나간다.

토리에서 이어지는 가늘고 긴 세뇨관(토리쪽 세관, 먼쪽 세관, 집합관)을 흐르는 동안 필요한 영양소는 재흡수되고, 여과되지 못한 불필요한 물질은 분비되어(즉 세뇨관을 통해 버려진다) 소변을 만든다. 세뇨관의 합류점이 집합관이다.

몸속의 염분을 일정하게 유지하는 것도 세뇨관

우리 몸의 약 3분의 2는 수분으로 이루어져 있으며 수분 속에는 염분이 녹아들어 있다. 사람이 살기 위해서는 염분이 꼭 필요한데, 너무 적어도 너무 많아도 안 된다. 이 염분 농도를 일정하게 유지해주는 것도 콩팥의 역할 중 하나인데, 세뇨관이 그 조절을 담당한다.

콩팥의 세뇨관은 몸속에 염분이 지나치게 많아지면 염분을 배출하고, 거꾸로 염분이 너무 줄어들면 수분을 많이 배출하여 혈액 속 염분 농도를 일정하게 유지시킨다.

세뇨관은 원뇨로부터 몸속에 필요한 영양소를 재흡수하고 몸속 염분의 균형을 조정하는 중요한 역할을 담당하고 있다.

용/어/해/설

원뇨
▶92쪽

포도당
글루코스를 말하며, 세포가 활동하는 데 필요한 에너지가 되는 물질이다.

아미노산
단백질을 만드는 기본이 되는 물질. 필수 아미노산과 비필수 아미노산이 있다.

집합관
소변을 배설하는 관으로 수분 등을 흡수한다. 세뇨관의 끝부분에도 있으며 겉질과 속질을 관통한다.

중/요/어/구

토리쪽 세관
▶94쪽

먼쪽 세관
▶94쪽

원뇨의 재흡수 과정

원뇨는 토리에서 세뇨관으로 들어온다. 세뇨관에는 토리쪽 세관, 먼쪽 세관, 집합관이 있는데, 이곳에서 필요한 영양분과 수분이 흡수되고 불필요한 것은 소변이 되어 배설된다.

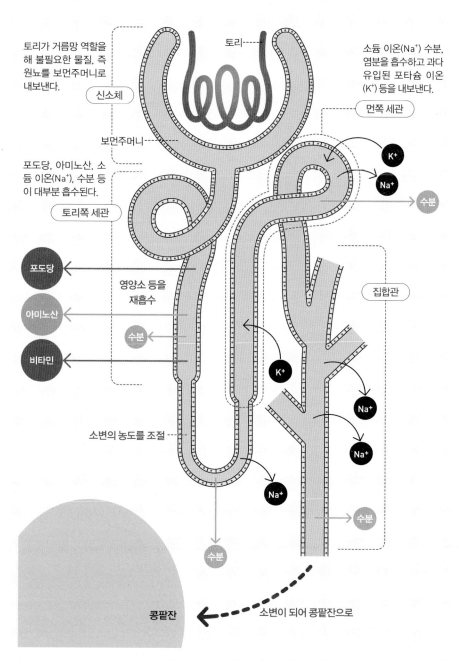

토리가 거름망 역할을 해 불필요한 물질, 즉 원뇨를 보먼주머니로 내보낸다.

신소체

토리

소듐 이온(Na+) 수분, 염분을 흡수하고 과다 유입된 포타슘 이온 (K+) 등을 내보낸다.

먼쪽 세관

보먼주머니

포도당, 아미노산, 소듐 이온(Na+), 수분 등이 대부분 흡수된다.

토리쪽 세관

K+

Na+

수분

포도당

아미노산

수분

비타민

영양소 등을 재흡수

집합관

K+

Na+

Na+

소변의 농도를 조절

Na+

수분

수분

콩팥잔

소변이 되어 콩팥잔으로

배설의 원리 097

콩팥 기능 장애
콩팥과 관련된 질병에는 무엇이 있을까?

콩팥에 흔히 생기는 병에 결석이 있다. 크게는 지름이 1cm 넘는 돌이 소변과 함께 4~5mm 전후의 가느다란 요관을 통과할 때는 통증이 극심하다. 콩팥 결석과 요관 결석 등을 합해 요로 결석이라고 부른다.

돌은 소변에 녹아 있는 칼슘이나 옥살산, 인산 등의 미네랄 물질이 어떤 원인으로 결정이 되고 유기 물질을 끌어들여 굳어서 생성된다. 그중에서도 결석의 주요 성분은 옥살산 칼슘이다. 소변으로 배설되는 옥살산 칼슘의 양은 동물성 단백질과 염분의 과잉 섭취를 원인으로 증가한다고 알려져 있다. 그래서 영양 보조제를 통해 칼슘이나 최종 대사물이 옥살산인 비타민 C를 과다 섭취하면 소변 속 결석의 형성을 촉진할 가능성이 있다. 치료법은 충격파를 결석에 집중시켜 콩팥 결석을 파쇄시키는 것이다.

콩팥 결석이 자주 생긴다고 해서 콩팥 기능이 떨어지는 경우는 거의 없지만, 결석이 요관을 통과하지 못하고 막히면 물콩팥증[콩팥에 소변이 모여 붓는 병]이 초래되어 매우 드물지만 콩팥 기능이 떨어지는 경우가 있다.

콩팥은 두 개 있기에 한쪽 기능이 떨어져도 다른 쪽 콩팥이 제 기능을 하면 살아가는 데 지장이 없다. 그러나 양쪽 콩팥의 기능이 극단적으로 떨어지면 콩팥 투석 치료가 필요하다.(콩팥 결석 때문에 투석에 이르는 사람은 거의 없다.)

투석은 대략 1주에 2~3회, 온몸의 혈액을 빼내어 콩팥의 작용을 하는 기계를 이용해 몸에 불필요한 노폐물을 제거하여 혈액을 깨끗하게 한 뒤 다시 되돌리는 치료다. 과거에는 만성 콩팥염으로 투석하는 환자가 많았는데, 근래에는 당뇨병성 콩팥 질환으로 투석 치료를 받는 사람이 절반 넘게 차지하고 있다.

당뇨병에 걸리면 오랜 투병 과정에서 콩팥의 가느다란 혈관이 서서히 손상되어 콩팥의 기능이 어느 순간 급격히 떨어질 수 있다. 당뇨병을 조기에 발견하고 일찍 치료를 시작하면 콩팥 기능 부족으로 인한 투석 치료는 막을 수 있다. 검사 결과 공복 시 혈당치와 당화혈색소(HbA1c) 수치가 높다면 조기에 의료 기관을 찾는 것이 중요하다.

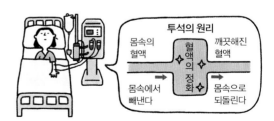

투석의 원리
몸속의 혈액 → 혈액의 정화 → 깨끗해진 혈액
몸속에서 빼낸다   몸속으로 되돌린다

제 5 장

호흡의 원리

호흡이란

호흡한다는 것의 의미

숨을 들이마시고 내뱉는 것을 호흡이라고 한다. 숨을 들이마시는 것(또는 그 공기)을 들숨, 내뱉는 것(또는 그 공기)을 날숨이라고 한다.

호흡은 세포가 에너지를 방출하기 위해 필요한 산소를 공기 중에서 빨아들이고, 에너지를 생산할 때 발생하는 이산화탄소를 몸 밖으로 배출하는 과정이다.

허파로 들어온 산소는 허파 정맥을 통해 심장으로 보내져 심장에서 대동맥을 통해 온몸의 세포로 운반된다. 또 에너지를 만들 때 발생한 이산화탄소는 대정맥을 통해 심장으로 운반되고, 심장에서 허파 동맥을 거쳐 허파로 운반되어 몸 밖으로 배출된다.(▶101쪽 그림)

호흡이 이루어지는 곳

호흡은 허파를 중심으로 한 호흡기 계통의 장기에서 일어난다. 호흡을 하면 공기는 코안, 입안에서 인두, 후두를 지나 숨관으로 들어가고, 좌우로 갈라진 숨관 가지를 거쳐 최종적으로 허파에 도달한다. 숨관과 숨관 가지의 벽에는 연골이 있어서 외압에 찌그러지지 않는 구조로 되어 있다.

허파는 좌우 한 쌍이며 숨관 가지에서 잔가지가 나와 허파 전체를 덮고 있다. 숨관 가지 끝을 허파 꽈리라고 한다. 허파 꽈리는 숨관 가지의 맨 마지막 2~3개로 갈라진 부분의 끝에 분포하며, 양쪽 허파에 3억 개 정도 있다. 허파 꽈리에서는 공기와 혈액 사이에서 산소와 이산화탄소의 교환이 이루어진다. 이를 가스 교환(▶106쪽)이라고 한다. 허파 속은 대부분이 허파 꽈리이며, 모세 혈관 등도 분포되어 있다. 실제로 허파 꽈리 속에 들어 있는 공기가 상당한 부분을 차지하고 있다.

용/어/해/설

호흡기 계통
▶22쪽

중/요/어/구

들숨
허파를 확장시켜 공기를 들이마시는 것.

날숨
허파를 수축시켜 공기를 내뱉는 것. 호흡은 들숨과 날숨을 반복하며 이루어진다.

허파 꽈리
허파 속으로 뻗어 있는 숨관 가지 끝에 붙은 작은 주머니.

질/병/미/니/지/식

공기가슴증[기흉]
허파 속의 주머니가 찢어져 가슴막[흉막] 안으로 공기가 새어 들어간 상태. 주로 젊은 남성에게서 나타나며 약 80%는 자연 치유된다.

호흡기는 코, 인두, 후두, 숨관, 숨관 가지, 허파로 구성되어 있다. 들이마신 산소는 숨관을 통해 허파로 들어가고, 이산화탄소는 허파에서 숨관을 통해 배출된다. 산소나 이산화탄소는 혈액 속에 녹아들어 운반된다.

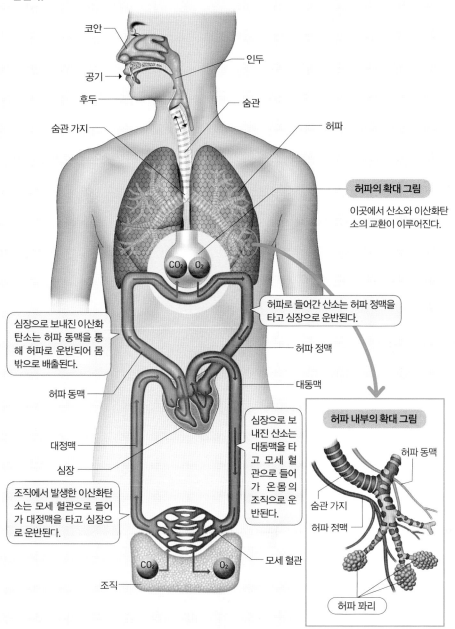

코안

공기 →

후두

숨관 가지

인두

숨관

허파

허파의 확대 그림

이곳에서 산소와 이산화탄소의 교환이 이루어진다.

CO_2 O_2

허파로 들어간 산소는 허파 정맥을 타고 심장으로 운반된다.

심장으로 보내진 이산화탄소는 허파 동맥을 통해 허파로 운반되어 몸 밖으로 배출된다.

허파 정맥

대동맥

허파 동맥

대정맥

심장

조직에서 발생한 이산화탄소는 모세 혈관으로 들어가 대정맥을 타고 심장으로 운반된다.

심장으로 보내진 산소는 대동맥을 타고 모세 혈관으로 들어가 온몸의 조직으로 운반된다.

CO_2 O_2

조직

모세 혈관

허파 내부의 확대 그림

허파 동맥

숨관 가지

허파 정맥

허파 꽈리

호흡 운동의 원리

호흡은 허파의 신축 작용으로 이루어진다

호흡은 어떤 원리로 이루어지는 것일까? 호흡은 허파의 신축 운동으로 이루어지는데, 허파 자체에는 근육이 없어서 스스로 신축하지는 못한다. 즉 풍선과 같이 늘었다 줄었다 할 수 있지만 부푼 풍선이 줄어들 때와 마찬가지로 외부에서 압력이 가해져야 축소된다. 그렇다면 허파의 신축 작용은 어떻게 이루어질까?

허파 주변은 척수, 갈비뼈, 갈빗대 힘살, 가로막 등에 둘러싸여 있다. 이 허파를 담고 있는 공간을 가슴안[흉강]이라고 한다. 가슴안의 내부는

용 / 어 / 해 / 설

가로막
가슴안과 배안을 가르는 섬유 근육성막.

허파 꽈리 ▶100쪽

들숨 ▶100쪽

날숨 ▶100쪽

호흡 운동의 원리

호흡은 가로막의 상하 운동으로 들숨과 날숨을 반복하는 것. 가로막은 들숨 시에 내려가고 날숨 시에 올라간다.

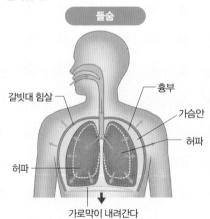

들숨

갈빗대 힘살 · 흉부 · 가슴안 · 허파 · 허파 · 가로막이 내려간다

호흡으로 가로막이 내려가면 갈빗대 힘살이 수축하여 가슴우리가 확장되고 허파 속으로 공기가 흘러든다.

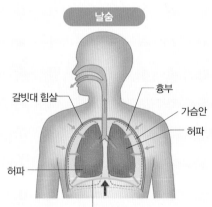

날숨

갈빗대 힘살 · 흉부 · 가슴안 · 허파 · 허파 · 가로막이 올라간다

호흡으로 가로막이 올라가면 갈빗대 힘살이 이완되어 가슴우리가 작아지고 허파 속 공기가 밖으로 배출된다.

가슴안 바깥쪽에 있는 갈빗대 힘살의 작용과 허파 아래에 있는 가로막의 상하 운동으로 음압 상태가 된다.

갈빗대 힘살과 가로막이 수축하면 가슴우리[흉곽]가 확장되고 음압 상태가 되어 허파가 팽창한다. 허파가 팽창하면 허파 속에 있는 허파 꽈리가 부풀어서 공기는 숨관 가지를 따라 허파 꽈리로 들어온다. 이것이 들숨이다.

반대로, 갈빗대 힘살과 가로막이 이완되면, 가슴우리는 탄성에 의해 원래대로 되돌아온다. 그래서 허파도 풍선이 줄어들 듯 원래 크기로 되돌아오는데 이때 허파 꽈리 속 공기가 밖으로 배출된다. 이것이 날숨이다.

이처럼 호흡은 허파 꽈리를 부풀리려는 힘이 외부에서 작용하여 허파의 신축 작용을 일으킨다.

보통 안정 시에는 주로 가로막의 작용으로 배 호흡을 한다. 반면 심호흡을 할 때는 갈빗대 힘살의 작용으로 가슴 호흡을 한다.

배 호흡과 가슴 호흡

사람의 호흡은 배 호흡과 가슴 호흡이 복합적으로 일어난다. 배 호흡은 가로막의 상하 운동, 가슴 호흡은 갈빗대 힘살의 수축 운동에 따라 이루어진다.

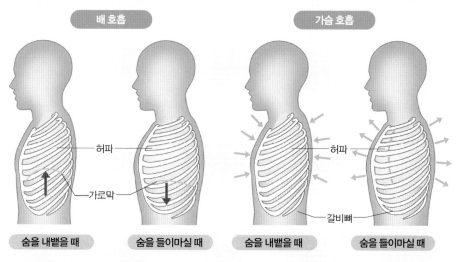

배 호흡

가슴 호흡

허파
가로막

숨을 내뱉을 때   숨을 들이마실 때

허파
갈비뼈

숨을 내뱉을 때   숨을 들이마실 때

가로막이 오르내리면 가슴우리의 크기가 변화되어 허파도 수축·팽창된다.

갈빗대 힘살이 수축하여 가슴우리가 수축·팽창되고 허파도 수축·팽창된다.

호흡 운동의 조절

호흡은 어떻게 조절될까?

우리는 숨을 멈추거나 호흡을 빠르게 하고, 의식적으로 호흡을 조절할 수 있다. 또 안정 시나 수면 시에는 무의식적으로 호흡을 하는데, 이것은 뇌의 일부인 뇌줄기라는 부분에 있는 호흡 중추가 작용하기 때문이다.

호흡은 몸의 산소 요구도와 이산화탄소 축적도에 따라 변화되는데, 이들 혈액 농도는 1회 호흡의 깊이(1회 환기량)와 1분당 호흡수로 결정된다.

또 호흡 상태는 동맥혈의 산소 압박과 이산화탄소 분압을 감지하는 화학 수용기라 불리는 센서가 감지한다. 이 센서는 뇌 안(뇌줄기)과 목동맥과 대동맥 등 세 군데에 있다.

목동맥의 화학 수용기는 목동맥토리라고 불리며 혀 인두 신경을 통해 전달된다. 대동맥의 화학 수용기는 대동맥토리라 불리며 미주 신경을 통해 각각 호흡 중추로 정보가 전달된다. 양 토리 모두 산소 분압의 저

용/어/해/설

분압 分壓
혼합 기체 중 한 가지 성분이 단독으로 전체 부피를 차지한다고 가정했을 때의 압력.

화학 수용기
화학 물질의 자극을 받아들이는 기관.

목동맥토리
목동맥의 곁가지 부분에 있는 쌀알 크기의 화학 수용기.

들숨 ▶100쪽

날숨 ▶100쪽

LABORATORY

수면 무호흡 증후군(SAS)이란?

수면 시에 입과 코의 공기 흐름이 10초 이상 정지하는 발작이 반복(1시간에 평균 5회 이상)적으로 일어나는 상태. 호흡이 재개되면 극심한 코골이를 동반하는 경우가 많으며, 일시적으로 눈이 떠지거나 수면이 끊기기도 한다. 낮의 졸림과 선잠을 일으키는 사례도 많으며, 고혈압 등의 위험도 높아진다. 비만의 경우에는 비만의 해소가 중요하며 꼭 비만이 아니라도 증상이 나타나는 사람이 있다. 수면 무호흡 증후군은 수면 중에 특수한 기구를 이용해 지속적 기도 양압 호흡기 요법(CPAP)을 실시하여 치료한다.

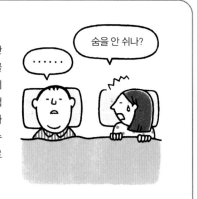

하를 감지한다. 반면 뇌 안(뇌줄기)의 화학 수용기는 이산화탄소의 상승에 반응한다.

호흡 중추는 들숨과 날숨의 리듬을 만드는 장소다. 여기에서 내린 지령이 가로막과 갈빗대 힘살을 자극하는 신경을 통해 호흡 리듬을 만든다. 화학 수용기에서 감지한 정보가 호흡 중추에 전달되면 호흡 중추는 호흡을 빠르게 하거나 늦추어 산소 분압과 이산화탄소 분압이 적정 수준이 되도록 조절하고 있다.

호흡을 조절하는 화학 수용기

호흡은 목동맥과 대동맥에 있는 화학 수용기가 조절한다. 화학 수용기에서 감지한 정보는 뇌 안의 뇌줄기로 전달되어 호흡이 조절된다.

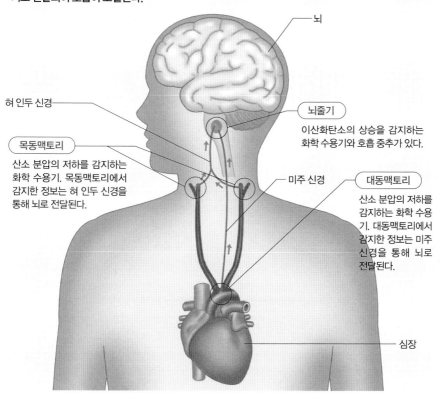

뇌

혀 인두 신경

뇌줄기
이산화탄소의 상승을 감지하는 화학 수용기와 호흡 중추가 있다.

목동맥토리
산소 분압의 저하를 감지하는 화학 수용기. 목동맥토리에서 감지한 정보는 혀 인두 신경을 통해 뇌로 전달된다.

미주 신경

대동맥토리
산소 분압의 저하를 감지하는 화학 수용기. 대동맥토리에서 감지한 정보는 미주 신경을 통해 뇌로 전달된다.

심장

허파 꽈리에서의 가스 교환

허파 꽈리에서의 가스 교환

허파 꽈리에서는 가스 교환이 이루어지는데 그 과정을 자세히 알아보자. 허파 꽈리는 허파 꽈리 상피 세포를 매개로 혈액과 접해 있으며 이곳에서 산소와 이산화탄소를 주고받는다.(가스 교환)

호흡을 통해 허파 꽈리 속으로 들어간 공기는 산소를 많이 함유하고 있어서 산소가 적은 혈액 속으로 확산된다. 반대로 공기에는 이산화탄소가 거의 포함되어 있지 않기에 혈액 속 이산화탄소가 허파 꽈리 안에 있는 공기 내로 확산된다. 이때 허파 꽈리 안의 공기는 산소가 줄고 이산화탄소가 증가하는데, 끊임없이 호흡하면서 산소를 허파 꽈리 안으로 들여보내고 이산화탄소는 배출한다.

이처럼 산소와 이산화탄소의 가스 교환은 그 농도 차에 따라 발생한다. 산소나 이산화탄소와 같은 기체(가스)의 경우 그 농도 차를 가스 분압의 차라고 한다.

가스 분압과 확산의 관계

공기와 같이 산소와 이산화탄소가 섞여 있는 혼합 기체일 때 그 성분이 되는 기체의 비율(농도)은 각각이 발생시키는 압력에 비례한다.

예컨대 대기압이 760mmHg라고 하면 공기에 들어 있는 산소의 비율은 약 21%이므로, 산소 가스 분압은 760mmHg×약 21%로 계산하여 159mmHg가 된다.

또 허파 꽈리 안에 들어 있는 공기는 호흡을 통해 산소 분압을 항상 100mmHg로 유지한다. 반면 허파로 들어가는 정맥혈의 산소 분압은 40mmHg 정도라 허파 꽈리 벽을 사이에 두고 산소 분압 차가 발생한다. 이때 산소는 항상 산소가 많은 허파 꽈리에서 산소가 적은 혈액으로 확산된다.

용 / 어 / 해 / 설

허파 꽈리 벽
허파 꽈리 표면의 벽

mmHg
압력의 단위. 높이 1mm의 수은주가 주는 압력.

중 / 요 / 어 / 구

확산
물질이 에너지 평형을 이루는 방향으로 이동하는 현상. 산소와 이산화탄소는 농도가 높은 쪽에서 낮은 쪽으로 이동한다.

가스 교환
호흡 기관의 작용으로 몸속에 산소를 받아들이고 몸에서 이산화탄소를 배출하는 것. 이산화탄소를 잃고 산소를 받아들인 혈액은 동맥혈이 되어 심장으로 돌아가고 좌심실에서 온몸을 향해 박출된다. 이 혈액은 말초에 도달해 모세 혈관으로 들어가 몸 조직과의 사이에서 호흡 가스를 교환한다.

반면 정맥혈 속 이산화탄소의 분압은 46mmHg인데 허파 꽈리 공기는 40mmHg로 억제된다. 따라서 이산화탄소는 이산화탄소가 많은 정맥혈에서 그 양이 적은 허파 꽈리로 나간다. 이처럼 허파 꽈리에서는 산소와 이산화탄소의 가스 교환이 끊임없이 이루어진다.

산소의 확산 속도는 비교적 빠르다. 허파 꽈리로 혈액이 유입된 뒤 약 0.25초 만에 산소 분압이 평형을 이룬다. 혈액이 허파 꽈리를 빠져나오기까지 약 0.75초가 걸리는데 그 전에 산소는 가스 교환을 마친다. 이산화탄소도 확산 속도가 빨라서 혈액이 허파 꽈리를 빠져나오기 전에 가스 교환이 종료된다. 따라서 몸속에서 산소가 부족해지거나 이산화탄소가 쌓이는 일은 생기지 않는다.

용 / 어 / 해 / 설

평형
두 개의 다른 반응 속도가 조화를 이루어 변화를 일으키지 않는 상태.

가스 교환의 원리

허파 꽈리의 허파 꽈리 상피 세포를 사이에 두고 모세 혈관과 가스 교환이 이루어진다. 허파 꽈리 속 산소는 혈액으로 방출되고 혈액 속 이산화탄소는 허파 꽈리 안으로 들어간다.

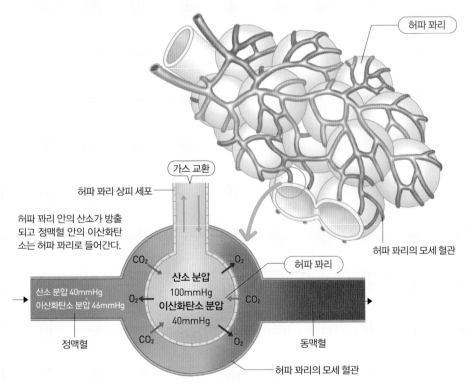

허파 꽈리

가스 교환

허파 꽈리 상피 세포

허파 꽈리 안의 산소가 방출되고 정맥혈 안의 이산화탄소는 허파 꽈리로 들어간다.

허파 꽈리의 모세 혈관

CO_2　O_2

산소 분압 100mmHg 이산화탄소 분압 40mmHg

허파 꽈리

산소 분압 40mmHg 이산화탄소 분압 46mmHg

O_2　CO_2

CO_2　O_2

정맥혈

동맥혈

허파 꽈리의 모세 혈관

산소와 이산화탄소의 운반

산소와 이산화탄소는 어떻게 운반될까?

앞서 설명한 대로 허파와 허파 주변의 혈액 사이에서는 가스 교환이 효과적으로 이루어지고 있는데(▶106쪽), 본래 기체인 산소를 액체인 혈액이 운반하기 위해서는 산소를 운반하기 위한 물질이 필요하다. 그 역할을 하는 것이 적혈구에 들어 있는 헤모글로빈이다.

헤모글로빈은 허파에서 산소와 결합하여 조직으로 운반된 뒤 산소를 방출한다. 헤모글로빈은 단백질로 헴(heme)이라는 철의 일종이 결합되어 있다.

반면 이산화탄소를 혈액으로 운반하는 데는 세 가지 방법이 있다. 적혈구 속의 탄산 탈수소 효소의 작용, 단백질에 결합하는 것, 혈액에 직접

용 / 어 / 해 / 설

탄산 탈수소 효소
이산화탄소와 물을 탄산수소 이온과 수소 이온으로 변환하는 효소.

탄산수소 이온
이산화탄소는 물과 반응하여 탄산수소 이온과 수소 이온을 발생시킨다.

역반응
서로 반대인 두 가지 반응이 동시에 일어나는 것. 가역 반응이라고도 한다.

이산화탄소의 운반

이산화탄소(CO_2)는 대부분 탄산수소 이온(HCO_3^-)이 되어 혈액을 타고 운반된다.

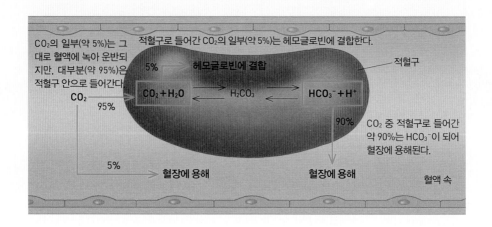

CO_2의 일부(약 5%)는 그대로 혈액에 녹아 운반되지만, 대부분(약 95%)은 적혈구 안으로 들어간다.

적혈구로 들어간 CO_2의 일부(약 5%)는 헤모글로빈에 결합한다.

적혈구

5% 헤모글로빈에 결합

CO_2 95%

$CO_2 + H_2O$ ← H_2CO_3 ← $HCO_3^- + H^+$

90%

CO_2 중 적혈구로 들어간 약 90%는 HCO_3^-이 되어 혈장에 용해된다.

5% → 혈장에 용해   혈장에 용해

혈액 속

용해시키는 것이다. 대부분은 탄산 탈수소 효소의 작용으로 이루어지는데, 적혈구 속의 이산화탄소는 탄산수소 이온이 되어 혈장에 용해된 뒤 허파로 운반된다. 허파에서 탄산 탈수소 효소는 역반응, 즉 탄산수소 이온을 이산화탄소로 되돌려 확산을 통해 배출한다.

중/요/어/구

헤모글로빈
적혈구 속에 들어 있는 단백질로 글로빈 단백질이 두 개씩 접혀 있는 공 모양 구조다.

산소 헤모글로빈 해리 곡선

산소를 운반하는 헤모글로빈의 성질을 나타내는 그래프를 산소 헤모글로빈 해리 곡선이라고 한다. 헤모글로빈은 산소 분압이 높은 허파에서는 산소와 결합하기에 산소 포화도가 97.5%가 되고, 산소 분압이 낮은 말초에서는 산소 결합도가 75%가 된다. 이 두 값의 차인 22.5%의 산소가 조직에서 쓰이고 있다.

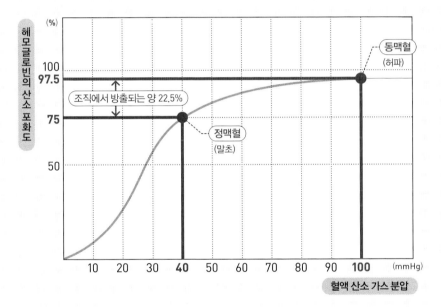

LABORATORY

산화와 항산화

산소와 반응하여 산화물을 만드는 것을 산화라고 히는데, 이리한 반응은 우리 몸의 곳곳에서 일어나고 있다. 이 과정에서 프리 래디컬(free radical)이라는 활성 산소가 만들어지는데 이 물질이 세포에 손상을 입힌다. 이와 같은 산화를 방지하기 위한 항산화 물질에 대한 연구가 한창이다. 항산화 물질이 세포 손상과 다양한 질환의 진행, 노화 등을 막을 수 있을 것으로 보고 있지만 현재까지 명확히 밝혀진 것은 없다.

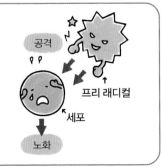

담배에 관련된 질환
담배를 끊으면 살이 찐다?

담배 연기는 발암 물질 중 하나다. 폐암을 비롯해 구강암, 후두암, 식도암, 위암 등 여러 암의 발병 위험을 높인다고 한다. 또 COPD(만성 폐쇄성 허파 질환) 등 호흡기 계통의 질병을 유발하며, 당뇨병과 고혈압, 동맥 경화 등 생활 습관병의 원인, 또는 이를 악화시키는 원인이 된다. 뇌졸중이나 심장병의 발병률도 흡연자에게서 높게 나타난다. 여성은 유산하거나 저체중아를 출산할 가능성이 비흡연자에 비해 두 배 이상 높다.

담배를 피우는 본인뿐 아니라 주변 사람들의 건강도 해친다. 일본 후생노동성의 조사에 따르면 일본에서 간접흡연을 원인으로 폐암이나 심장병에 걸려 사망하는 사람이 매년 6,800명을 넘는다고 한다. 간접흡연으로 폐암과 허혈성 심장 질환 등 병에 걸릴 위험도 1.2~1.3배 증가한다.

담배를 피우는 사람 중에 '스트레스가 풀리는 느낌'이라는 이유를 대는 이도 있다. 하지만 단순한 습관일 뿐 과학적 근거는 없다. 담배를 피운다고 해서 스트레스가 줄어들지는 않는다. 오히려 담배를 피우기 전에 느끼는 초조함 때문에 스트레스가 늘 것이다. 담배의 금단 증상인 스트레스를 완화하기 위해 다시 담배를 피워서 니코틴 의존증이 생기는 전형적인 악순환이 반복되고 있다.

'담배를 끊으면 살이 찌기 때문에' 피운다는 사람도 있다. 분명 금연을 시작하면 대사 과정에 변화가 생겨 일시적으로 체중이 3~5kg 증가한다고 알려져 있다. 그리고 담배를 끊고 나서 입이 심심해서 과자 등을 먹으면 살이 찐다. 하지만 이후 금연을 지속하고 관리하면 원래 체중으로 돌아온다. 금연은 여러 가지 병을 예방해주는 가장 중요한 대책이다.

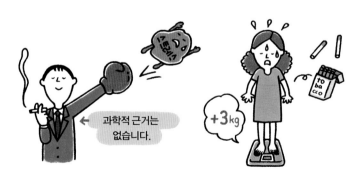

과학적 근거는 없습니다.

+3kg

제6장

혈액과 순환의 원리

혈액의 성분

혈액을 만드는 성분

몸 전체를 순환하는 혈액은 혈장이라는 액체 성분과 적혈구 등의 세포 성분으로 이루어져 있다. 혈장 속에는 수분뿐 아니라 단백질도 들어 있는데, 그중 약 60%가 알부민, 약 40%가 글로불린이다. 그 밖에도 280종류가 넘는 단백질이 존재하며, 비타민과 미네랄 등 미량 원소도 함유하고 있다. 이들은 필요한 장기로 운반된다. 알부민은 아미노산을 공급하는 영양원일 뿐 아니라, 혈장의 삼투압을 일정하게 유지하고 혈액을 혈관 속에 저장하는 등 여러 가지 작용을 한다.

혈장에서 혈액을 응고시키는 피브리노젠이라는 단백질을 제거한 것을 혈청이라고 한다.

세포 성분에는 적혈구, 백혈구, 혈소판 등이 있다. 이들 혈구는 골수의

용/어/해/설

알부민 albumin
간에서 생성되는 단백질. 알부민 농도가 낮아지면 간 질환이나 영양실조에 걸리기 쉽다.

글로불린 globulin
항원에 결합할 항체로 기능하는 단백질의 총칭. 글로불린 속의 면역 글로불린에는 항체가 들어 있어서 면역 계통으로서 중요한 역할을 한다.

줄기세포
▶114쪽

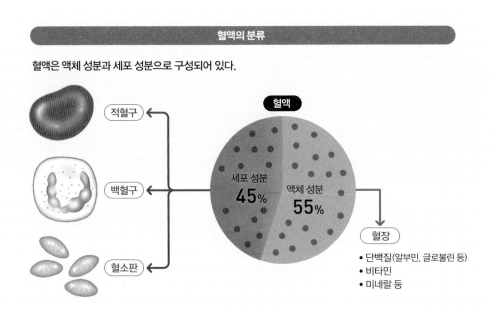

혈액의 분류

혈액은 액체 성분과 세포 성분으로 구성되어 있다.

적혈구

백혈구

혈소판

혈액

세포 성분 45%

액체 성분 55%

혈장
- 단백질(알부민, 글로불린 등)
- 비타민
- 미네랄 등

줄기세포에서 분화되어 만들어진다. 적혈구는 산소와 이산화탄소를 운반하고, 백혈구는 혈액 속에 이물이 침입했을 때 면역 글로불린과 함께 인체를 방어하는 작용을 한다. 혈소판은 상처가 났을 때 지혈에 중요한 역할을 한다.

적혈구의 역할 : 산소를 운반한다.(▶114쪽)

백혈구의 역할 : 면역에 관여한다.(▶118쪽)

혈소판의 역할 : 지혈에 깊이 관여한다.(▶120쪽)

중/요/어/구

혈장
혈액의 55~60%를 차지한다. 혈장의 90%는 수분이며 소량의 단백질, 포도당, 염분, 칼슘, 호르몬이 들어 있어서 물질을 온몸으로 운반한다. 노폐물을 처리하는 기능도 한다.

세포 성분인 혈구가 형성되기까지

혈구는 뼈 중심부에 있는 골수에서 줄기세포라 불리는 세포의 거듭된 세포 분열을 통해 각 혈구가 만들어진다.

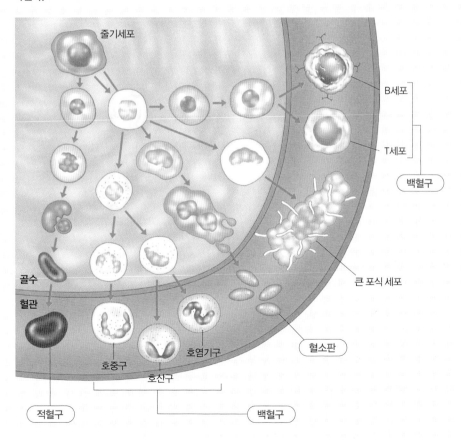

적혈구의 작용

적혈구의 역할은 산소 운반

적혈구는 지름이 약 $8\mu m$이며, 중앙이 우묵하게 들어간 원반 모양을 하고 있다. 다른 세포와 달리 핵이 없으며 그 속에는 수분과 헤모글로빈이라는 철을 함유한 색소가 들어 있다. 적혈구의 가장 중요한 역할은 산소를 운반하는 것이다. 이것은 헤모글로빈 속에 있는 철에 산소가 결합하기 때문이다. 헤모글로빈은 산소가 많은 곳에서는 산소와 결합하고 산소가 적은 곳에서는 산소를 방출한다. 헤모글로빈에서 분리된 산소는 조직의 활동 에너지로 쓰인다.

또한 혈액이 붉은 것은 이 헤모글로빈 속 철의 색깔 때문이다. 철이라고 하면 짙은 회색을 떠올릴지 모르지만 철을 함유한 헴은 산소와 결합하면 붉게 보인다. 참고로 산소가 풍부한 동맥혈은 선명한 붉은색을 띠고 이산화탄소가 많은 정맥혈은 변화되어 보랏빛을 띤다.

적혈구의 수명

적혈구는 백혈구 등 다른 혈구 성분과 마찬가지로 골수에서 생성된다. 골수에는 혈구의 바탕이 되는 줄기세포가 들어 있는데 이로부터 적혈구와 백혈구, 혈소판이 만들어진다.(▶112, 113쪽) 줄기세포가 적혈구로 분화하기 위해서는 콩팥에서 생성되는 에리스로포이에틴(erythropoietin)이라는 호르몬이 필요하다.

적혈구의 수명은 120일이다. 한 번 만들어진 적혈구는 온몸의 혈관을 돌며 끊임없이 산소와 이산화탄소를 운반한다. 노화된 적혈구는 지라와 간을 통과할 때 백혈구의 일종인 큰 포식 세포에 잡혀 파괴되는데 이때 헤모글로빈이 방출되어 헴과 글로빈으로 분해된다. 헴에서는 철이 분리되고 빌리루빈(쓸개즙 색소)이 남는다. 빌리루빈은 간 속에서 소화액인 쓸개즙의 성분이 되며 샘창자로 배출된다. 쓸개즙은 창자관 속에서 창

용 / 어 / 해 / 설

큰 포식 세포
몸속에 침입한 세균과 바이러스를 포식하는 세포. 백혈구와 같은 계통의 세포다.

중 / 요 / 어 / 구

헤모글로빈 haemoglobin
단백질인 글로빈과 철을 함유한 색소 헴이 결합한 색소 단백질.

줄기세포
어느 세포에 변화하도록 지령을 내리면 특정 세포로 변신할 수 있는 세포. 분화하는 능력을 가지는 기원이 되는 세포다.

질 / 병 / 미 / 니 / 지 / 식

빈혈
적혈구나 헤모글로빈의 농도가 너무 낮아서 산소 운반 기능이 떨어진 상태.

자 속 세균에 의해 한층 더 분해되어 소변과 대변의 색 성분인 스테르코
빌린(stercobilin)으로 변환된 뒤 몸 밖으로 배설된다. 혈액의 색소 성분
이 소변과 대변의 색을 결정짓는 것이다.

적혈구가 분해되기까지

건강한 적혈구는 혈관 속에서 산소를 운반하지만, 노화된 적혈구는 분해되어 최종적으로 쓸개즙 성분
이 되어 샘창자로 배출된다.

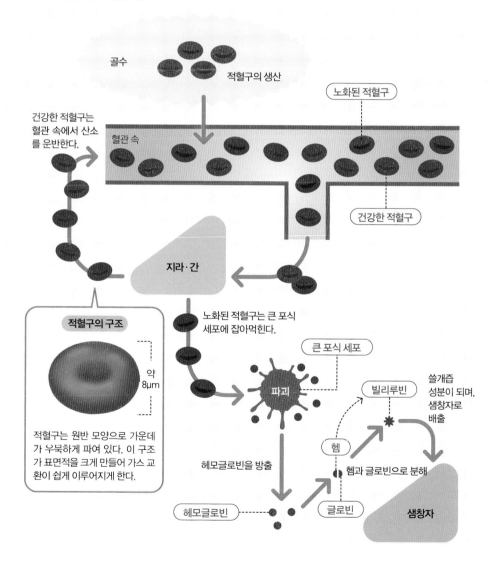

혈액 내 철의 작용

철은 헤모글로빈을 만드는 중요한 성분

철은 적혈구 속 헤모글로빈을 만드는 중요한 구성 성분이다. 우리 몸에 들어 있는 철의 총량은 남성이 약 5g, 여성이 약 2g인데 그중 약 3분의 2가 헤모글로빈 속에 들어 있다. 전체의 약 4분의 1은 페리틴이라는 저장철 형태로 비축되었다가 철이 부족할 때 쓰인다. 나머지는 철을 함유한 효소 등 기능성 단백질의 일부로 사용된다.

사람은 고기나 생선을 통해 철을 섭취한다. 철은 주로 샘창자에서 흡수되는데, 건강한 사람은 섭취한 철분의 3~15%가 흡수되며 여기에는 개인차가 있다.

철은 극미량만 흡수된다

철은 산소와 잘 결합하는 성질을 가지고 있어서 산소를 몸 구석구석까지 운반할 수 있다. 이를 기능철이라고 한다. 기능철이 우리 몸에 있는 약 60조 개에 이르는 대다수 세포에 산소를 공급하여 세포 안에서 에너지가 만들어진다.

헤모글로빈과 결합하는 철분을 2가철이라고 한다. 2가철은 주로 고기나 생선에 들어 있으며 소화되어 철을 함유한 단백질이 분해된 뒤 헴철, 즉 헴과 2가철이 결합한 형태로 흡수된다. 그러나 대부분(약 85~97%)은 흡수되지 못하고 큰창자에서 변을 통해 체외로 배출된다.

채소·유제품 등에는 헤모글로빈과 결합하지 않는 비헴철이 많이 들어 있다. 몸속에서 비헴철은 헴철의 약 5분의 1 정도만 흡수된다. 소화관 속의 점막 세포에서 소화 효소와 비타민 C, 위산 등 환원 물질의 작용으로 헴철로 환원되어 흡수된다.

흡수된 헴철은 소화관 속에서 3가철로 산화되어 혈장 속의 철 수송 단백질인 트랜스페린과 결합하여 혈액을 타고 온몸의 세포에 도달한다.

용/어/해/설

철
철의 소비는 남성이 약 1mg/일, 여성은 월경과 임신, 출산 등으로 평균 약 2mg/일.

비헴철
몸속이나 단백질 분자 속에 들어 있는 헴철 이외 철 이온의 총칭. 채소, 곡류, 달걀, 유제품에 많이 들어 있으며 흡수율이 매우 낮다. 2가철보다 산소가 하나 더 붙어 있어서 3가철이라고도 한다. 흡수를 위해서는 비타민 C가 필요하다.

중/요/어/구

헤모글로빈hemoglobin
단백질인 글로빈과 철을 함유한 색소 헴이 결합한 색소 단백질.

트랜스페린transferrin
간에서 만들어지는 당단백질. 혈액 속에서 철을 운반한다. 트랜스페린 1분자당 철이 2개 붙는다. 혈청 속에 있는 철은 모두 트랜스페린과 결합하기에 빈혈의 지표가 된다.

식사를 통해 섭취된 철은 샘창자에서 흡수되고, 흡수되지 못한 철은 대변으로 배출된다. 철이 부족하지 않을 때는 간에 저장된다.

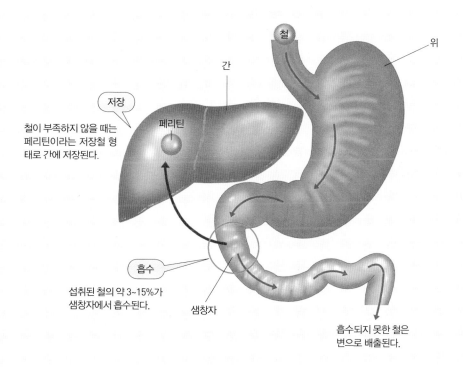

철

위

간

저장
철이 부족하지 않을 때는 페리틴이라는 저장철 형태로 간에 저장된다.

페리틴

흡수
섭취된 철의 약 3~15%가 샘창자에서 흡수된다.

샘창자

흡수되지 못한 철은 변으로 배출된다.

철이 부족하면 적혈구가 감소해 빈혈이 생긴다

헤모글로빈은 프로토포피린과 철이 결합된 헴과, 글로빈이라는 단백질로 구성되어 있다. 철분이 부족하면 헤모글로빈이 충분히 합성되지 못해 적혈구의 크기가 작아지고 헤모글로빈 함량은 줄어든다. 또 적혈구 주위의 산소 결합량이 감소해 온몸의 세포로 보내지는 산소의 양도 줄어들기에 빈혈이 진행되어 숨이 차거나 무기력한 증상이 나타난다. 이를 저색소 작은적혈구 빈혈이라고 한다. 만성 빈혈이 있는 사람은 자각 증상이 거의 없는 경우도 있다.

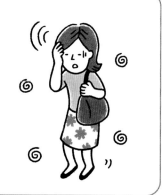

백혈구의 작용

백혈구에 따른 면역의 원리

백혈구는 호중구, 림프구, 호산구, 호염기구, 단핵구 등 크게 다섯 가지로 나뉜다. 이 중에서 호중구, 호산구, 호염기구는 과립구라고도 한다. 백혈구 중에서 호중구가 60~70% 이상으로 가장 큰 비율을 차지한다. 다음으로 많은 것은 림프구로 약 30%, 단핵구는 약 5%이며 그 밖의 것은 몇% 이하다.

 백혈구의 큰 역할은 면역이다. 면역이란 몸속에 들어온 이물을 제거하여 인체를 지키는 작용이다. 인체가 어떤 바이러스에 감염되면 호중구의 수가 늘어나 세균을 포식해 파괴한다. 이를 식작용이라고 한다. 호

용 / 어 / 해 / 설

항원
외부에서 침입한 이물. 바이러스나 세균 등.

항체
인체 내에 항원이 침입했을 때 그것에 대응해 생성되며 그 항원에 대해서만 반응하는 단백질.

체액성 면역의 원리

B림프구가 세균 등의 항원에 대한 항체를 만들어 파괴하는 것이 체액성 면역.

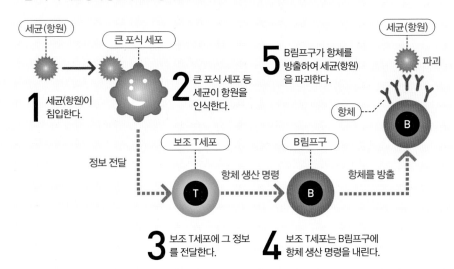

1 세균(항원)이 침입한다.

2 큰 포식 세포 등 세균이 항원을 인식한다.

3 보조 T세포에 그 정보를 전달한다.

4 보조 T세포는 B림프구에 항체 생산 명령을 내린다.

5 B림프구가 항체를 방출하여 세균(항원)을 파괴한다.

정보 전달 / 항체 생산 명령 / 항체를 방출

세균(항원) / 큰 포식 세포 / 보조 T세포 / B림프구 / 항체 / 세균(항원) / 파괴

중구의 수는 감염 유부의 지표가 된다.

한편 림프구는 세균이나 바이러스가 침입하면 항체를 만들어 방어한다. 체내에 세균과 바이러스가 다음으로 침입했을 때는 이 항체가 재빠르게 퇴치해준다. 이처럼 백혈구는 각기 조금씩 다른 작용을 한다.

체액성 면역과 세포성 면역의 원리

림프구에는 B림프구(B세포)와 T림프구(T세포) 두 종류가 있다. 감염된 세균과 혈액 속 바이러스 등에 대해 B림프구가 항원을 공격하는 단백질을 만들어 방출하여 파괴시킨다. 이 단백질을 항체 또는 면역 글로불린이라고 한다. 이를 체액성 면역이라고 한다.

한편 세포 안에 침입한 세균이나 바이러스의 경우 T림프구가 세포 독성 T세포(킬러 T세포)로 변환되어 바이러스에 감염된 세포를 죽인다. 이를 세포성 면역이라고 한다.

중/요/어/구

체액성 면역
항원에 대해 B세포에서 만들어진 항체가 반응하는 면역. 항원의 파괴와 백혈구의 식작용을 일으키지 않는다.

세포성 면역
항원에 T세포 등이 직접 반응하는 면역. 암 세포의 용해, 장기 이식의 거부 반응 등이 이에 해당한다.

질/병/미/니/지/식

후천성 면역 결핍증
AIDS
사람 면역 결핍 바이러스(HIV)가 T세포에 감염되어, T세포의 정보 전달과 큰 포식 세포의 활성화 등을 담당하는 보조 T세포가 파괴되는 병.

세포성 면역의 원리

T림프구가 스스로 작용하여 바이러스 등 항원을 파괴하는 것이 세포성 면역.

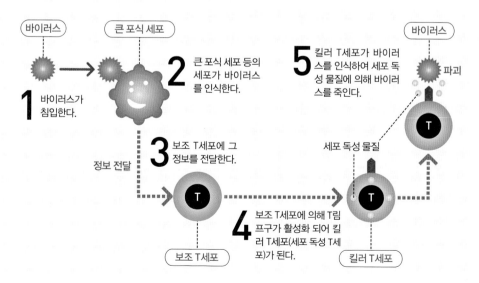

바이러스 / 큰 포식 세포

1 바이러스가 침입한다.

2 큰 포식 세포 등의 세포가 바이러스를 인식한다.

3 보조 T세포에 그 정보를 전달한다.
정보 전달

4 보조 T세포에 의해 T림프구가 활성화 되어 킬러 T세포(세포 독성 T세포)가 된다.

보조 T세포

5 킬러 T세포가 바이러스를 인식하여 세포 독성 물질에 의해 바이러스를 죽인다.

바이러스 / 파괴

세포 독성 물질

킬러 T세포

혈소판의 작용

혈소판의 역할은 지혈

혈소판은 출혈을 멎게 할 때 혈액 응고에 중요한 역할을 한다. 혈소판은 적혈구(▶114쪽)와 마찬가지로 골수 속의 혈액 줄기세포에서 만들어지며 핵이 없다.

혈소판은 혈액 속을 끊임없이 순환하면서 혈관이 손상되면 즉각 그 부위에서 작용을 한다. 수명은 약 3~10일로, 120일인 적혈구에 비해 수명이 짧다. 혈관은 손상되면 일단 수축되어 혈액이 손실되지 않도록 한다. 혈소판은 혈관의 상처 부위 틈새에 모인다. 이를 응집이라고 한다. 그리고 혈소판이 다량 엉겨 마개를 형성하며 지혈을 한다. 혈소판의 양이 적으면 지혈 작용을 제대로 할 수 없어서 혈관에서 새어나온 혈액이 피부 밑에 쌓여 멍이 많이 생기게 된다.

지혈의 원리

혈관의 내피 세포가 손상되면 혈소판이 응집되고 혈소판 혈전이 생성되어 출혈이 멎는다. 여기에 걸리는 시간은 약 2~4분이다. 혈소판 혈전이 만들어지면 출혈이 더 생기지 않도록 응고 촉진 단백질이라 불리는 피브린 등의 응고 인자와 비타민 K 등이 작용하여 피브린 그물망이 형성되고 피딱지(혈전, 피브린 덩어리)가 생성된다. 혈전을 그대로 두면 혈관이 막힐 가능성이 있어서 지혈이 완료되면 섬유소 용해 작용이 일어나 피딱지가 녹고 막혀 있던 혈관이 재개통된다.

이처럼 혈관이 손상되면 일단 혈소판이 응집되어 지혈을 시작하고, 응고 촉진 단백질이 지혈을 완성한 뒤 최종적으로 섬유소 용해 작용을 통해 원래 혈관 상태로 되돌아온다.

용/어/해/설

응집
분자와 이온이 모여 덩어리를 이루는 것.

중/요/어/구

피브린 fibrin
혈액 응고에 관여하는 단백질. 상처 부위 등에 혈소판과 함께 집적되어 혈구와 엉겨서 덩어리를 만든다. 지혈과 혈전의 형성에 중요한 역할을 담당한다.

섬유소 용해
응고된 혈전을 녹여서 분해하는 것. 지혈이 완료된 뒤에 이루어진다.

질/병/미/니/지/식

혈우병
혈액 응고에 관여하는 인자가 결핍되어 아주 작은 상처만 나도 금세 출혈이 생기고 출혈이 잘 멎지 않는다. 유전성으로 주로 남성에게 나타난다. 응고 인자 제제를 점적하는 방식으로 치료하는데, 과거에는 이 과정에서 HIV나 간염의 감염이 발생했다.

출혈을 멎게 하는 것이 혈소판인데, 지혈된 후에는 피브린 등의 단백질(응고 인자)도 중요한 역할을 담당한다.

❶ 혈관에 상처가 나서 혈액이 새어 나온다.

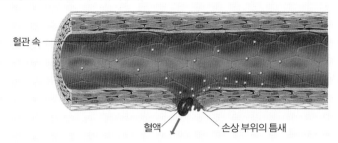

혈관 속

혈액　　　　손상 부위의 틈새

❷ 손상 부위로 혈소판이 모인다.

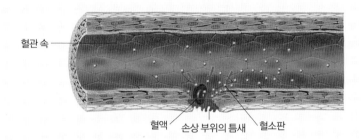

혈관 속

혈액　손상 부위의 틈새　혈소판

❸ 혈소판이 부착되어 피가 굳고, 혈소판 혈전을 만든다.

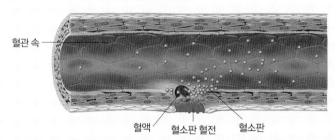

혈관 속

혈액　혈소판 혈전　혈소판

❹ 피브린이 혈소판과 적혈구를 감싸 응고 덩어리를 만들어 손상 부위의 틈을 막는다.

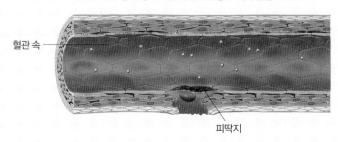

혈관 속

피딱지

ABO식 혈액형

ABO식 혈액형은 항원이 다르다

ABO식 혈액형은 적혈구의 세포막에 있는 항원(응집원)의 차이로 결정된다. 적혈구에 A항원이 있는 혈액은 A형, B항원이 있는 혈액은 B형, A와 B가 모두 있으면 AB형, A와 B가 모두 없으면 O형이다.

한편 혈장 속에는 항체(응집소)가 들어 있다. 두 종류가 있는데 A항원에 대한 항A항체(α라고도 한다)와 B항원에 대한 항B 항체(β라고도 한다)다. 다른 혈액이 섞이면 적혈구의 항원과 혈장 속 항체가 반응하여 혈액 응고 등의 현상을 일으킨다. 이로 인해 야기되는 상태를 혈액형 부적합이라고 한다. 이 현상을 일으키는 것은 주로 ABO식 혈액형과 Rh식 혈액형의 부적합이다. 사람의 적혈구에는 수십, 수백 개의 항원이 있는데 ABO식뿐 아니라 다양한 분류 방법이 있다.

혈액의 응집

같은 혈액의 혈장 속에는 항원과 응집을 일으키지 않는 항체가 들어 있다. 즉 A형에는 β가, B형에는 α가 들어 있고, AB형에는 α와 β 모두 들어 있지 않으나 O형에는 α와 β가 모두 들어 있다. 그래서 수혈을 할 때는 혈액을 주는 사람(공혈자)과 혈액을 받는 사람(수혈자)의 혈액이 응집하지 않는 조합을 선택한다.

ABO식 혈액형은 멘델의 법칙에 따라 유전된다. A와 B에 우열은 없으며, A와 B는 O에 대해 우성이다. 양쪽 부모에게서 하나씩 물려받으므로 표현형 A형의 유전자는 AA와 AO, B형은 BB와 BO, O형은 OO만, AB형은 AB만 나타난다. 일본인의 ABO혈액형 빈도는 대략 A형이 40%, O형이 30%, B형이 20%, AB형이 10%다. 한국인의 ABO혈액형 빈도는 대략 A형이 34%, B형이 27%, AB형이 11%, O형이 28% 정도로 알려져 있다.

용/어/해/설

응집원
적혈구의 세포막 표면이나 세균의 체표에 있는 항원으로, 항체와 결합한다. ABO식 혈액형에서는 A와 B 두 종류가 있다. 적혈구 등의 항원과 결합하여 응집 반응을 일으키는 항체.

표현형
겉으로 보이는 생물 개체의 형태적·생리적 형상.

Rh식 혈액형
ABO식과 마찬가지로 수혈할 때 중요하다. Rh+와 Rh- 두 종류의 혈액형이 있으며, Rh+의 혈액을 Rh-인 사람에게 수혈하면 응집이 일어나지만, 반대인 경우는 응집이 일어나지 않는다. 한국인이나 일본인은 대부분 Rh+이지만 서양인은 Rh+가 85%, Rh-가 약 15%다.

중/요/어/구

멘델의 법칙
부모의 형질은 유전자를 통해 어떠한 규칙성을 가지고 전달된다는 것. 우열의 법칙, 분리의 법칙, 독립의 법칙 등 세 가지 법칙으로 나뉜다.

ABO식 혈액형을 판정하려면 A형 혈액의 혈청(항A 혈청)과 B형 혈액의 혈청(항B 혈청)을 준비하고, 각각에 적혈구를 부착시켜 응집 반응의 유무를 확인한다.

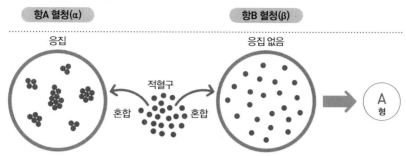

항A 혈청에서 응집이 일어나면 적혈구가 대응하는 항원 A를 가지고 있다.

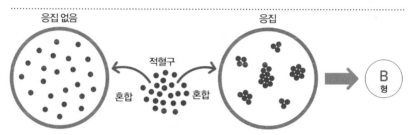

항B 혈청에서 응집이 일어나면 적혈구가 대응하는 항원 B를 가지고 있다.

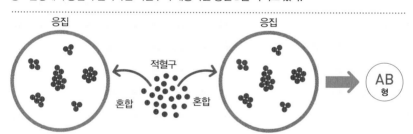

항A 혈청과 항B 혈청에서 모두 응집이 일어나면 적혈구가 대응하는 항원 A와 항원 B를 가지고 있다.

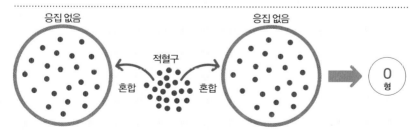

항A 혈청과 항B 혈청 어디에서도 응집이 일어나지 않으면 적혈구가 대응하는 항원 A와 항원 B를 가지고 있지 않다.

순환의 원리

혈액은 몸을 순환한다

살기 위해 심장에서 산소와 영양소가 가득한 혈액이 나와 온몸 구석구석으로 운반된다. 혈액을 내보내는 역할은 주먹만 한 크기의 심장이 담당한다. 혈액은 심장의 펌프 작용으로 동맥을 통해 온몸의 조직과 세포로 운반되고, 정맥을 통해 다시 심장으로 되돌아온다.

먼저 심장의 왼심실(▶127쪽)에서 나오는 산소 농도가 높은 동맥혈이 몸 전체로 운반된다. 왼심실에서 대동맥 → 동맥 → 세동맥을 거쳐 온몸의 모세 혈관까지 운반된다. 모세 혈관에서 산소와 이산화탄소의 교환(▶132쪽)이 이루어지면 산소 농도가 낮고 이산화탄소 농도가 높은 정맥혈이 되어 세정맥 → 정맥 → 대정맥을 거쳐 오른심방으로 되돌아온다. 이와 같은 인체의 혈액 순환을 온몸 순환 또는 대순환이라고 한다.

용/어/해/설

동맥
심장에서 밀어내는 혈액이 흐르는 혈관.

정맥
심장으로 들어오는 혈액이 흐르는 혈관.

동맥혈
허파에서 얻은 산소가 많이 들어 있는 혈액.

정맥혈
온몸으로 산소를 운반한 뒤 이산화탄소가 많이 들어 있는 혈액.

온몸 순환과 허파 순환

오른쪽의 붉은색 혈관은 동맥 계통으로 산소와 영양소를 운반하는 혈액이 흐른다. 왼쪽의 푸른색 혈관은 정맥 계통으로 이산화탄소와 노폐물을 회수하여 다시 심장으로 되돌아간다.

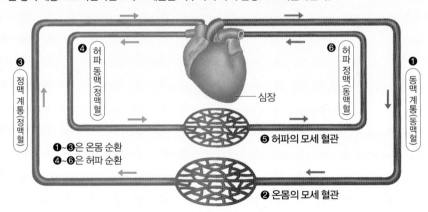

❸ 정맥 계통(정맥혈)
❹ 허파 동맥(정맥혈)
❻ 허파 정맥(동맥혈)
❶ 동맥 계통(동맥혈)
심장
❺ 허파의 모세 혈관
❶~❸은 온몸 순환
❹~❻은 허파 순환
❷ 온몸의 모세 혈관

각 장기로 혈액을 배분한다

오른심방으로 되돌아온 혈액은 이산화탄소를 많이 함유하고 있어서 이를 제거하고 깨끗하게 하는 과정이 필요하다. 모든 혈액은 허파 동맥(정맥혈)을 지나 허파의 모세 혈관으로 들어간다. 이때 외부에서 받아들인 산소와 정맥혈 속의 이산화탄소를 교환하여 산소 농도가 높은 정맥혈이 되고, 다시 허파 정맥을 통해 왼심방으로 되돌아온다. 이 순환은 허파를 통과하기에 허파 순환 또는 소순환이라고 한다. 혈액은 온몸 순환과 허파 순환을 통해 온몸을 순환한다.

안정 시 심장에서 나오는 혈액량의 약 15%는 뇌로, 약 25%는 콩팥으로, 25~30%는 소화기 계통으로, 약 15%는 온몸의 골격근으로, 약 5%는 심장 동맥으로, 10~15%는 온몸의 피부 등으로 보내진다. 격한 운동을 하면 골격근으로 가는 배분량이 증가하고 반대로 소화기 계통으로 가는 배분량은 줄어든다.

중/요/어/구

펌프 작용
심장은 펌프와 같이 분당 약 60~70회의 수축을 반복하며 혈액을 내보낸다. 펌프 작용은 이 수축을 뜻하며 박동이라고도 한다.

질/병/미/니/지/식

고혈압
혈압이 정상 범위를 넘어 높게 유지되는 상태. 오래 지속되면 혈관이 굳는 동맥 경화나 허혈성 심장 질환(협심증이나 심근 경색) 또는 뇌졸중 등의 발작을 일으킬 위험이 있다.

심장 기능 상실[심부전]
심장 판막증·심근 경색·고혈압·만성 허파 질환을 원인으로 심장의 펌프 기능이 약해져 허파와 온몸에 필요한 양의 혈액을 보내지 못하는 상태.

심장에서 각 장기로 배분되는 혈액

안정 시 심장에서 배출되는 혈액의 비율. 운동 시에는 골격근으로 많이 가지만 뇌 전체의 혈액량은 안정 시에나 운동 시에나 일정하다.

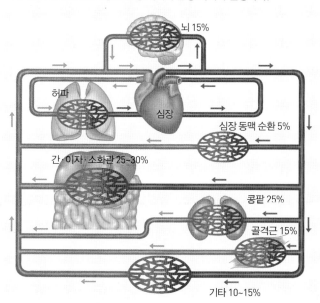

뇌 15%

허파

심장

심장 동맥 순환 5%

간·이자·소화관 25~30%

콩팥 25%

골격근 15%

기타 10~15%

심장의 구조와 기능

심장의 작동 원리

사람의 심장은 2심방 2심실, 즉 오른심방, 왼심방, 오른심실, 왼심실, 네 개의 방으로 나누어져 있다. 심방과 심실은 심근이라 불리는 튼튼한 근육으로 이루어져 있다. 심근에는 특수 심근과 고유 심근이 있는데, 심장은 항상 충분한 양의 혈액을 온몸으로 보내야 하기에 심근은 다른 근육, 특히 골격근에 비해 그 구조와 기능이 특수하다.

특수 심근은 전기 자극을 만들어내어 그것을 심장 전체에 전달한다. 심장에 발생한 고유의 흥분은 심방근과 심실근으로 전달되어 심장 박동수와 심방·심실 수축 타이밍의 조절이 이루어진다. 고유 심근은 심방과 심실을 형성하고 있으며 수축과 이완을 반복하여 혈액을 온몸으로 박출하는 작용을 한다.

심장의 자동성

심장은 수축과 확장(이완)을 규칙적으로 반복하며 혈액을 온몸으로 계속해서 보낸다. 1분 동안 왼심실에서 내보내는 혈액량은 약 5ℓ다. 하루 기준으로는 7,200ℓ나 되며 쉴 없이 이루어진다.

심장을 적출한 뒤에도 심장이 단독으로 계속 뛰는 것은 심장의 자동성 때문이다. 심장은 신경의 명령 등 다른 자극이 없어도 스스로 흥분하여 박동할 수 있기에 규칙적으로 맥을 만들어낼 수 있다. 이것은 특수 심근 속에 자극 전도 계통이라는 신호가 흐르는 길이 있기 때문이다. (▶130쪽)

심장에는 규칙적으로 움직일 수 있게 관리가 이루어지는 부위가 몇 군데 있다. 이 부위를 거치지 않고 심근을 수축하려는 자극이 발생하면 부정맥이 된다.

용/어/해/설

심근
▶202쪽

박출
심장이 박동할 때마다 혈액을 심장에서 내보내는 것.

중/요/어/구

특수 심근
흥분을 심장 전체로 전달하며 동시에 심근 전체가 수축하거나 이완하는 신호를 끊임없이 보내는 심장의 심근 부분. 특수 심근인 굴심방 결절, 방실 결절, 히스 다발 등을 한데 묶어 자극 전도 계통이라고 한다.

고유 심근
특수 심근에서 보낸 자극을 받아 실제로 심장을 수축시키는 심장의 근육.

질/병/미/니/지/식

부정맥
심장의 박동이 불규칙한 상태. 증상으로는 두근거림, 현기증, 실신, 호흡 곤란, 가슴 통증 등이 있다. 심전도 결과로 진단한다.

심장의 구조

심장은 오른심방, 왼심방, 오른심실, 왼심실, 네 개의 방으로 구성되어 있다. 혈액은 위대정맥과 아래대
정맥으로 들어와 오른심방을 거쳐 허파로 들어온다. 허파에서 나온 혈액은 왼심방을 통해 들어와 왼심
실을 거쳐 대동맥을 통해 온몸으로 보내진다. 혈액의 역류를 막아주는 판막으로 구분되어 있다.

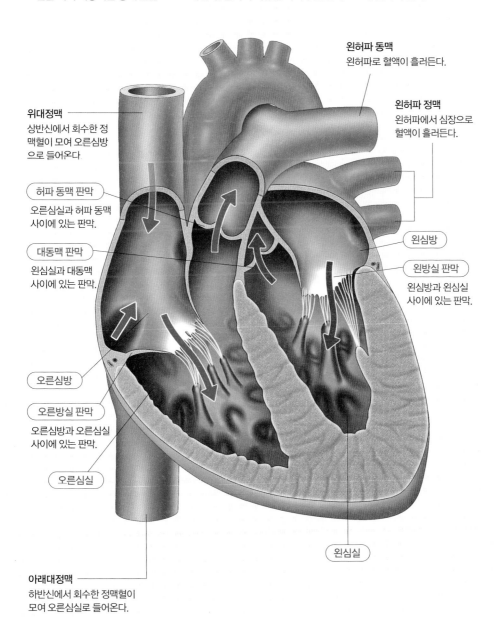

왼허파 동맥
왼허파로 혈액이 흘러든다.

왼허파 정맥
왼허파에서 심장으로
혈액이 흘러든다.

위대정맥
상반신에서 회수한 정
맥혈이 모여 오른심방
으로 들어온다.

허파 동맥 판막
오른심실과 허파 동맥
사이에 있는 판막.

대동맥 판막
왼심실과 대동맥
사이에 있는 판막.

왼심방

왼방실 판막
왼심방과 왼심실
사이에 있는 판막.

오른심방

오른방실 판막
오른심방과 오른심실
사이에 있는 판막.

오른심실

왼심실

아래대정맥
하반신에서 회수한 정맥혈이
모여 오른심실로 들어온다.

혈액과 순환의 원리 127

심장의 펌프 작용

펌프 작용의 원리

심장은 수축과 확장을 규칙적으로 반복하며 혈액을 온몸으로 계속해서 내보낸다. 이를 심장의 펌프 작용이라고 한다. 1회 박동의 경과를 심장 주기라고 하는데, 심장 주기에는 수축기와 확장기가 있다.

혈액을 계속 내보내려면 수축뿐 아니라 심장 안에 혈액을 저장하기 위해 확장 시간을 충분히 확보해야 한다. 확장기에 심실 안으로 들어온 혈액을 수축기에 밀어내기 때문에 확장기가 짧으면 소량의 혈액밖에 내보낼 수가 없다.

그렇다면 심장의 펌프 작용은 어떻게 이루어지는 것일까? 먼저 굴심방 결절에 흥분이 발생(▶130쪽)하면 심장에 흥분이 전해져 심방이 수축한다. 그러면 확장기인 심실로 혈액이 들어간다.

심장 주기

심장은 심장 주기에 따라 규칙적으로 수축과 확장을 반복한다.(▶129쪽 그림) 심실 안의 혈액이 거의 밀려 나가 심근이 수축을 마치면, 다시 이완되면서 심장 안의 압력이 갑자기 낮아지고 이때 대동맥 판막과 허파동맥 판막이 닫힌다. 이완은 그 후로도 진행되지만 내용물은 변화가 없다. 계속 이완되면 심실 속 압력이 심방 속보다 낮아져서 오른방실 판막과 왼방실 판막이 다시 열리고, 심실이 확장되어 심방 속 혈액이 유입된다.(충만기) 그러면 다음 심장 주기가 시작된다. 심장은 이 주기가 반복한다.

심장은 확장기가 길면 심실 안으로 유입되는 혈액량이 증가하여 더 큰 힘으로 수축하여 1회 박출량이 증가하게 되는데, 이를 스탈링(Star-ling)의 심장 법칙이라고 한다.

용/어/해/설

박동
심장이 자동으로 수축·이완되어 맥이 뛰는 것.

판막
심장에는 네 개의 판막이 있는데, 혈액이 유출되지 않게 하는 기능을 한다.

오른방실 판막[삼첨판]
심장의 오른심방과 오른심실 사이에 있는 판.

왼방실 판막[승모판]
심장의 왼심방과 왼심실 사이에 있는 판. 그 모양이 가톨릭 주교관과 닮았다고 하여 승모판이라고도 한다.

중/요/어/구

심장 주기
심장은 대략 1초에 한번 박동하는데, 그 1초의 시작에서 끝까지를 말한다. 이 박동하는 횟수를 심장 박동 수라고 한다. 심장 박동 수는 평균 1분에 60~70회이기에 심장 주기는 1초에 1회 이상이 된다.

굴심방 결절[동방 결절]
심장의 오른심방 부근에 있으며 심장 박동 조율기의 역할을 하는 부분. ▶130쪽 심장은 수축과 확장을 반복하면서 온몸으로 혈액을 보낸다. 예컨대 60kg인 사람이라면 혈액량 4.5~4.8ℓ가 1분이 채 못 되어서 몸속을 한 바퀴 돈다.

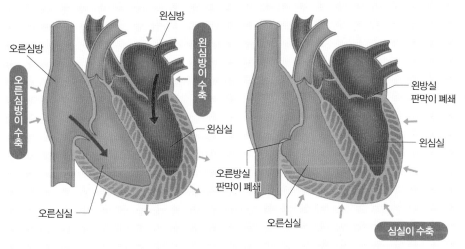

1 굴심방 결절의 흥분에 의해 심방이 수축. 그 결과 심방 속 압력이 올라가 혈액이 심실 안으로 흘러든다.

2 심실이 수축을 시작하면 오른방실 판막과 왼방실 판막이 폐쇄되어 심실 속 압력이 급격히 상승. 심실 속 압력이 허파 동맥과 대동맥 속 압력보다 높아질 때까지 계속된다.

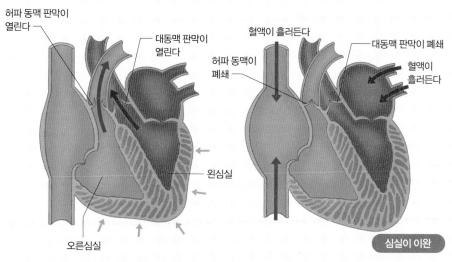

3 심실 속 압력이 동맥 속 압력을 넘어서면 대동맥 판막과 허파 동맥 판막이 열리고 심실 속 혈액이 동맥으로 나간다.

4 심실 속 압력이 떨어져 허파 동맥 판막과 대동맥 판막이 폐쇄. 심실 내 압력이 더 떨어져서 심방으로 혈액이 흘러든다.

심장의 전기적 흥분

심장의 자동성은 어떻게 전달될까?

심장의 리듬을 만드는 것은 신경이 아니다. 심장이 자발적으로 작동하여 리듬을 생성하는 것이다. 이러한 심장의 자동성은 특수 심근(▶126쪽)의 작용에 따른 것인데, 심장이 수축하기 전에 전기적인 흥분을 심장으로 전달한다. 이 일련의 흥분 경로를 자극 전도 계통[심장 전도 계통]이라고 한다.

전기적 흥분은 먼저 위대정맥의 오른심방 출입구 부위에 있는 굴심방 결절이라는 부분에서 발생한다. 이것은 근섬유 덩어리로, 심장이 자동으로 움직이도록 자발적인 흥분을 발생시켜 박동 리듬을 만드는 심장 박

용 / 어 / 해 / 설

방실 결절
자극 전도 계통의 일부. 오른심방 쪽 사이막에 있는 특수 심근. 굴심방 결절로부터 받은 자극을 아래쪽의 히스 다발로 전달한다. 굴심방 결절에 결함이 있으면 자동으로 흥분하여 자극을 전달한다.

심장의 자극 전도 계통

심장의 전기적 흥분은 굴심방 결절에서 생겨나 자극 전도 계통을 따라 전달되어 규칙적인 박동 리듬을 형성한다.

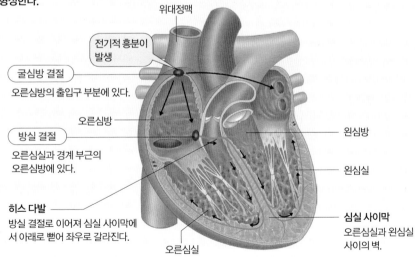

위대정맥

전기적 흥분이 발생

굴심방 결절
오른심방의 출입구 부분에 있다.

오른심방

방실 결절
오른심실과 경계 부근의 오른심방에 있다.

히스 다발
방실 결절로 이어져 심실 사이막에서 아래로 뻗어 좌우로 갈라진다.

오른심실

왼심방

왼심실

심실 사이막
오른심실과 왼심실 사이의 벽.

동 조율기 역할을 한다.

　굴심방 결절에서 발생한 흥분은 좌우 심방근으로 전달되어 수축이 이루어진다. 심방근의 수축은 다시 오른심방과 오른심실 경계 부근에 있는 방실 결절을 흥분시킨다. 그 흥분은 방실 결절에서 히스 다발로 이어지고 심실 사이막 상부에서 좌우로 갈라져 밑으로 흐른다.

심전도는 자극 전도 계통의 흐름을 기록한 것

정상인 심장에서는 흥분이 반드시 굴심방 결절에서 시작해서 자극 전도 계통의 작용으로 심실의 규칙적인 리듬이 발생한다. 이 전기 신호의 흐름을 피부에 부착한 전극을 통해 기록한 것이 심전도다. 심전도는 심장의 흥분 형태를 관찰할 수 있어서 심장 관련 질환의 진단에 사용된다.

　이따금씩 굴심방 결절 이외의 심근에 흥분이 발생하는 경우가 있는데 심실근이 정상 굴 리듬을 벗어나 수축한다. 이를 조기수축이라고 한다. 심전도는 부정맥의 진단뿐 아니라, 심근에 발생한 경색성 변화와 허혈성 변화도 진단할 수 있다.

심전도의 파형

굴심방 결절에서 발생한 흥분은 심방에서 심실로 전달된다. 이 전도가 혈액의 흐름을 결정하기에 심전도로 그 파형을 관찰할 수 있다. QT가 긴 사람은 부정맥을 일으킬 가능성이 높다.

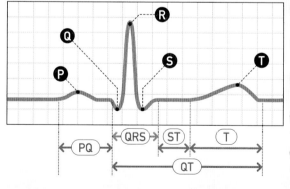

P
심방의 흥분을 나타낸다.

QRS
심실의 흥분 개시를 나타낸다.

ST
심실 전체가 흥분해 있는 시기.

T
심실의 흥분 종료를 나타낸다.

PQ
흥분이 심방에서 심실로 전해지는 데 걸리는 시간.

QT
심실이 흥분하여 종료되기까지를 나타낸다.

혈관의 기능

혈관의 종류

혈관은 심장에서 밀어낸 혈액을 온몸에 효과적으로 보내주는 통로 역할을 한다. 혈관은 혈액의 흐름, 즉 혈류를 만든다. 혈액이 혈류를 타고 운반되기에 말초에서 물질 교환이 이루어질 수 있고, 그에 따라 순환 계통의 기능이 제 역할을 할 수 있다. 그 역할을 하기 위해서 혈관을 구성하는 근육은 혈관의 두께에 따라 다른 성질을 띤다.

대동맥과 같이 굵은 혈관은 심장에 의한 강하고 단속적인 혈류를 받아들이기 위해 탄성 조직과 민무늬근이 풍부한 탄성 혈관으로 이루어져 있다. 세동맥은 민무늬근이 풍부해서 내경을 확장시켜 심장에서의 압력에 저항할 수 있다. 이것이 혈압을 만들어낸다. 저항을 변화시켜 조직으로 가는 혈액량을 조절하기에 저항 혈관이라고 불린다. 정맥 계통은 대량의 혈액을 저장할 수 있어서 용량 혈관이라고 불린다.

모세 혈관에서 일어나는 물질 교환

심장에서 나오는 동맥은 차례차례 가지를 치며 점점 좁아져서 세동맥이 된다. 이 세동맥에서 더 갈라져 나온 것이 모세 혈관이다.

모세 혈관은 좁고 민무늬근이 없다. 혈관 벽에 있는 세포 사이의 틈으로 혈액으로부터 수분, 영양소, 산소를 공급받고, 조직에서는 이산화탄소와 노폐물, 잉여 수분을 회수한다. 그래서 모세 혈관은 교환 혈관이라고도 한다.

이 물질 교환은 혈류가 있어야 비로소 성립하는 것이기에 혈류가 멈추면 물질 교환도 멈춘다. 모세 혈관은 몸 구석구석에서 물질 교환의 중요한 역할을 담당하고 있다.

용/어/해/설

물질 교환
산소와 이산화탄소의 가스 교환, 당이나 아미노산의 흡수 등.

탄성 조직
탄성 섬유를 많이 가지고 있어서 탄성이 있는 조직. 동맥 등에 있다.

민무늬근
▶202쪽

중/요/어/구

세동맥
모세 혈관으로 들어가기 전에 있는 가느다란 혈관.

모세 혈관
동맥과 정맥을 이어주는 그물망 형태의 가느다란 혈관. 가스 교환 등 중요한 역할을 담당한다.

혈관의 구조

혈관은 심장에서 나오는 동맥과 심장으로 되돌아오는 정맥으로 나뉜다. 동맥과 정맥은 말초로 향할수록 좁아져서 중동맥, 소동맥, 세동맥이 되고 다시 모세 혈관으로 이어진다.

동맥의 구조(단면도)

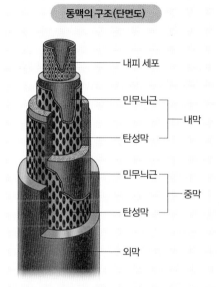

- 내피 세포
- 민무늬근 ─┐
- 탄성막 ──┴ 내막
- 민무늬근 ─┐
- 탄성막 ──┴ 중막
- 외막

동맥은 여러 층으로 이루어져 있어 벽이 두텁고 탄성이 풍부하다. 단면은 둥글다.

정맥의 구조(단면도)

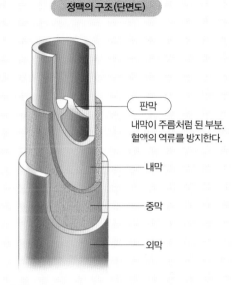

- 판막
  내막이 주름처럼 된 부분. 혈액의 역류를 방지한다.
- 내막
- 중막
- 외막

정맥은 벽이 얇고 동맥에 비해 탄성이 적다. 단면은 타원형이다.

모세 혈관의 구조

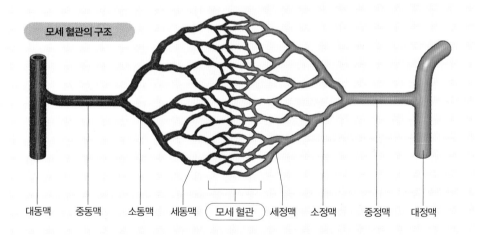

대동맥　중동맥　소동맥　세동맥　모세 혈관　세정맥　소정맥　중정맥　대정맥

대동맥은 심장에서 나와 머리 부분과 손발로 뻗어 나가는 중동맥, 각 내장으로 혈액을 나르는 소동맥, 세동맥으로 이어져 최종적으로 모세 혈관이 된다. 모세 혈관에서 가스 교환이 이루어진 혈액은 세정맥, 소정맥, 중정맥, 대정맥 순으로 점차 굵은 정맥으로 모인다.

심장 동맥의 기능

심장 동맥은 심장으로 산소를 보내는 혈관

몸속으로 혈액을 내보내는 심장의 펌프 작용을 담당하는 것이 심근 (▶126쪽)인데, 심근이 기능을 하려면 산소와 에너지가 필요하다. 이 심근으로 산소와 에너지를 보급해주는 것이 심장 동맥이다.

심장 동맥은 심장 벽에 있으며 왼심장 동맥과 오른심장 동맥으로 갈라져 있다. 모두 대동맥 판막에서 나온다.

왼심장 동맥은 대동맥의 왼쪽에서 나오며 곁가지는 대부분 심장 앞벽(앞 심실 사이 가지)과 왼심실벽(휘돌이 가지)으로 혈액을 보낸다. 심장 동맥은 심장 자체의 혈액 순환을 위한 영양 혈관이기에, 다른 장기에 비해 많은 혈액(중량비로 약 10배)이 지나간다.

심장 동맥의 위치

심장 동맥은 심장에 산소와 에너지를 공급하는 중요한 역할을 한다.

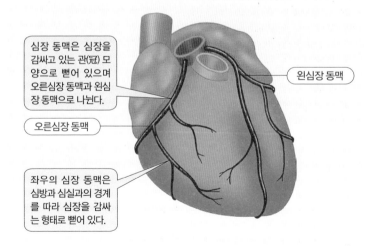

심장 동맥은 심장을 감싸고 있는 관(冠) 모양으로 뻗어 있으며 오른심장 동맥과 왼심장 동맥으로 나뉜다.

왼심장 동맥

오른심장 동맥

좌우의 심장 동맥은 심방과 심실과의 경계를 따라 심장을 감싸는 형태로 뻗어 있다.

용/어/해/설

허혈
동맥혈의 양이 감소하여 생기는 국소 빈혈.

니트로글리세린
nitroglycerin
혈관 확장 작용을 하는 약물.

카테터 catheter
가느다란 관(管) 형태의 의료 기구.

스텐트 stent
혈관을 비롯해 인체의 관 모양 부위의 관 내부를 확장시키는 의료 기기.

심장 동맥 조영술
방사선을 이용해 심장 동맥을 촬영하여 심장 동맥의 상태를 자세히 살펴보는 것.

중/요/어/구

심장 동맥
심장에 산소 등 에너지를 공급하는 동맥. 관상 동맥 또는 관동맥이라고도 한다.

협심증과 심근 경색

심근 세포에서 혈류가 줄어들거나 중간에 끊겨서 그것을 원인으로 생기는 심장병을 허혈성 심장 질환이라고 한다. 심장 동맥에서 심근으로 공급되는 산소가 부족하여 생기는 병으로 동맥 경화가 주요 원인이다.

심근에서 필요한 산소량에 비해 공급량이 부족해서 일과성으로 발생하는 협심증과, 혈전 등을 원인으로 심장 동맥이 막혀서 심근 괴사가 일어나는 심근 경색이 있다. 허혈성 심장 질환에는 심장 동맥을 확장시키는 니트로글리세린이 효과적이지만 심근 경색에는 효과가 없다.

그런데 심근 경색이 일어나도 초기에 스텐트 시술을 통해 치료가 가능해졌다. 즉 심장 동맥 조영술로 폐색 부위를 확인하여 카테터를 사용해 개통한 뒤, 폐색 부위에 스텐트를 삽입하여 심장으로 가는 혈류를 회복시킬 수 있게 되었다.

협심증과 심근 경색의 원인

콜레스테롤 등 덩어리가 생겨 혈관이 좁아지면 심장 동맥을 통한 산소 공급이 부족해지는데 이때 발생하는 것이 협심증이다. 더 진행되면 혈관벽이 찢어지고 혈전이 생겨 혈관이 막히는데 이것이 심근 경색이다.

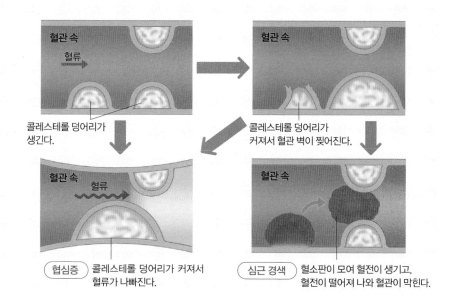

혈관 속 / 혈류
콜레스테롤 덩어리가 생긴다.

혈관 속
콜레스테롤 덩어리가 커져서 혈관 벽이 찢어진다.

혈관 속 / 혈류
협심증 | 콜레스테롤 덩어리가 커져서 혈류가 나빠진다.

혈관 속
심근 경색 | 혈소판이 모여 혈전이 생기고, 혈전이 떨어져 나와 혈관이 막힌다.

협심증과 심근 경색
위험 인자가 쌓이면 동맥 경화가 진행된다?

협심증과 심근 경색은 심장에 산소와 영양분을 공급하는 심장 동맥에 생기는 병으로, 흔히 말하는 '혈관이 좁아져서' 또는 '혈관이 막혀서' 동맥이 지배하고 있는 영역에 혈액이 충분히 공급되지 않아 발생한다. 협심증의 경우 약을 써서 혈관의 수축을 억제시키면 혈류와 함께 심장의 허혈도 회복된다. 그러나 심근 경색의 경우는 심장 동맥이 막힌 부위의 심장 세포는 괴사가 진행된다.

심근 경색으로 심장 동맥이 막혔을 때 초기에는 넓적다리 혈관으로 카테터를 삽입해 심장 동맥에 스텐트를 넣어 혈관을 확장시키는 치료가 가능하다. 혈관이 막히는 주요 원인은 동맥 경화다. 동맥의 내막에 콜레스테롤 등의 지방으로 구성된 덩어리가 쌓이고 그것이 차츰 커지면 동맥 속 공간이 좁아진다. 혈전이 생성되어 공간이 좁아지다가 결국 동맥은 완전히 막힌다. 동맥 경화의 원인에는 고혈압, 당뇨형, 이상 지질 혈증 등이 있는데, 이것이 여러 개 해당되면 동맥 경화의 위험은 한층 더 높아진다.

예전에 '죽음의 사중주'라는 말이 있었다. 이것은 비만, 당뇨병, 고중성 지방 혈증, 고혈압이 모두 있는 경우 사망률이 높아짐을 뜻한다. 대사 증후군의 진단에는 당 대사 이상, 지질 대사 이상, 고혈압 등이 포함되는데, 그 원인이 내장 지방의 축적에 있다는 점에서 '죽음의 사중주'보다 새로운 개념이라 할 수 있다. 생활 습관의 개선을 통해 위험이 되는 요인을 가능한 한 줄이는 것이 허혈성 심장 질환을 예방하는 데 중요하다.

그 밖에 허혈성 심장 질환의 큰 원인으로 흡연과 연령의 증가를 꼽을 수 있다. 금연은 동맥 경화의 위험을 명백히 감소시킨다. 나이를 먹는 것은 막을 수 없지만 미국에서 약 8년간 장기 관찰한 결과 연령이 같아도 정기적으로 격렬한 운동을 해온 사람(테니스, 수영, 달리기 등을 주에 1.5시간 이상)은 운동하는 습관이 없는 사람에 비해 심근 경색에 빠질 위험이 30~40% 감소했다고 한다.

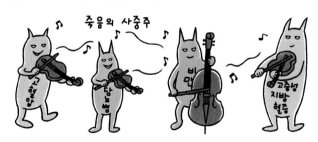

제7장

호르몬 분비의 원리

호르몬의 작용

호르몬이란

호르몬은 몸속에서 분비되어 몸속의 상황에 따라 각 기관의 작용을 적절히 조절하는 역할을 하는 물질이다. 예컨대 에스트로겐이라는 여성 호르몬은 여성의 제2차 성징 발현을 촉진하는 작용을 한다.(▶160쪽)

호르몬은 내분비샘이라 불리는 기관에서 혈액 속으로 직접 분비된다. 장기와 조직에서도 분비된다.

호르몬은 혈액을 통해 수송되어 멀리 떨어진 장기에 작용하는데 이러한 작용 방식을 내분비라고 한다. 반면 땀이나 눈물, 소화액처럼 도관을 통해 분비 기관 밖으로 나가는 현상을 외분비라고 한다.

내분비에 의한 정보 전달과 신경 전달의 차이

몸속에 있는 여러 가지 세포의 조절은 주로 내분비 계통과 신경 계통에서 일어난다. 양쪽 다 체외와 체내 환경의 변화에 대응하여 체내 항상성(homeostasis)을 유지하기 위해 작용하기에 서로 공통점이 많다.

다만 큰 차이는, 내분비 계통이 내분비샘에서 분비되어 혈액을 통해 작용하는 반면 신경 계통에서는 시냅스를 통해 직접 이어져 있는 표적 세포에 작용한다는 점이다.

내분비에 의한 전달은 혈액을 통해 전달되기 때문에 전달 과정은 순조로우나 혈액 농도가 유지되는 동안 지속되기에 지속 시간이 길다는 특징이 있다.

반면 신경 계통에서는 신경 세포의 흥분으로 활동 전위가 발생하고 이것이 신경 돌기를 통해 전달되어 신경 말단에서 화학적 신호(신경 전달 물질)로 변환된다. 이후 시냅스를 통해 표적 세포에 작용한다.(▶176쪽) 그래서 신경 전달은 빠르게 진행된다.

용/어/해/설

제2차 성징 발현
성샘[생식샘]이 발달하여 성호르몬의 분비가 왕성해져서 여성은 초경이 시작되고 남성은 첫 사정이 일어난다.
▶160쪽

내분비 endocrine
인체 내의 분비샘이 분비물을 직접 혈액 속으로 방출하는 것.

외분비 exocrine
도관을 통해 분비물을 체표나 소화관 속으로 방출하는 것.

활동 전위
▶30쪽

신경 돌기[축삭]
▶176쪽

중/요/어/구

항상성 homeostasis
인체에 외적 및 내적 환경의 변화가 생겨도 생리 상태 등을 조절하여 생명 현상에 지장을 초래하지 않게 항상 일정한 상태를 유지하는 것. 또는 그 능력을 말한다. 항상성 유지에는 신경이나 호르몬이 작용한다.

표적 세포
호르몬의 작용 대상이 되는 세포.

호르몬은 온몸의 다양한 기관에서 분비되어 성장·대사·생식 등 인체의 여러 기능을 조정한다. 호르몬의 작용으로 체내 항상성이 유지된다.

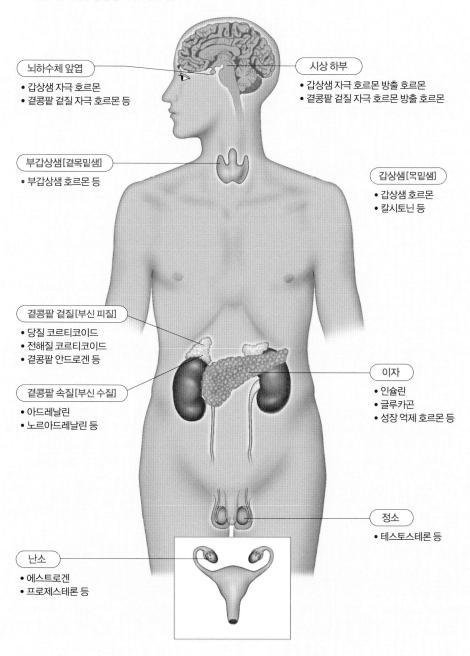

뇌하수체 앞엽
• 갑상샘 자극 호르몬
• 곁콩팥 겉질 자극 호르몬 등

시상 하부
• 갑상샘 자극 호르몬 방출 호르몬
• 곁콩팥 겉질 자극 호르몬 방출 호르몬

부갑상샘[곁목밑샘]
• 부갑상샘 호르몬 등

갑상샘[목밑샘]
• 갑상샘 호르몬
• 칼시토닌 등

곁콩팥 겉질[부신 피질]
• 당질 코르티코이드
• 전해질 코르티코이드
• 곁콩팥 안드로겐 등

곁콩팥 속질[부신 수질]
• 아드레날린
• 노르아드레날린 등

이자
• 인슐린
• 글루카곤
• 성장 억제 호르몬 등

정소
• 테스토스테론 등

난소
• 에스트로겐
• 프로제스테론 등

호르몬의 종류

분비 기관별 분류

방출되는 호르몬은 분비 기관에 따라 그 종류와 기능이 각기 다르다.
(▶141쪽 표)

화학 구조에 따른 호르몬의 분류

호르몬은 화학 구조에 따라 다음과 같이 세 종류로 나눌 수 있다.

❶ 아미노산 유도체 호르몬

아미노산을 재료로 합성된 호르몬. 아미노산의 하나인 타이로신 등으로
부터 효소 반응에 의해 합성되어 그 구조에 아미노기를 가지고 있다.

예) 카테콜아민(아드레날린, 노르아드레날린 등 ▶155쪽), 갑상샘 호르몬(티록신 등)

❷ 스테로이드 호르몬

콜레스테롤을 재료로 합성되어 그 구조에 스테로이드 핵(▶153쪽)을 가
지고 있다. 합성되어 의약품으로 쓰이기도 한다. 이것은 아미노산 유도
체 호르몬도 마찬가지다.

예) 곁콩팥 겉질 호르몬(알도스테론, 디옥시콜티코스테론), 성호르몬(에스트로겐, 테스토스테론)

❸ 펩타이드 호르몬

몇 개에서 수백 개의 아미노산으로 구성된 호르몬으로 대부분의 호르몬
이 이에 해당한다.

예) 시상 하부 호르몬, 뇌하수체 호르몬, 인슐린, 글루카곤, 성장 호르몬, 난포 자극 호르몬

용해 방식에 따른 분류

호르몬에는 물에 잘 녹는 수용성과 물에 잘 녹지 않는 지용성이 있다.

용 / 어 / 해 / 설

**아미노산 유도체
호르몬**

아미노산으로부터 몇 가지 반
응에 의해 유도되는 호르몬의
총칭.

카테콜아민
catecholamine

분자 내에 카테콜 구조를 가진
생체 아민의 총칭. 도파민, 노
르아드레날린, 아드레날린 등
이 있으며, 곁콩팥 속질 세포,
뇌 또는 말초의 신경 세포에서
생합성된다.

스테로이드 핵

6각형-6각형-6각형-5각형의
고리 네 개가 붙은 골격(아래
그림)을 가진 화합물의 총칭.

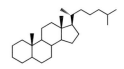

펩타이드 호르몬
peptide hormone

혈류로 분비되어 내분비 기능
을 가지고 있는 펩타이드류.
펩타이드란 아미노산이 정해
진 순서대로 다수 연결되어 형
성된 것.

펩다이드 호르몬과 카테콜아민 등 수용성 호르몬은 혈액 속에 녹아서 운반된다.(▶142쪽) 또 스테로이드 호르몬과 갑상샘 호르몬 등 지용성 호르몬은 알부민 등의 수송 단백질과 결합하여 혈액을 타고 최종적으로 표적 장기에 도달한다.(▶142, 143쪽)

내분비 기관에서 분비되는 호르몬과 그 기능

분비 기관	분비되는 호르몬	주요 표적 기관	주요 기능
시상 하부	갑상샘 자극 호르몬 방출 호르몬	뇌하수체 앞엽	갑상샘 호르몬의 분비를 촉진
	곁콩팥 겉질 자극 호르몬 방출 호르몬	뇌하수체 앞엽	곁콩팥 겉질 호르몬의 분비를 촉진
	성장 호르몬 방출 호르몬	뇌하수체 앞엽	성장 호르몬의 분비를 촉진
뇌하수체 앞엽	갑상샘 자극 호르몬	갑상샘	갑상샘 호르몬의 분비를 촉진
	곁콩팥 겉질 자극 호르몬	곁콩팥 겉질	곁콩팥 겉질 호르몬의 분비를 촉진
	난포 자극 호르몬	난소, 정소	난소, 정소의 생식 세포 성장을 촉진
	황체 형성 자극 호르몬	난소, 정소	난소, 정소의 생식 세포 성장을 촉진
갑상샘	갑상샘 호르몬	온몸	기초 대사의 촉진, 성장 촉진
	칼시토닌	뼈, 콩팥	칼슘 이온이 콩팥에서 배설되는 것을 촉진
부갑상샘	부갑상샘 호르몬	뼈, 콩팥	칼슘 이온이 콩팥에서 재흡수되는 것을 촉진
곁콩팥 겉질	당류 코르티코이드	온몸	간에서 당신생을 촉진
	전해질 코르티코이드	콩팥	염분 농도와 물의 균형을 유지
	곁콩팥 안드로겐	전신	남성 성기의 발달, 체모의 증가
곁콩팥 속질	아드레날린	골격근, 심근, 혈관, 지방 세포 등	근수축의 촉진, 심장 박동 수의 증가, 소화관 운동의 저하, 지방 분해 촉진
	노르아드레날린	골격근, 심근, 혈관, 지방 세포 등	심장 박동 수의 증가, 소화관 운동의 촉진, 지방 분해 촉진
이자	인슐린	간, 근육, 지방 세포 등	글리코젠의 합성을 촉진, 지방 조직에서의 당의 흡수를 촉진
	글루카곤	간, 지방 세포	글리코젠의 분해를 촉진, 혈당치 상승
	소마토스타틴	랑게르한스섬	성장 호르몬의 분비를 억제, 인슐린·글루카곤의 분비를 억제
난소	에스트로겐	생식기 등	난포의 발육, 제2차 성징을 촉진, 자궁 점막의 증식
	프로제스테론	생식기 등	기초 체온의 상승
정소	테스토스테론	생식기 등	근육 증대, 체모 증가

호르몬 작용의 원리

수용성 호르몬과 지용성 호르몬의 작용

호르몬이 표적 기관에 도달해도 단독으로는 작용하지 못하기에 결합하기 위해서는 수용체를 가진 세포가 있어야 한다. 예컨대 열쇠와 열쇠 구멍이 맞물려야 문이 열리듯이 호르몬은 결합할 세포에 있는 수용체(receptor)라는 단백질과 결합을 해야 비로소 작용할 수 있다.

수용성 호르몬은 지질 이중막 구조인 세포막을 통과하지 못하기에 (▶26쪽) 세포막 표면에 나와 있는 수용체에 결합한다. 즉 세포 안으로 들어가지 않고 수용체를 통해 세포 안으로 신호를 전달하는 물질(2차 전령)을 보내서 신호를 전달한다.

용/어/해/설

인지질 이중막 ▶26쪽

카테콜아민 ▶142쪽

아미노산 유도체 호르몬 ▶142쪽

G 단백질 연결 수용체
호르몬과 세포 사이에서 세포 안으로 정보를 전달하는 수용체. G 단백질이란 구아노신 뉴클레오타이드가 결합되어 있는 단백질을 뜻한다.

수용성 호르몬이 작용하는 원리

수용성 호르몬은 세포막을 통과하지 못하기에 세포막 표면에 있는 수용체에 결합하여 신호를 전달한다. 그러면 세포 내의 2차 전령이 세포 안에 있는 네트워크에 신호를 보내 수용성 호르몬의 효과가 나타난다.

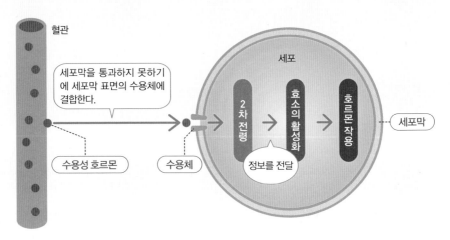

혈관

세포막을 통과하지 못하기에 세포막 표면의 수용체에 결합한다.

수용성 호르몬

수용체

세포

2차 전령 → 효소의 활성화 → 호르몬 작용

정보를 전달

세포막

한편 세포막을 통과할 수 있는 지용성 호르몬은 세포막을 뚫고 세포 안으로 들어가 세포 안에 있는 수용체에 직접 결합한다. 그리고 이 수용체의 복합체가 핵 속 DNA의 특정 영역과 연계되어 표적 유전자의 전사를 조절한다.(▶34~37쪽)

아미노산 유도체 호르몬의 작용 원리

흥분하면 분비되는 아드레날린과 도파민 등의 카테콜아민, 수면을 촉진하는 멜라토닌 등 아미노산 유도체 호르몬은 아미노산의 대사 과정에서 직접 유도되어 만들어진다. 거대한 단백질이 분해되어 생성되는 갑상샘 호르몬도 아미노산 유도체 호르몬의 일종이다. 작용하는 원리는 스테로이드 호르몬(▶140쪽)과 유사하며 세포 내 수용체에 결합하여 유전사를 발현시킨다. 아미노산 유도체 호르몬은 펩타이드 호르몬과 마찬가지로 G 단백질 연결 수용체나 타이로신 키네이스 등의 세포막 수용체에 결합하여 세포 안에 있는 네트워크를 통해 정보를 전달하여 세포의 기능을 조절한다.

지용성 호르몬이 작용하는 원리

지용성 호르몬은 세포막을 통과하여 세포질 안의 수용체와 결합한 뒤 핵 속으로 이동한다. 이후 DNA와 결합해 유전자의 전사를 촉진하여 최종적으로 표적 단백질의 번역을 통해 합성된다.

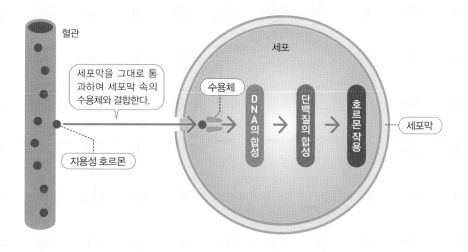

호르몬 분비의 조절

호르몬 작용은 엄밀하게 조절되고 있다

표적 세포로 정보를 전달하는 호르몬은 중요한 작용을 한다. 단, 그 양이
지나치게 많거나 적으면 호르몬의 균형이 깨져서 몸속에서 정상적인 기
능을 하지 못한다. 그래서 호르몬의 작용은 몸속에서 엄밀하게 조절되
고 있다.

호르몬의 작용은 혈중 농도에 따라 결정된다. 호르몬의 혈중 농도를
일정하게 유지하기 위한 분비의 조절은 피드백이라는 장치를 통해 이루
어진다. 즉 혈중 호르몬 농도가 낮아지면 즉각 작용하고, 반대로 농도가
높을 때는 작용하지 않는다.

호르몬이 분비되면 표적 세포에 작용하여 그 역할을 수행한다. 그런
데 호르몬이 과다 분비되면 호르몬 자신의 분비 기관에 작용하여 필요
이상으로 분비되지 않도록 호르몬의 분비량을 조절한다. 호르몬이 결
합하여 분비 기관에서의 분비를 억제하는 장치를 음성 피드백이라고
한다.

중/요/어/구

음성 피드백
호르몬 등의 분비가 증가하면
그것을 억제하는 방향으로 작
용하는 메커니즘.

LABORATORY

호르몬과 일중 변동

호르몬의 분비에는 일주기 리듬(circadian rhythm)이라 불리는 일중 변동
(하루 중 분비량이 변화하는 것)이 있다. 곁콩팥 겉질 자극 호르몬이나 당질
코르티코이드는 오전 중에 분비가 최고치를 기록한다. 오후에는 분비가
줄어들어 이후 2~3시간 간격으로 분비된다. 따라서 수면 부족이나 밤늦도
록 깨어 있게 되면 그 변화가 스트레스로 작용해 이 일중 변동 리듬이 깨져
서 몸의 다른 여러 장기에 영향을 준다.

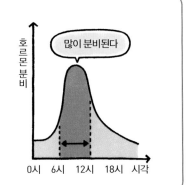

음성 피드백을 통해 호르몬 분비량이 많아지면 분비가 억제되고 호르몬 분비량이 줄어들면 억제가 해소된다.(▶아래 그림) 보통 이 음성 피드백이 호르몬 분비를 조절하여 혈액 속에서 일정한 농도를 유지하게 한다.

피드백의 원리

호르몬이 호르몬 분비 세포에서 표적 세포로 분비되면 표적 세포가 그 작용을 발휘한다. 이때 호르몬 분비량이 많아지면 표적 세포가 아닌 호르몬 분비 세포 자신의 수용체에 결합하여 호르몬의 분비를 억제한다. 이를 음성 피드백 작용이라고 한다. 또 호르몬은 단계적으로 작용하는 경우도 많은데, 이를 긴 경로 피드백이라고 한다.

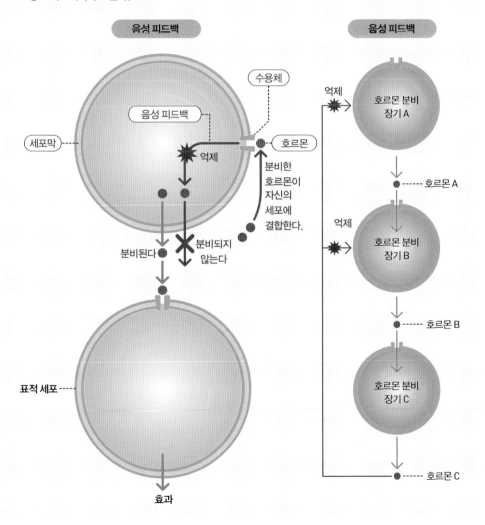

갑상샘 호르몬

갑상샘 호르몬의 작용

갑상샘[목밑샘]은 목의 앞쪽 아래에 위치한 내분비 기관이다. 이곳에서 분비되는 호르몬에는 갑상샘 호르몬과 칼시토닌이 있다.

몸 전체의 대사를 활발하게 해주는 것이 갑상샘 호르몬으로, 몸의 성장·성숙·열 생산에 관여한다. 탄수화물과 단백질, 지질 등의 대사를 촉진하고 산소 소비량(기초 대사량)을 증가시킨다.

갑상샘 호르몬은 신체의 성장에 반드시 필요한 호르몬인데, 분비량이 비정상적으로 많아지면 기초 대사를 증가시켜 잦은맥박, 발한 촉진 등 갑상샘 기능 항진증(베체트병)이 발생한다. 반대로 분비량이 부족하면 만성 피로, 식욕 부진 등의 증상이 나타나는 갑상샘 기능 저하증(점액 부종)이 올 수 있다.

칼시토닌은 뼈의 칼슘 방출을 억제하고 창자관에서의 칼슘 흡수를 촉진하여 소변 속으로 인산을 배출하는 작용 등을 한다.

갑상샘의 조직과 분비되는 호르몬

갑상샘의 조직 안에는 소포 세포와 소포 곁 세포가 있다. 갑상샘 호르몬은 소포 세포에서 분비된다. 갑상샘 호르몬이란 티록신(T_4)과 트리아이오도사이로닌(T_3)이라는 두 물질의 총칭이다. 소포 곁 세포에서는 칼시토닌이 분비된다.

갑상샘 호르몬은 타이로신에 다시마나 김, 달걀노른자 등에 함유되어 있는 아이오딘이 결합하여 만들어진다. 사람은 하루 최소 필요량이 $100 \sim 150 \mu g$이라고 알려져 있다. 갑상샘의 소포 세포에 있는 사이로글로불린[요오드 단백질]이라는 거대 단백질에 결합해 있다.

용/어/해/설

소포 세포
갑상샘을 만드는 주머니 형태의 세포

소포 곁 세포
소포와 소포 세포 사이에 있는 세포. C세포라고도 한다.

티록신 thyroxine, T_4
갑상샘 호르몬 중 하나. 혈액 속에 가장 많이 들어 있는 갑상샘 호르몬. 1분자당 아이오딘이 네 개 결합되어 있다.

트리아이오도사이로닌
triiodothyronine, T_3
갑상샘 호르몬 중 하나로 티록신(T_4)에 비해 효과가 빠르고 커서 생리적으로 중요하다. 1분자당 아이오딘이 세 개 결합되어 있다.

중/요/어/구

갑상샘 호르몬
갑상샘의 소포 세포에서 분비되는 호르몬. 몸 전체의 대사와 신체의 성장을 촉진한다.

칼시토닌 calcitonin
갑상샘의 소포 곁 세포에서 분비되는 펩타이드 호르몬. 혈액 속 칼슘 농도를 조절한다.

갑상샘의 소포 세포의 구조

갑상샘 속에 있는 소포 세포에서 갑상샘 호르몬이 분비되고, 소포 곁 세포에서 칼시토닌이 분비된다.

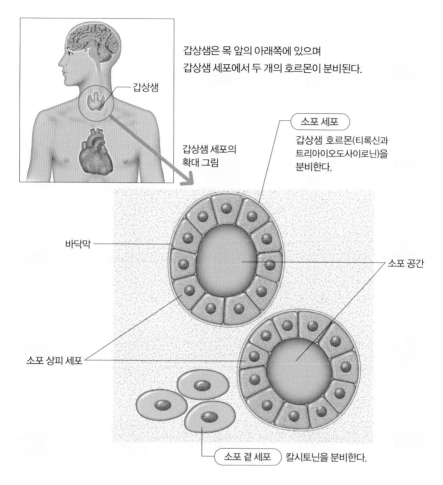

갑상샘은 목 앞의 아래쪽에 있으며 갑상샘 세포에서 두 개의 호르몬이 분비된다.

갑상샘

갑상샘 세포의 확대 그림

소포 세포
갑상샘 호르몬(티록신과 트리아이오도사이로닌)을 분비한다.

바닥막

소포 공간

소포 상피 세포

소포 곁 세포 칼시토닌을 분비한다.

갑상샘 기능 항진증과 갑상샘 기능 저하증의 임상 증상

	갑상샘(목밑샘) 기능 항진증	갑상샘(목밑샘) 기능 저하증
대사 기능	촉진(체중 감소)	저하(체중 증가)
소화 기능	설사, 변비	식욕 부진
순환 기능	잦은 맥박	느린 맥박
기타	월경 불순 등	탈모 등

갑상샘 호르몬 분비의 조절

갑상샘 호르몬은 세 단계를 거쳐 분비된다. 예컨대 회사에서 부장이 내린 업무 명령이 부장 → 과장 → 계장 → 평사원에게 전달되어 평사원이 일을 수행하는 것과 비슷하다.

갑상샘 호르몬의 분비는 시상 하부와 뇌하수체 앞엽에서 조절된다. 먼저 시상 하부에서 갑상샘 자극 호르몬 방출 호르몬(TRH)이 분비된다. 그러면 뇌하수체 앞엽에서 갑상샘 자극 호르몬(TSH)이 분비되도록 지령이 내려진다. 갑상샘 자극 호르몬(TSH)이 갑상샘에 도달하면 갑상샘 호르몬이 분비된다.

갑상샘 자극 호르몬(TSH)은 갑상샘에서 티록신(T_4 ▶146쪽)과 트리아이오도사이로닌(T_3 ▶146쪽)의 분비량을 조절하여 혈액 속 농도를 일정하게 유지한다.

칼슘 농도의 조절

칼슘은 뼈를 만드는 중요한 물질인데, 칼슘 농도를 호르몬이 조절한다. 갑상샘의 뒤쪽에는 좌우로 2개의 부갑상샘이 있는데, 이곳에서 파라토르몬이라는 부갑상샘 호르몬이 분비된다. 파라토르몬은 혈중 칼슘 농도를 증가시켜 뼈 속 칼슘이 혈액 속으로 방출되는 것을 촉진하고, 콩팥에서 칼슘이 재흡수되는 것을 촉진한다. 파라토르몬은 혈중 칼슘 농도가 저하되면 그에 반응하여 많이 분비된다.

칼슘은 뼈를 튼튼하게 해주는 좋은 성분이라는 인상을 주지만, 지나치게 섭취하면 콩팥 결석 등을 일으킨다. 혈액 속 칼슘 농도가 상승하면 갑상샘의 소포 곁 세포에서 분비되는 칼시토닌(▶146쪽)이 작용하여 혈액 속 칼슘 농도를 떨어뜨린다. 이렇게 해서 칼슘이 혈액 속으로 방출되는 것을 억제하여 간접적으로 뼈의 형성을 촉진한다. 또 콩팥에서의 칼슘 배설도 촉진한다.

갑상샘 호르몬의 화학 구조

갑상샘 호르몬은 2개 물질을 총칭한 것이다. 티록신은 요오드를 4개, 트리아이오도사이로닌은 요오드를 3개 가지고 있으며, 지용성이 높다.

티록신(T₄)

$$HO - \bigcirc - O - \bigcirc - CH_2 - CH < \begin{matrix} COOH \\ NH_2 \end{matrix}$$

요오드 I

요오드가 4개!

트리아이오도사이로닌(T₃)

$$HO - \bigcirc - O - \bigcirc - CH_2 - CH < \begin{matrix} COOH \\ NH_2 \end{matrix}$$

요오드 I

요오드가 3개!

갑상샘 호르몬 분비가 조절되는 원리

갑상샘 호르몬은 다음과 같이 3단계로 분비된다.

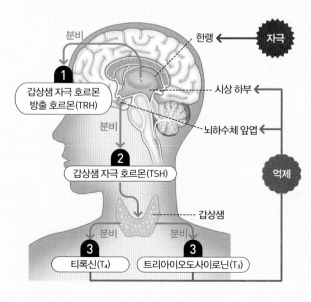

분비
한랭
자극
시상 하부
갑상샘 자극 호르몬 방출 호르몬(TRH)
분비
뇌하수체 앞엽
갑상샘 자극 호르몬(TSH)
억제
갑상샘
분비   분비
티록신(T₄)   트리아이오도사이로닌(T₃)

❶ 한랭 스트레스 등 자극을 받아 시상 하부에서 갑상샘 자극 호르몬 방출 호르몬(TRH)이 분비된다.

❷ 갑상샘 자극 호르몬 방출 호르몬 (TRH)의 자극을 받아 뇌하수체 앞엽에서 갑상샘 자극 호르몬(TSH)이 분비된다.

❸ 갑상샘 자극 호르몬(TSH)이 자극이 되어 갑상샘에서 갑상샘 호르몬(티록신과 트리아이오도시이로닌)이 분비된다. 분비된 갑상샘 호르몬은 뇌하수체 앞엽과 시상 하부에 음성 피드백(▶ 144쪽) 작용을 하기에, 갑상샘 호르몬의 농도는 일정하게 유지된다.

곁콩팥 겉질 호르몬

곁콩팥 겉질 호르몬은 세 가지

곁콩팥은 양쪽 콩팥 위에 좌우로 한 쌍 있으며 크기는 1cm 정도다. 바깥쪽의 겉질과 안쪽의 속질로 나뉘며 각기 다른 호르몬을 분비한다.

겉질에서는 당질 코르티코이드, 전해질 코르티코이드, 곁콩팥 안드로겐(성 호르몬) 등의 호르몬이 분비된다. 이것을 총칭하여 곁콩팥 겉질 호르몬이라고 한다. 모두 콜레스테롤을 재료로 합성되는 스테로이드로, 스테로이드 호르몬이라고도 불린다.

이들 호르몬은 지용성이므로 세포의 지질 이중막을 통과하여 세포질과 핵 속의 수용체에 결합한다. 각 호르몬에는 각기 핵내 수용체가 있어

용 / 어 / 해 / 설

코르티솔 cortisol
곁콩팥 겉질 호르몬으로 당질 코르티코이드의 일종. 탄수화물, 지방, 단백질 대사를 억제하는 호르몬.

코르티코스테론
corticosterone
곁콩팥 겉질 호르몬으로 당질 코르티코이드의 일종. 항염증과 당신생 촉진 작용을 한다.

곁콩팥의 구조

곁콩팥의 바깥쪽은 겉질, 중심 부분은 속질로, 분비하는 호르몬이 각기 다르다.

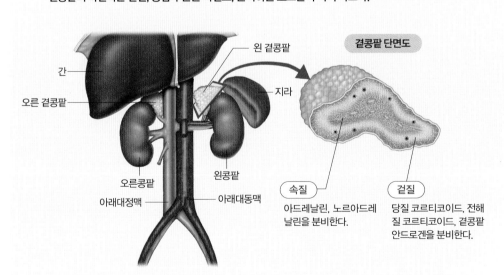

곁콩팥 단면도

간
오른 곁콩팥
왼 곁콩팥
지라
오른콩팥
왼콩팥
아래대정맥
아래대동맥

속질
아드레날린, 노르아드레날린을 분비한다.

겉질
당질 코르티코이드, 전해질 코르티코이드, 곁콩팥 안드로겐을 분비한다.

서 표적 유선사의 선사 소설을 통해 작용한다.(▶142쪽)

곁콩팥은 작은 장기이지만 여기에서 분비되는 곁콩팥 겉질 호르몬은 생명 유지에 꼭 필요한 중요한 작용을 한다. 각 호르몬의 작용에 대해서는 이하에서 설명한다.

당질 코르티코이드의 작용

곁콩팥 겉질에서 분비되는 당질 코르티코이드는 당대사(▶76쪽)에 관여하는 호르몬의 총칭이다. 대표적인 것에는 코르티솔과 코르티코스테론, 코르티손이 있다. 이들은 간에서의 당신생(▶76쪽)을 촉진하고 말초 조직에서의 당 이용을 억제하여 혈당을 증가시킨다.

또 조직의 염증과 면역 반응을 억제하고 위액의 분비를 촉진하는 등 생명 유지에 중요한 역할을 한다.

단, 당질 코르티코이드의 분비가 지나치게 증가하면 쿠싱 증후군이라는 병이 되며, 당뇨병, 고혈압, 골다공증을 유발한다.

중/요/어/구

당질 코르티코이드
곁콩팥 겉질 호르몬의 일종으로 당을 만들어 혈당치를 높이고 항염증과 항스트레스 작용 등에 관여한다.

곁콩팥 겉질 자극 호르몬 ACTH
뇌하수체 앞엽에서 분비되어 곁콩팥 겉질에 작용하여 당질 코르티코이드 등 곁콩팥 겉질 호르몬의 분비를 촉진한다.

곁콩팥 겉질 자극 호르몬 방출 호르몬 CRH
시상 하부에서 분비되며 곁콩팥 겉질 자극 호르몬의 분비를 자극한다.

당질 코르티코이드의 분비 조절

당질 코르티코이드의 분비는 갑상샘 호르몬과 마찬가지로 시상 하부와 뇌하수체 앞엽의 조절을 받는다.

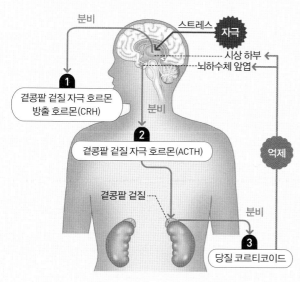

분비
스트레스
자극
시상 하부
뇌하수체 앞엽
① 곁콩팥 겉질 자극 호르몬 방출 호르몬(CRH)
분비
② 곁콩팥 겉질 자극 호르몬(ACTH)
억제
곁콩팥 겉질
분비
③ 당질 코르티코이드

❶ 스트레스 등 자극을 받으면 시상 하부에서 곁콩팥 겉질 자극 호르몬 방출 호르몬(CRH)이 분비된다.

❷ 곁콩팥 겉질 자극 호르몬 방출 호르몬(CRH)의 자극을 받아 뇌하수체 앞엽에서 곁콩팥 겉질 자극 호르몬(ACTH)이 분비된다.

❸ 곁콩팥 겉질 자극 호르몬(ACTH)의 자극을 받아 곁콩팥 겉질에서 딩질 코르티코이드가 분비된다.

분비된 당질 코르티코이드는 뇌하수체 앞엽과 시상 하부에 음성 피드백 작용을 하기에 당질 코르티코이드의 농도는 일정하게 유지된다.

당질 코르티코이드의 분비는 뇌하수체 앞엽에서 분비되는 겉콩팥 겉질 자극 호르몬(ACTH)에 의해 조절되고, 이 겉콩팥 겉질 자극 호르몬(ACTH)의 분비는 다시 시상 하부에서 분비되는 겉콩팥 겉질 자극 호르몬 방출 호르몬(CRH)에 의해 조절된다. 이처럼 호르몬은 단계를 밟아 분비가 조절되고 있다.

전해질 코르티코이드의 작용

전해질 코르티코이드란 체액 속 전해질의 균형을 조절하는 호르몬이다. 대표적인 것이 겉콩팥 겉질에서 만들어지는 알도스테론으로 소듐 농도를 증가시킨다. '혈액 속의 소듐이 줄고 있다'는 신호가 콩팥에서 혈액 속으로 전달되면 레닌이라는 효소가 콩팥에서 분비되어 겉콩팥에서 알도스테론을 자극하여 분비시킨다. 그러면 알도스테론은 콩팥의 집합관에 작용하여 소듐 이온의 재흡수를 촉진한다.

전해질 코르티코이드의 분비 조절

전해질 코르티코이드 분비는 레닌-안지오텐신 계통에서 조절되며, 이 작용으로 소듐 이온과 물의 농도가 유지된다.

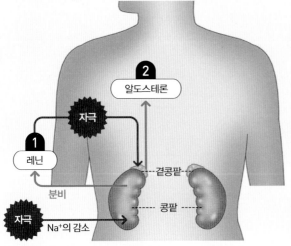

❶ 소듐 이온(Na⁺)의 감소가 자극이 되어 콩팥에서 레닌이 분비된다.

❷ 레닌의 분비가 겉콩팥에서의 알도스테론 분비를 자극한다.

소듐 이온의 재흡수와 동시에 수분도 재흡수되기에 알도스테론은 수분을 몸속에 저장하는 작용도 촉진한다. 수분이 증가하면 체액이 늘고 혈액도 증가한다. 그러면 혈액을 밀어내는 힘이 강해져서 혈압이 상승한다. 이처럼 알도스테론은 혈압을 올리는 역할을 한다. 이 일련의 조절에 관여하는 기구를 레닌-안지오텐신 계통이라고 한다. 이 균형이 깨지면 고혈압의 원인이 되어 필요에 따라 약물로 치료한다.

곁콩팥 안드로겐의 작용

안드로겐(▶170쪽)은 주로 정소에서 분비되는데, 곁콩팥 겉질에서도 소량(정소의 약 1%) 분비된다. 이를 곁콩팥 안드로겐이라고 한다.

곁콩팥 안드로겐은 정소에서 분비되는 테스토스테론(▶170쪽)에 비해 활성이 약하며 그다지 중요한 기능을 하지 않는다. 그런데 곁콩팥 안드로겐이 과잉 분비되면 여성에게서 수염이 나거나 체모가 짙어지는 현상이 나타날 수 있다.

중 / 요 / 어 / 구

알도스테론 aldosterone
곁콩팥 겉질에서 분비되는 스테로이드 호르몬. 혈중 소듐과 포타슘의 균형을 조절한다.

레닌 renin
효소의 일종으로 혈액 속으로 분비되는 안지오텐시노젠이라는 단백질을, 혈압을 상승시키는 안지오텐신으로 변환시킨다. 혈액 속 레닌의 측정을 통해 고혈압의 원인을 추측할 수 있다.

레닌-
안지오텐신 계통
renin-angiotensin system
혈압 등의 조절에 관여하는 호르몬 계통의 총칭. 혈압 저하나 순환 혈액량의 저하에 동반하여 활성화된다.

곁콩팥 겉질에서 분비되는 스테로이드 호르몬

곁콩팥 겉질에서 분비되는 스테로이드 호르몬은 콜레스테롤에서 합성되기 때문에 그 구조가 닮아 있다.

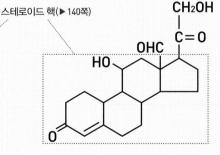

당질 코르티코이드 — 스테로이드 핵(▶140쪽) — 전해질 코르티코이드

당의 대사에 관여하는 호르몬으로 혈당치를 높이는 작용을 한다.

혈액 속 소듐 농도를 조절하는 작용을 한다.

곁콩팥 속질 호르몬

곁콩팥 속질 호르몬의 작용

곁콩팥 속질 호르몬은 곁콩팥 속질에서 분비되는 호르몬이다. 아드레날린, 노르아드레날린과 소량의 도파민 등 세 종류가 있다. 아드레날린은 흥분했을 때 분비되는 호르몬이다. 곁콩팥 속질은 발생학적으로는 신경으로부터 생성된 것이기에 신경을 전달하는 물질(신경 전달 물질)을 분비한다.

곁콩팥 속질에서 교감 신경으로 분비되는 호르몬의 약 80%가 아드레날린이다. 아드레날린은 아미노산 중 하나인 타이로신이 도파 → 도파민 → 노르아드레날린 → 아드레날린으로 변환되어 합성된다. 아드레날린은 심장 박동 수, 심장 수축력의 증가 작용, 간과 근육의 글리코젠 분해에 따른 혈당치 상승, 위장관 운동의 억제, 숨관 가지의 확장 등의 작용을 한다. 노르아드레날린도 비슷한 작용을 하는데, 혈관의 수축을 일으켜 혈압을 상승시킨다.

아드레날린, 노르아드레날린의 작용

아드레날린, 노르아드레날린이 작용하는 표적 기관에는 α아드레날린 수용체와 β아드레날린 수용체가 있다.

아드레날린은 β아드레날린 수용체에 결합하고 노르아드레날린은 α아드레날린 수용체에 결합한다. 각각 다른 수용체에 결합하기 때문에 일으키는 작용도 다르다.

α아드레날린 수용체를 매개로 한 작용(α작용)에는 말초 혈관 수축(혈압 상승), 소화관 운동·분비의 억제, 간에서의 글리코젠 분해, 배뇨 억제, 동공 산대 등이 있다.

β아드레날린 수용체를 매개로 한 작용(β작용)에는 심장 박동 수 증가, 심장박출량 증가, 숨관 가지 확장, 지방 조직에서의 열 생산 등이 있다.

용/어/해/설

발생학
생물의 개체 발생을 연구 대상으로 삼는 생물학의 한 분야.

아드레날린 수용체
아드레날린, 노르아드레날린을 비롯한 카테콜아민류에 의해 활성화되는 G단백질(▶ 142쪽)의 수용체.

심장박출량
심장이 1분 동안 뿜어내는 혈액의 양. 심장박출량이 증가하면 혈액의 순환량이 늘어 산소가 말초를 통해 많이 운반되어 심장에 부담이 간다.

중/요/어/구

아드레날린 adrenaline
곁콩팥 속질에서 분비되는 호르몬으로 신경 전달 물질. 심장 박동 수와 혈압을 높인다.

노르아드레날린
noradrenalin
곁콩팥 속질에서 분비되는 호르몬으로 신경 전달 물질. 아드레날린의 전구물질이다.

겉콩팥 속질에서 분비되는 것은 다음 두 가지다. 모두 카테콜과 아민을 가지고 있는 카테콜아민(▶156 쪽)이다.

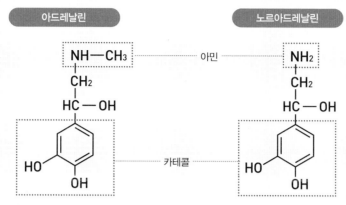

아드레날린

노르아드레날린

아민

카테콜

아드레날린 수용체는 α아드레날린 수용체와 β아드레날린 수용체, 두 종류이며, 각기 다른 작용을 한다.

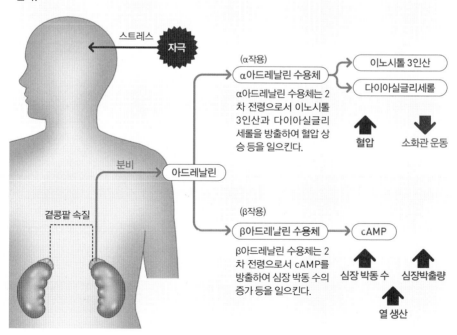

스트레스

자극

(α작용)
α아드레날린 수용체

이노시톨 3인산

다이아실글리세롤

α아드레날린 수용체는 2차 전령으로서 이노시톨 3인산과 다이아실글리세롤을 방출하여 혈압 상승 등을 일으킨다.

혈압

소화관 운동

분비

아드레날린

겉콩팥 속질

(β작용)
β아드레날린 수용체

cAMP

β아드레날린 수용체는 2차 전령으로서 cAMP를 방출하여 심장 박동 수의 증가 등을 일으킨다.

심장 박동 수

심장박출량

열 생산

스트레스와 카테콜아민의 관계

사람은 스트레스를 느끼면 교감 신경이 자극되어 도파민, 아드레날린, 노르아드레날린 등 카테콜아민이 분비된다. 격한 운동·한랭·정신적 스트레스나 출혈 등에 따른 혈압 저하나, 공복이나 굶주림에 따른 혈당 저하가 일어날 수 있다.

카테콜아민이 분비되면 α작용과 β작용을 통해 심장 박동 수와 심장박출량의 증가, 호흡수의 증가, 동공 산대, 혈당 상승 등의 증상이 나타난다. 예컨대 동물이 적에게 습격당하는 수준의 스트레스를 받는 경우 '도망칠 것인가, 싸울 것인가'를 판단해야 한다. 그러면 운동 기관으로 가는 혈액이 늘어 혈압이 올라가고 호흡도 가빠진다. 동공은 크게 열려 밤에도 잘 볼 수 있게 된다.

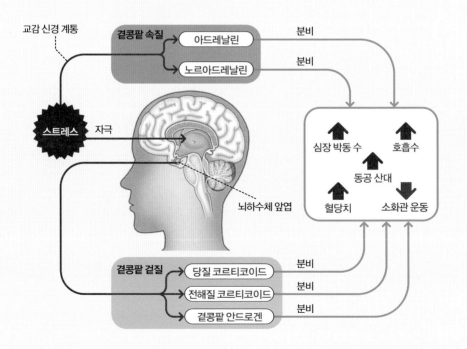

스트레스와 호르몬 분비의 관계

스트레스는 곁콩팥에서의 호르몬 분비에 크게 관여하는데, 스트레스가 자극이 되어 곁콩팥 겉질과 곁콩팥 속질에서 호르몬이 분비되어 인체에 영향을 준다.

이것은 스트레스에 석응하기 위한 방어 반응이다. 먼저 아드레날린이 분비되고, 스트레스를 더 받으면 노르아드레날린이 분비된다.

스트레스에 대한 인체의 반응

장기적으로 스트레스를 받으면 곁콩팥 겉질 호르몬인 당질 코르티코이드가 분해되어 각성, 집중, 기억, 적극성, 통증이 사라지는 변화가 일어난다.

카테콜아민이나 당질 코르티코이드나 모두 몸을 지키는 중요한 호르몬인데 과도하게 분비되면 불필요한 혈당 상승, 소화기의 혈류 감소 등의 부작용을 일으켜 몸에 좋지 않다. 소화기의 혈류 감소는 위염과 위궤양의 원인이 된다.

또 아드레날린은 교감 신경의 전달 물질이다. 아드레날린이 과잉 분비되어 균형이 무너지면 교감 신경과 부교감 신경으로 이루어진 자율 신경 계통의 작용에 영향을 미친다. 과민성 창자 증후군과 같은 내장 질환도 스트레스가 원인인 것으로 알려져 있다.

LABORATORY

스트레스를 맨 처음 거론한 셀리에 박사

스트레스라는 말은 원래 공학에서 재료에 힘을 가하는 것을 뜻하는 용어였는데, 의학·생리학적으로 처음 정의한 것은 캐나다인인 셀리에 박사다. 한스 셀리에(Hans Selye)는 1936년 영국의 〈네이처〉지에 "각종 유해 요인 때문에 생기는 증후군"이라는 논문을 발표했다. 이것이 최초의 '스트레스 학설'이다. 그는 "스트레스는 우리 삶의 양념이다"라고 했는데, 이것은 '좋은 스트레스'를 적절히 받으면 생활에 활력이 될 수 있다는 뜻이다.

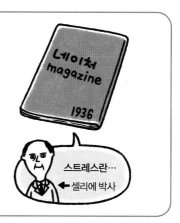

네이처 magazine 1936

스트레스란…

← 셀리에 박사

혈당을 조절하는 호르몬

인슐린과 그 밖의 호르몬

포도당(글루코스)은 우리 몸에서 가장 중요한 에너지원이다. 뇌와 적혈구는 거의 포도당만을 에너지로 쓴다. 포도당은 혈액에 녹아 운반되는데 그 양, 즉 혈당치를 조절하는 호르몬이 인슐린이다.(▶62쪽)

인슐린과 마찬가지로 이자에서 분비되는 글루카곤은 혈당을 높이는 기능을 하고 소마토스타틴은 인슐린과 글루카곤의 분비를 억제하는 기능을 한다.

인슐린은 글루코스가 혈액에서 세포로 흡수되는 것을 촉진하며 간에서는 글루코스에서 글리코젠의 합성을 촉진하여 혈당을 떨어뜨린다. 또 간과 지방 조직에서 글루코스가 지방으로 변환되는 것을 촉진하고, 골격근과 지방 세포에서는 단백질의 합성을 촉진한다.

용/어/해/설

혈당치
혈액 속 글루코스(포도당)의 농도.

중/요/어/구

인슐린
혈당치를 떨어뜨리는 작용을 하는 유일한 호르몬이다. 반면 혈당치를 올리는 호르몬에는 글루카곤, 아드레날린, 코르티솔, 성장 호르몬 등이 있다.

LABORATORY

당뇨병과 당화혈색소(HbA1c)

혈액 속 포도당(글루코스)이 높은 상태가 오래 지속되면 혈관 속 여분의 포도당은 적혈구의 단백질인 헤모글로빈(Hb)에 결합한다. 이를 글리코헤모글로빈이라고 하는데, 그중에서도 당화혈색소(HbA1c, 헤모글로빈 에이원씨)는 당뇨병의 진단과 치료의 척도가 되는 중요한 물질이다.

헤모글로빈은 적혈구 속에 있으며 적혈구의 수명은 약 120일(4개월)이라고 알려져 있다. 혈액 속의 HbA1c 값은 적혈구 수명의 절반 정도에 해당하는 시기의 혈당치 평균을 반영한다. 따라서 혈액 검사를 하면 그날부터 대개 2~3개월 전의 혈당 상태를 추정할 수 있다.

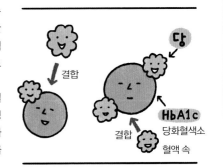

결합

당

결합

HbA1c
당화혈색소

혈액 속

당뇨병과 혈당치를 조절하는 호르몬

인슐린의 분비 저하 또는 인슐린이 분비되어도 골격근이나 지방 조직에서의 작용이 약한 상태, 즉 잘 듣지 않는 상태(인슐린 저항성)가 되면 고혈당과 당뇨, 다음, 다뇨를 증상으로 하는 당뇨병이 발병한다.

또 최근 작은창자에서 분비되는 인크레틴(incretin)이라는 소화관 호르몬이 주목받고 있다. 이 호르몬 가운데 대표적인 것이 글루카곤 유사 펩타이드(GLP-1)다.

질/병/미/니/지/식

당뇨병

인슐린이 부족하여 세포에 작용하지 못해, 포도당이 에너지를 필요로 하는 세포 속으로 운반되지 못하고 혈액 속에 넘치는 병. 혈당이 높은 상태가 지속되면 혈관이 손상되고 당뇨 망막증, 당뇨 콩팥병 등 합병증이 생긴다.

혈액 속 혈당 조절의 원리

포도당은 뇌와 근육 등 다양한 기관으로 운반된다. 혈액 속 포도당 농도가 지나치게 높으면 콩팥으로 배설되고, 또 간에서 인슐린의 작용으로 글리코젠을 합성하여 혈당치를 떨어뜨린다. 반대로 포도당 농도가 낮으면 글루카곤의 작용으로 글루코스로 분해되어 혈당치를 올린다.

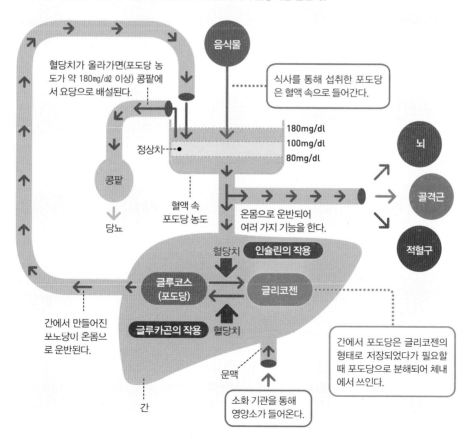

혈당치가 올라가면(포도당 농도가 약 180mg/dℓ 이상) 콩팥에서 요당으로 배설된다.

음식물

식사를 통해 섭취한 포도당은 혈액 속으로 들어간다.

180mg/dl
100mg/dl
80mg/dl

정상치

콩팥

당뇨

뇌

골격근

적혈구

혈액 속 포도당 농도

온몸으로 운반되어 여러 가지 기능을 한다.

혈당치　인슐린의 작용

글루코스 (포도당)　글리코젠

간에서 만들어진 포노당이 온몸으로 운반된다.

글루카곤의 작용　혈당치

간에서 포도당은 글리코젠의 형태로 저장되었다가 필요할 때 포도당으로 분해되어 체내에서 쓰인다.

문맥

간

소화 기관을 통해 영양소가 들어온다.

성호르몬의 작용

여성 호르몬과 남성 호르몬

사람은 아이에서 성인이 되는 과정에서 사춘기를 맞는다. 신체적으로나 성적으로나 성장하는 시기인데, 성적인 성장을 컨트롤하는 중요한 역할을 하는 것이 성호르몬이다. 성호르몬에는 여성 호르몬과 남성 호르몬이 있다.

성호르몬의 분비가 왕성해지면 여성은 초경이 시작되고 남성은 첫 사정이 일어난다. 또 신체적으로도 여성은 여성답고 남성은 남성답게 발달해 나간다. 이를 제2차 성징이라고 한다.

여성 호르몬은 에스트로겐(난포 호르몬)과 프로게스테론(황체 호르몬) 등 두 종류로 난소에서 분비된다. 에스트로겐은 자궁의 발육과 젖샘의 발달 등을 촉진하고, 프로게스테론은 자궁 내막의 상태를 조정한다. 남성 호르몬의 대표적인 것은 테스토스테론으로 정자의 형성과 남성 생식기의 발달 등을 촉진한다.

사람의 성은 성염색체의 정보로 결정된다

생식이란 생물이 자신의 종족을 존속시키기 위해 같은 개체를 만들어내는 것이다. 사람은 남성이 가지고 있는 정자와 여성이 가지고 있는 난자가 수정이라고 불리는 결합을 통해 새로운 개체가 만들어진다. 이러한 기능을 하기 위해 남녀의 생식 기관은 구조가 서로 다르다.(▶161쪽 그림)

생식을 통해 자손에게 전달하기 위한 정보가 DNA인데 사람은 염색체 속에 들어 있다. 사람의 염색체는 23쌍 46개로 이루어져 있다. 남녀에게 공통인 염색체는 22쌍 44개이며 상염색체라고 하고, 성별을 결정짓는 염색체는 각기 1쌍 2개이며 성염색체라고 한다. 남성의 성염색체는 XY, 여성의 성염색체는 XX다. 성별은 수정 단계에서 결정되며 그 정보에 따라 성호르몬이 생성·분비된다.

용/어/해/설

초경
월경에 따른 첫 출혈.

첫 사정
처음 사정하는 현상.

염색체
끈 모양의 구조를 띠며 유전 정보가 담겨 있다.

성염색체
성별을 결정짓는 염색체. 남성은 X염색체와 Y염색체를 가지고(XY), 여성은 X염색체를 2개 가지고 있다(XX).

중/요/어/구

에스트로겐 estrogen
여성 호르몬 중 하나로 난포 호르몬이라고도 불린다. 임신을 성립시키는 작용을 한다.
▶166쪽

프로게스테론
progesterone
황체 호르몬이라고도 불린다. 황체 및 태반에서 분비되어 임신을 유지하는 작용을 한다.
▶166쪽

사람의 생식 기관

여성과 남성은 생식 기능이 다르기에 구조도 서로 다르다.

여성의 생식 기관

주로 난소, 자궁관, 자궁, 질로 구성되어 있다.

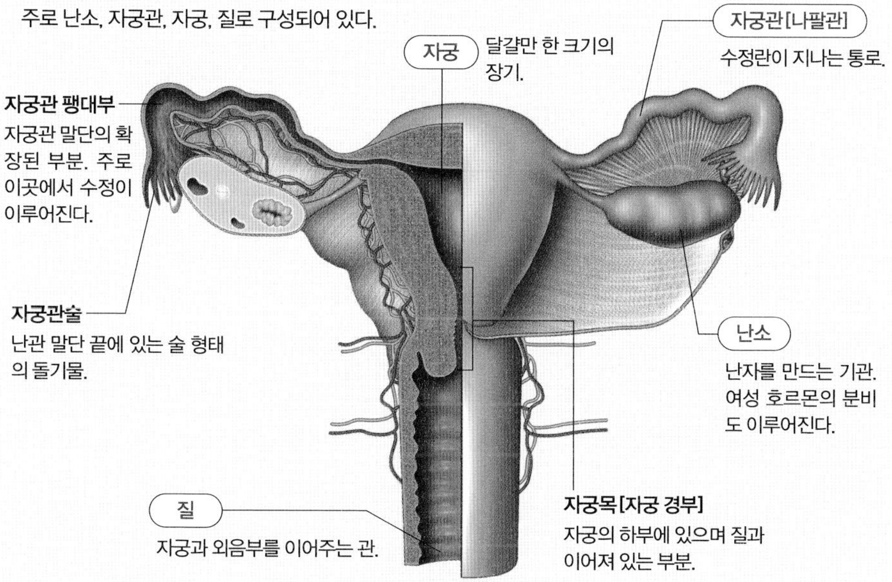

자궁 달걀만 한 크기의 장기.
자궁관[나팔관] 수정란이 지나는 통로.
자궁관 팽대부 자궁관 말단의 확장된 부분. 주로 이곳에서 수정이 이루어진다.
자궁관술 난관 말단 끝에 있는 술 형태의 돌기물.
난소 난자를 만드는 기관. 여성 호르몬의 분비도 이루어진다.
질 자궁과 외음부를 이어주는 관.
자궁목[자궁 경부] 자궁의 하부에 있으며 질과 이어져 있는 부분.

남성의 생식 기관

주로 정관, 정소, 음경으로 구성되어 있다.

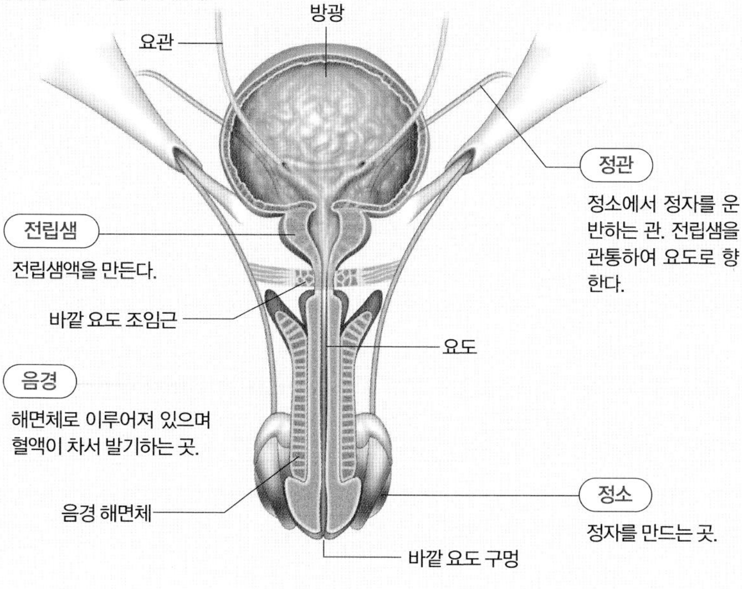

방광
요관
정관 정소에서 정자를 운반하는 관. 전립샘을 관통하여 요도로 향한다.
전립샘 전립샘액을 만든다.
바깥 요도 조임근
요도
음경 해면체로 이루어져 있으며 혈액이 차서 발기하는 곳.
정소 정자를 만드는 곳.
음경 해면체
바깥 요도 구멍

배란과 수정

여성 호르몬은 난소에서 분비된다

난소에는 난자와 그것을 감싸고 있는 주머니인 난포가 많이 있다. 아직 성숙하지 않은 난포를 원시 난포라고 하는데 수십만 개에 이른다. 사춘기를 지나면 난포 자극 호르몬의 작용으로 매월 15~20개가 발육하고 그중 한 개가 급속히 성숙하여 성숙 난포가 된다. 나머지는 퇴화하여 폐쇄 난포가 된다.

성숙한 난포는 에스트로겐을 분비하여 임신 준비를 위해 자궁의 내막을 두껍게 만든다. 혈액 속의 에스트로겐이 충분해지면 황체 형성 호르몬이 분비되어 난소 주기인 14일경에 난포가 찢어져 난소에서 난자가 방출된다. 이것이 배란이다. 배란 후 난자는 나팔 모양의 자궁관술로 흡수되어 자궁관으로 들어간다. 이때 정자와 수정이 되면 자궁 내막에 착상하여 임신이 된다. 착상에 일주일 정도 소요된다. 그리고 배란된 난포는 황체로 변화하여 황체 호르몬(프로게스테론)을 분비한다.

난소의 주기에는 난포기와 황체기가 있다

난자의 성숙과 함께 난포가 커지는데, 이것은 난포 자극 호르몬의 작용으로 에스트로겐이 분비되기 때문이다. 이 시기를 월경 주기에서는 난포기라고 하며 기초 체온이 낮은 시기다.

배란이 이루어지면 난포는 황체가 되어 황체 형성 호르몬의 자극을 받아 프로게스테론을 분비한다. 이 시기를 월경 주기에서는 황체기라고 하며 기초 체온은 0.2~0.4도 올라간다. 그래서 체온의 측정을 통해 배란의 유무나 주기를 확인할 수 있다.

배란된 난자의 수명은 약 1일이고 사정된 정자의 수명은 약 3일에서 길면 7일이라고 알려져 있기에 수정이 가능한 기간은 배란일 전후 3일 정도다.

용/어/해/설

난포
난자가 들어 있는 주머니. 약 20mm가 되면 배란된다.

난소 주기
난소가 호르몬의 영향으로 주기적으로 배란하는 현상. 통상 28~30일이 한 주기다.

월경 주기
▶164쪽

기초 체온
여성은 호르몬의 작용으로 체온이 변화한다. 기초 체온의 측정으로 배란일이나 월경의 예측이 가능하다.

중/요/어/구

황체 형성 호르몬LH
남녀의 성 호르몬 생산을 자극한다. 여성은 이 자극으로 난소에서 에스트로겐이나 프로게스테론이 만들어져 배란을 유발한다.

난포 자극 호르몬FSH
남녀의 생식 세포의 성숙을 자극한다. 여성은 난소 안에서 미성숙 난포의 성장을 자극하여 성숙시킨다.

수정이 이루어지지 않으면 난자는 자궁에서 몸 밖으로 배출되고 황체는 퇴화한다. 수정이 이루어지면 황체는 점점 커져 프로제스테론을 분비하고 그 작용으로 임신이 계속 유지된다.

월경 전 증후군 PMS
월경이 시작되기 1~2주 전부터 초조함, 복통, 졸림, 두통 등 여러 가지 불쾌 증상이 나타나는 것을 말한다. 여성 호르몬이 급변하기 때문이라고 알려져 있으나 명확하게 밝혀진 것은 아니다.

수정의 원리

보통 난포 속의 난자는 성숙하여 매월 한 개씩 배란된다. 배출된 난자는 자궁관 팽대부에서 수정된다. 수정란은 분할을 시작하여 16개 이상으로 분열되는 동안 자궁관을 이동한다. 자궁 내막에 착상하면 임신이 성립한다.

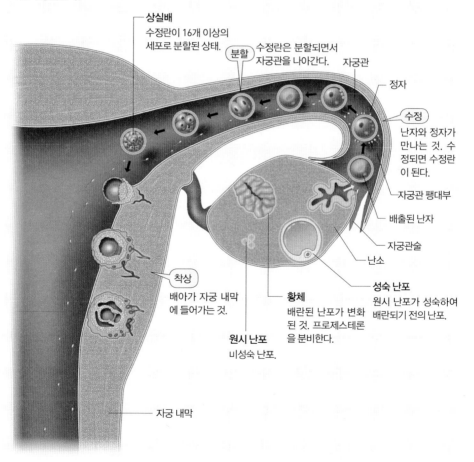

상실배
수정란이 16개 이상의 세포로 분할된 상태.

분할 수정란은 분할되면서 자궁관을 나아간다.

자궁관

정자

수정
난자와 정자가 만나는 것. 수정되면 수정란이 된다.

자궁관 팽대부

배출된 난자

자궁관술

난소

성숙 난포
원시 난포가 성숙하여 배란되기 전의 난포.

착상
배아가 자궁 내막에 들어가는 것.

황체
배란된 난포가 변화된 것. 프로제스테론을 분비한다.

원시 난포
비성숙 난포.

자궁 내막

월경과 임신

월경의 원리

자궁은 수정란이 착상할 수 있도록 푹신한 침대처럼 자궁 내막을 두텁게 하여 임신을 위한 준비를 한다. 그런데 임신이 되지 않으면 이것은 쓸모가 없어져서 자궁 내막이 탈락되고 출혈이 일어나 체외로 배출된다.

이것이 월경이다. 난소에서 분비되는 호르몬과 자궁 내막에 주기적인 변화를 일으키는데 이를 월경 주기라고 한다.

월경 주기는 보통 28~30일이며 뇌의 시상 하부에서 조절한다. 시상 하부는 부교감 신경과 교감 신경, 즉 자율 신경을 지배하기에 스트레스 등의 영향을 쉽게 받는다. 그래서 월경 주기가 불규칙해지기도 한다.

사람 융모 생식샘 자극 호르몬이 임신을 유지

착상이 이루어지면 수정란에 영양을 공급하던 막에서 태반이 만들어진다. 태반에서는 임신을 유지하기 위한 호르몬인 사람 융모 생식샘 자극 호르몬(HCG)이 분비된다. 이것이 소변을 통해 나오기에 소변 속의 사람 융모 생식샘 자극 호르몬(HCG)을 측정하면 임신 여부를 확인할 수 있다.

태반은 임신 16주까지 완성된다. 태반은 태아가 성장하는 데 필요한 것을 공급하는 기능을 한다. 영양분의 공급과 노폐물의 회수가 모체와 연결된 탯줄을 통해 이루어진다.

0.2mm에 불과한 수정란은 수정 후 3~4주 동안 긴 꼬리에 아가미가 있는 물고기 형상을 한 1cm의 태아(胎芽)로 성장한다. 이후 약 8주에 심장과 뇌 등의 기관의 바탕을 이루는 부분이 생기고, 40주가 되면 약 50cm, 3kg의 태아(胎兒)로 성장하여 출산에 이르게 된다.

용/어/해/설

시상 하부 ▶ 222쪽

태반
자궁 속에서 태아와 탯줄로 이어져 있으며 모체와의 사이에서 산소나 영양을 중개한다. 얼룩덜룩한 갯솜 형태의 기관이다.

태아 胎芽
태아(胎兒)가 되기 전. 임신 7주째까지는 태아(胎芽)라고 부른다.

중/요/어/구

월경 주기
여성 호르몬의 영향으로 자궁 내막의 증식과 탈락이 주기적으로 일어나는 것.

사람 융모 생식샘 자극 호르몬 HCG
임신하면 만들어지는 호르몬으로 입덧의 원인이라고도 알려져 있다.

질/병/미/니/지/식

목태반[전치태반]
어떠한 원인으로 자궁의 아래쪽에 착상이 되고, 그 상태에서 태반이 형성되어 태반이 자궁 입구를 전부 또는 일부 막고 있는 상태. 제왕절개를 하는 경우가 많다.

난소와 자궁은 보통 28~30일 주기로 변화한다. 자궁 내막이 탈락되어 월경이 일어나면 난소에서는 난포가 성숙하여 에스트로겐을 분비한다. 월경 주기의 14일째 무렵에 성숙 난포가 한 개 형성되면, 황체 형성 호르몬의 자극으로 에스트로겐이 많이 분비되어 배란이 일어난다. 배란이 끝나면 난포는 황체가 되어 프로제스테론을 분비한다.

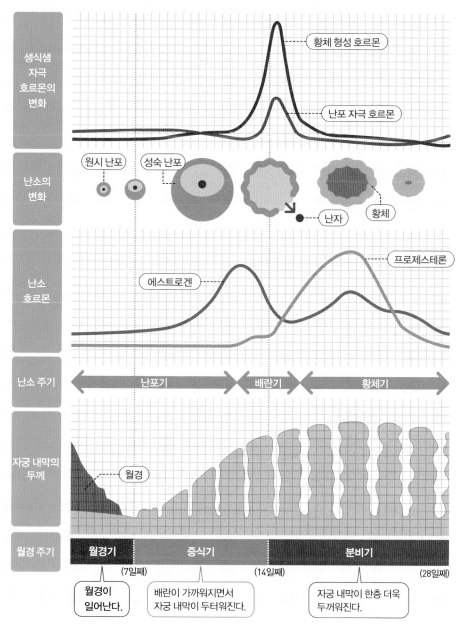

에스트로겐과 프로제스테론

에스트로겐의 작용

여성 호르몬과 생식 기능의 관계에 대해서는 앞서 설명했는데, 이번에는 여성 호르몬인 에스트로겐과 프로제스테론에 대해 조금 더 자세히 알아보자.

에스트로겐은 배란 전에 분비되어 난포를 성장시키는 데 크게 기여하기에 난포 호르몬이라고도 한다. 콜레스테롤을 재료로 합성되는 스테로이드 호르몬이다.

제2차 성징을 촉진하고 사춘기 이후 분비가 증가하여 프로제스테론과 함께 월경 주기에 따라 농도가 달라진다. 난포의 성장과 함께 분비되며 자궁 내막을 두껍게 만들어 수정란이 자궁 내막에서 착상할 수 있는 환경을 만들어준다. 갱년기 이후에는 분비가 줄어든다.

그 밖에도 젖샘의 발달, 지질 대사의 제어 등 다양한 작용을 한다.

프로제스테론의 작용

프로제스테론도 콜레스테롤을 재료로 만들어지는 스테로이드 호르몬이

LABORATORY

저용량 필(OC)이란?

여성 호르몬인 황체 호르몬(프로제스테론)과 난포 호르몬(에스트로겐)을 주성분으로 하는 정제다. 임신에 가까운 상태를 몸속에서 만들어내어 피임과 생리통 등에 사용된다. 미국에서 1960년에 최초로 발매되었는데 당시 호르몬 양이 많은 고용량 필이 사용되었으나 부작용이 많았다. 그래서 호르몬 양을 5분의 1에서 10분의 1로 줄여 부작용이 적은 저용량 필을 사용하게 되었다. 필 속에 들어있는 난포 호르몬이 1정에 50μg 이하인 것을 저용량 필이라고 한다.

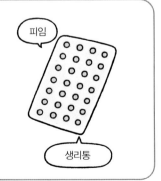

다. 배란 후 황체기(▶162쪽)에 증가하기에 황체 호르몬이라고도 불린다.

프로제스테론은 자궁 내막을 두텁게 하여 임신에 대비하는 작용을 한다. 자궁 내막샘의 분비를 촉진하여 자궁 민무늬근의 활동을 억제시키는 방법으로 수정란이 순조롭게 착상할 수 있도록 돕는다. 임신이 성립되지 않으면 황체가 퇴화하고 혈중 프로제스테론 농도가 저하되어 자궁 내막이 유지되지 못한다. 이에 자궁 밖으로 배출되어 월경이 시작된다. 또 젖샘을 발달시켜 배란 후에 가슴이 커지는 경우도 있다.

그 밖에 혈당치를 정상으로 되돌리거나 체지방을 줄여 호르몬 균형을 조정하는 역할을 한다.

난소에서 이루어지는 호르몬 분비 피드백의 원리

시상 하부의 지령에 의해 따라 난포 자극 호르몬(FSH)이 분비되고 그 자극으로 에스트로겐과 프로제스테론이 분비된다.

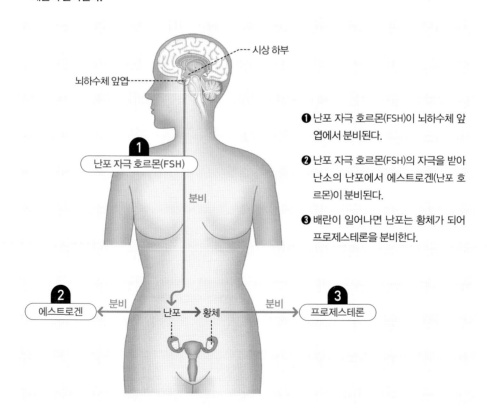

시상 하부

뇌하수체 앞엽

❶ 난포 자극 호르몬(FSH)

분비

❶ 난포 자극 호르몬(FSH)이 뇌하수체 앞엽에서 분비된다.

❷ 난포 자극 호르몬(FSH)의 자극을 받아 난소의 난포에서 에스트로겐(난포 호르몬)이 분비된다.

❸ 배란이 일어나면 난포는 황체가 되어 프로제스테론을 분비한다.

❷ 에스트로겐 ← 분비 ← 난포 → 황체 → 분비 → 프로제스테론 ❸

정자와 사정

정자가 만들어지기까지

정자의 길이는 약 0.05mm로 사람의 세포 중에서 가장 작다. 머리, 목, 중간 부분, 꼬리로 구성되어 있으며, 머리에는 핵이 있다. 그 속에 있는 23개의 염색체에 부계 유전 정보가 들어 있다.

중간 부분에는 미토콘드리아가 나선 모양으로 감겨 있으며 정자 운동을 위한 에너지원이 된다. 꼬리는 올챙이의 꼬리와 비슷하다. 난자의 분비물을 감지하고 난자를 향해 자궁 안을 헤엄쳐 가는 데 필요하다.

정자는 매일 약 3,000만 개, 일생 동안 약 1조~2조 개가 만들어진다. 정자는 10~20일 걸려서 정관을 지나 정낭, 전립샘 등에서 각각 분비액과 섞여 정액이 된다. 그리고 귀두의 바깥 요도 구멍을 통해 사정된다. 1회 사정량은 약 2~6cc다.

정자의 구조

정자는 머리, 목, 중간 부분, 꼬리로 구성되어 있다.

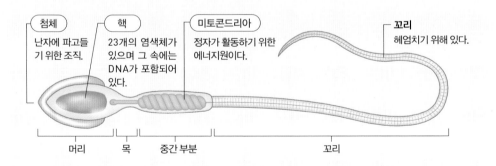

첨체
난자에 파고들기 위한 조직.

핵
23개의 염색체가 있으며 그 속에는 DNA가 포함되어 있다.

미토콘드리아
정자가 활동하기 위한 에너지원이다.

꼬리
헤엄치기 위해 있다.

머리　목　중간 부분　꼬리

사정의 원리

사정을 하려면 발기가 이루어져야 한다. 음경에 닿으면 자극이 척수로 전달되어 반사적으로 세동맥이 확장되고 음경 내부의 해면체에 혈액이 차서 부피가 커진다. 다음으로 혈액을 배출하는 정맥이 조절되어 내부의 압력이 올라가 단단해져서 발기한다. 태아나 영아도 발기를 하는데 이는 성적인 것과는 다른 단순한 자극에 따른 반사다. 성적 흥분도가 높아지면 요도 조임근과 해면체근이 수축되어 그 압력이 정액을 요도 전립샘 부분에서 바깥 요도 구멍으로 급격히 밀어내 사정이 이루어진다.

발기와 사정은 음경의 촉자극을 통해 일어나는 척수 반사로, 성반사라고도 한다. 반사는 사고와 감정으로도 발기한다. 정액도 소변도 요도를 지나지만 사정 시에는 방광 출구의 조임근이 닫히기에 소변이 정액과 섞이는 일은 없다.

사정의 원리

정소에서 만들어진 정자는 정관을 지나 정낭과 전립샘 등에서 분비되는 액과 섞여서 바깥 요도 구멍으로 사정이 이루어진다.

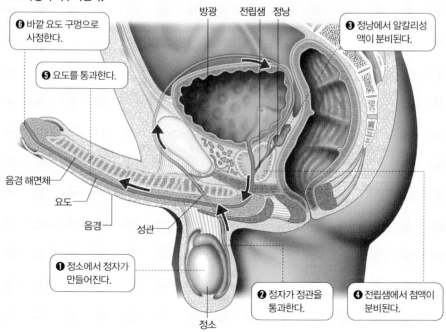

❻ 바깥 요도 구멍으로 사정한다.

❺ 요도를 통과한다.

음경 해면체
요도
음경
성관

❶ 정소에서 정자가 만들어진다.

방광　전립샘　정낭

❸ 정낭에서 알칼리성 액이 분비된다.

❷ 정자가 정관을 통과한다.

❹ 전립샘에서 점액이 분비된다.

정소

안드로겐

안드로겐은 테스토스테론이 주를 이룬다

안드로겐이란 남성화 작용을 촉진하는 남성 호르몬이다. 테스토스테론이 대표적인데, 정소에서 콜레스테롤을 재료로 합성·분비된다.

테스토스테론이 부족하면 5-α 환원 효소라는 효소에 의해 테스토스테론이 더 강하게 작용하는 남성 호르몬으로 변환된다. 이것이 디하이드로테스토스테론(DHT)이라는 남성 호르몬이다.

소량이지만 테스토스테론은 여성에게서도 곁콩팥과 난소에서 합성되어 분비가 된다. 곁콩팥에서 분비되는 곁콩팥 안드로겐은 테스토스테론에 비해 활성이 약해서 생리적으로 크게 중요한 작용을 하지 않는다.

단, 과다 분비되면 남성 호르몬 과다증이 나타날 수 있다.

테스토스테론의 작용

테스토스테론은 태아기에 정원세포의 형성, 사춘기에 신체의 남성화(골격근의 발달과 성대의 남성화 등)에 작용한다. 디하이드로테스토스테론(DHT)은 남성의 외성기 형성에 반드시 필요하며 사춘기 이후 남성형 발모(체모가 짙어진다)와 탈모에 관여한다.

안드로겐은 갑상샘 호르몬이나 스테로이드 호르몬과 마찬가지로 콜레스테롤에서 합성되어 이들 호르몬과 마찬가지로 핵 속 수용체에 결합하여 표적 유전자의 전사를 조절하여 작용을 발휘한다.

테스토스테론은 골격근을 발달시키는 작용을 하기에 근육량 증강을 목적으로 운동선수가 부정으로 사용하는 일이 있다. 이것은 도핑의 대상 물질로 단속이 엄격하게 이루어지고 있다.

용/어/해/설

5-α 환원 효소
디하이드로테스토스테론
(DHT)을 만들어내는 효소.

외성기
밖에서 보이는 생식기 부분.

중/요/어/구

테스토스테론
testosterone
남성 호르몬의 일종으로 남성은 주로 정소에서, 여성은 난소에서 분비된다. 미량이지만 곁콩팥에서도 분비된다.

**디하이드로
테스토스테론 DHT**
테스토스테론이 모발을 굵게 만드는 반면 DHT는 피지샘과 털 유두에 작용하여 모발의 성장을 방해한다. 그래서 모발이 가늘어지는 원인 물질로 알려져 있다.

질/병/미/니/지/식

남성 호르몬 과다증
여성에게서 남성 호르몬이 많이 분비되면 다모증, 체중 증가, 남성화 등의 부작용이 나타난다.

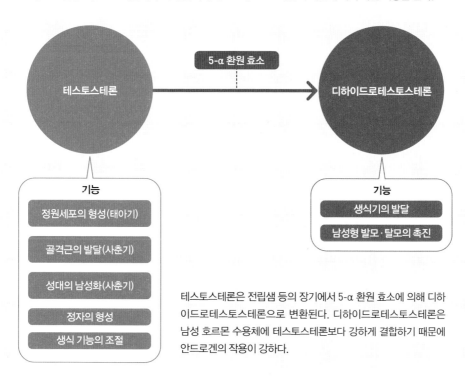

테스토스테론과 디하이드로테스토스테론의 기능

남성 호르몬인 테스토스테론이 부족하면 디하이드로테스토스테론이 되는데 각각 다른 기능을 한다.

테스토스테론

5-α 환원 효소

디하이드로테스토스테론

기능

- 정원세포의 형성(태아기)
- 골격근의 발달(사춘기)
- 성대의 남성화(사춘기)
- 정자의 형성
- 생식 기능의 조절

기능

- 생식기의 발달
- 남성형 발모·탈모의 촉진

테스토스테론은 전립샘 등의 장기에서 5-α 환원 효소에 의해 디하이드로테스토스테론으로 변환된다. 디하이드로테스토스테론은 남성 호르몬 수용체에 테스토스테론보다 강하게 결합하기 때문에 안드로겐의 작용이 강하다.

LABORATORY

탈모증과 남성 호르몬의 관계

젊은 남성에게 나타나는 두부 탈모증(AGA)에는 남성 호르몬의 작용이 크게 관여하는 것으로 알려져 있다. 요즘은 남성 호르몬의 작용을 억제하는 약이 개발되어 효과를 본 사례도 있다. 테스토스테론에서 5α-디하이드로테스토스테론으로 활성화를 일으키는 효소인 5-α 환원 효소를 특이적으로 방해하는 약물 등이 널리 쓰이고 있다.

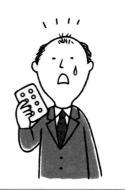

그레이브스병과 하시모토병
우울증으로 착각하기 쉬운 갑상샘 질환

의욕이 없고 몸이 늘어지며 아침에 일어나지 못할 때, 혹시 우울증이 아닐까 의심해본 사람도 있을 것이다. 그런데 우울증이 아니라 어쩌면 갑상샘의 기능 이상이 원인일지도 모른다.

갑상샘은 대사를 조절하는 갑상샘 호르몬을 분비한다. 갑상샘 호르몬은 자율 신경의 교감 신경을 활발하게 하는 작용을 한다. 교감 신경은 활동적인 낮 시간에 활약하는 신경이다. 교감 신경이 작용하면 동공은 확대되고 심장의 박동이 빨라진다. 또 혈관이 수축되어 혈압이 올라가고, 몸은 에너지 충만한 상태가 된다. 갑상샘의 기능이 떨어지면 신진 대사가 저하되어 무기력해지고 의욕이 떨어지며 우울증과 유사한 상태가 나타난다. 이것은 갑상샘 기능 저하증이라는 병이다. 반대로 갑상샘의 기능이 항진되는 그레이브스병은, 체중이 줄고 손발이 떨리며 두근거림이 심해지는 증상 등이 나타난다.

갑상샘 기능 저하증의 주요 원인이 되는 하시모토병(만성 갑상샘염)이나 갑상샘 기능 항진증을 일으키는 그레이브스병의 발병은 면역 기능과 관련이 있다. 하시모토병은 갑상샘에 만성 염증이 생겨서 호르몬의 합성과 분비가 저하되는 자가 면역 질환이다. 그레이브스병은 자신의 갑상샘을 이물로 인식하여 갑상샘 호르몬 수용체를 과다 자극하여 갑상샘 호르몬을 계속해서 만들어낸다. 이러한 병은 젊은 여성에게 많이 나타나며 발병 빈도도 높다. 혈액 검사를 통해 쉽게 진단할 수 있는데, 일반 건강 검진에서는 검사 항목에 포함되어 있지 않다. 그래서 증상이 있다면 내과에서 검사를 받아보자. 투약 치료로 증상을 억제할 수 있기에 의심이 된다면 조기에 진찰을 받는 것이 좋다.

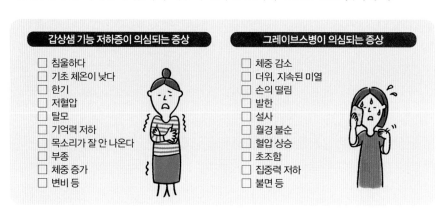

갑상샘 기능 저하증이 의심되는 증상
- ☐ 침울하다
- ☐ 기초 체온이 낮다
- ☐ 한기
- ☐ 저혈압
- ☐ 탈모
- ☐ 기억력 저하
- ☐ 목소리가 잘 안 나온다
- ☐ 부종
- ☐ 체중 증가
- ☐ 변비 등

그레이브스병이 의심되는 증상
- ☐ 체중 감소
- ☐ 더위, 지속된 미열
- ☐ 손의 떨림
- ☐ 발한
- ☐ 설사
- ☐ 월경 불순
- ☐ 혈압 상승
- ☐ 초조함
- ☐ 집중력 저하
- ☐ 불면 등

제 8 장

신경의 원리

신경 계통의 분류

중추 신경 계통과 말초 신경 계통

사람은 더우면 땀을 흘려 체온을 일정하게 유지한다. 이처럼 '더위'라는 몸 안팎의 정보를 각 기관에 전달하여, 몸속에서 '땀 흘리는' 행위를 통해 생리 기능을 조절한다. 그러한 조절의 정보를 전달하는 역할을 담당하는 것이 신경 계통이다.

신경 계통에는 뇌와 척수에 있는 중추 신경 계통과, 중추 신경 계통에서 발신하는 정보를 각 기관으로 전달하거나 반대로 각 기관의 정보를 중추 신경 계통으로 전달하는 말초 신경 계통이 있다. 중추 신경은 말초 신경에서 발신한 정보를 받아들여, 그 정보에 따라 움직인다. 뇌와 척수는 따로따로 작용하는 것 같지만 이어져 있는 중추 신경이다.

몸 신경 계통과 자율 신경 계통

말초 신경 계통은 그 기능에 따라 크게 몸 신경 계통과 자율 신경 계통으로 나뉜다.

몸 신경 계통은 자극을 받아 느끼는 것과 같이 주로 의식이 되었을 때 작용한다. 감각 신경과 운동 신경 등이 몸 신경 계통으로, 감각 신경은 몸의 감각을 대뇌로 전달하고 운동 신경은 뇌에서 내린 지령을 골격근 등으로 전달한다.

예컨대 추운 겨울날 '춥다'는 정보가 말초 신경인 감각 신경에서 척수 신경을 통해 뇌로 전달된다. 뇌에서 '추위'를 느끼면, 이번에는 뇌에서 골격근을 수축시키는 지령을 척수 신경을 통해 말초 신경인 운동 신경으로 보내기에 스웨터를 찾아 입는 행동을 할 수 있다.

반면 자율 신경(▶178쪽)은 의지와 관계없이 자동으로 조절된다. 그래서 제대로신경 계통이라고도 한다.

용/어/해/설

감각 신경
몸 안팎의 움직임을 전달하는 신경의 총칭.

골격근
▶202쪽

중/요/어/구

중추 신경 계통
모든 신경의 통합·지배 등 중심적 역할을 담당한다. 말초 신경의 자극을 받아 음성·운동·반사 등의 지령을 내린다.

말초 신경 계통
몸 전체에 분산되어 있는 신경 계통. 말단 기관과 뇌 등의 중추 신경 사이에서 정보의 전달을 담당한다.

질/병/미/니/지/식

길렝-바레 증후군
Guillain-Barre syndrome
좌우 다리의 탈력감, 근력 저하, 보행 곤란 등 말초 신경의 장애를 일으키는 병. 원인은 밝혀지지 않았으며 특정 질환으로 지정되어 있는 난치병이다.

신경은 뇌에서 내린 지령을 몸의 각 부위로 전달(중추 신경 계통)하고, 또 몸의 각 부위에서 보내는 정보를 뇌로 전달(말초 신경 계통)한다.

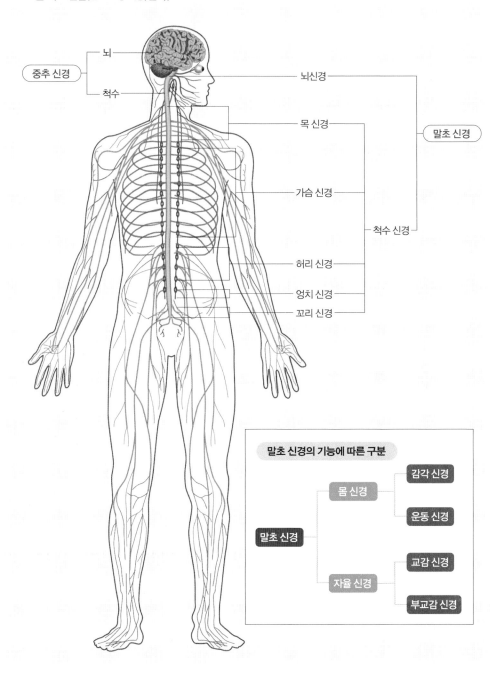

신경의 원리 **175**

뉴런과 시냅스

신경은 뉴런이 연속된 것

신경은 뉴런이라는 신경 세포로 만들어져 있다. 뉴런은 큰 핵을 가진 세포체(신경 세포체)와 그 주변에 자잘한 가지를 내고 있는 가지 돌기, 하나의 긴 신경 돌기 등 세 가지로 구성되어 있다. 신경 돌기가 긴 것은 1m도 넘는다. 이 뉴런을 기본 단위로 조합되어 뇌와 신경 계통이 만들어져 있다. 신경 돌기의 끝은 신경 종말이라고 하는데, 다음 뉴런과 시냅스를 형성하고 이곳에서 신호가 보내진다.

시냅스란 신경 종말과 다음 신경 세포가 접하는 부분인데, 세포막과는 접해 있지 않아서 아주 좁은 틈새를 두고 접속해 있다. 이를 시냅스 틈새라고 한다. 시냅스 이전 뉴런의 신경 종말의 팽대부를 시냅스 종말 망울이라고 하는데, 안에는 시냅스 소포가 많이 들어 있다. 시냅스 소포 속에는 신경 화학 전달 물질이 들어 있는데 이것을 통해 정보가 전달된다.

신경 세포의 구조

신경의 자극은 뉴런의 긴 신경 돌기를 통해 전달되며, 시냅스를 매개로 다음 신경에 다시 신호를 보낸다.

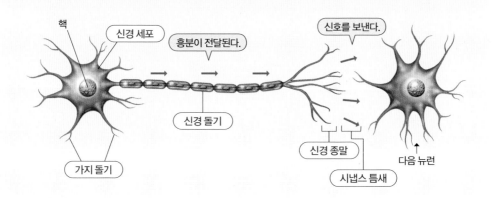

핵 / 신경 세포 / 흥분이 전달된다. / 신호를 보낸다. / 신경 돌기 / 신경 종말 / 다음 뉴런 / 가지 돌기 / 시냅스 틈새

시냅스 전달의 원리

시냅스 이전 뉴런의 흥분이 시냅스 종말 망울에 전달되면 시냅스 소포가 세포막에 결합하여 신경 화학 전달 물질을 시냅스 틈새로 방출한다. 방출된 신경 화학 전달 물질은 다음 신경의 세포막(시냅스 이후 막)에 돌출되어 있는 수용체에 결합한다. 그러면 막전위(▶30쪽)가 변화되고, 정보가 다음 신경으로 전달된다. 보통 하나의 신경은 한 종류의 화학 전달 물질을 방출한다.

신경 화학 전달 물질은 뉴런의 신경 돌기 말단에서 방출되어 다음 세포를 흥분시키거나 억제하는 물질이다.

또 시냅스에서 합성되는 화학 전달 물질은 아세틸콜린, 카테콜아민(도파민, 아드레날린, 노르아드레날린) 등 100종류가 넘는다.

중/요/어/구

뉴런
신경을 만드는 세포. 신경 세포체와 가지 돌기, 신경 돌기로 구성되어 정보 전달을 담당한다.

시냅스 틈새
신경 세포의 신경 돌기 끝과 다른 세포(신경 세포의 가지 돌기나 근섬유) 사이에 있는 20nm 정도의 틈새. 흥분이 전달되면 이곳으로 신경 전달 물질이 방출된다.

시냅스 소포
신경 세포의 말단 부분에 있으며 신호 전달 물질이 들어 있다. 신경의 흥분으로 그 안에 있는 전달 물질이 시냅스 틈새로 방출되어 신호 전달이 일어난다.

시냅스 전달

시냅스 소포 속의 신경 화학 전달 물질이 시냅스 틈새로 방출된다.

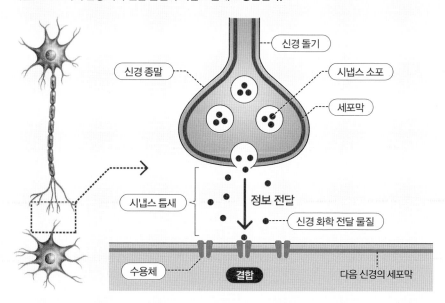

신경 돌기 · 신경 종말 · 시냅스 소포 · 세포막 · 시냅스 틈새 · 정보 전달 · 신경 화학 전달 물질 · 수용체 · 결합 · 다음 신경의 세포막

자율 신경 계통의 작용

자율 신경 계통은 무의식중에 작용한다

자율 신경 계통은 주로 내장, 혈관, 분비샘 등의 운동과 기능을 조절한다. 보통 의식하지 않고 자동으로 조절되기에 자율 신경이라고 불린다. 그 근원이 되는 중추는 뇌와 척수에 있다.

그렇다면 자율 신경 계통은 구체적으로 어떤 작용을 할까? 예컨대 우리는 심장과 위장을 의식적으로 움직이지 못한다. 의지와 관계없이 24시간 움직이고 있다. 자율 신경 계통은 의지와 상관없이 작용을 하며 생명 유지에 중요한 역할을 담당한다.

자율 신경 계통은 중추와 장기 사이에 뉴런이 반드시 두 개 연결되어 있으며 신경절이 있다. 교감 신경 계통과 이와는 반대로 작용하는 부교감 신경 계통으로 나뉜다.

자율 신경 계통의 특징

우리 몸의 자율 신경 계통은 두 가지인데 교감 신경 계통과 부교감 신경 계통이다.

대다수 장기에서는 교감 신경 계통과 부교감 신경 계통의 지령을 모두 받는다. 이 두 계통은 반대 지령을 내리는 일이 많다. 다시 말해 한쪽이 촉진 작용을 하면 다른 쪽은 억제 작용을 한다.(일부는 협조하기도 한다.) 따라서 어느 쪽 지령이 강한가에 따라 작용에 변화가 생긴다.

또 근육의 긴장 상태(토너스)를 계속 변화시키면서 자율 신경의 활동 정도를 조절한다.

이처럼 자율 신경 계통의 지배하에 있는 모든 장기는 교감 신경 계통과 부교감 신경 계통과의 지령 하에 일종의 '줄다리기'하고 있는 셈이다.

용 / 어 / 해 / 설

신경절
말초의 신경 세포가 모여 있는 곳.

토너스 tonus
근육의 긴장 상태. 근육이 언제든지 필요에 따라 수축할 수 있는 상태.

중 / 요 / 어 / 구

교감 신경 계통
자율 신경 계통의 하나로 격렬한 활동을 할 때 활성화된다.

부교감 신경 계통
자율 신경 계통의 하나로 편안한 상태일 때 활성화된다.

자율 신경 계통의 작용 정리

교감 신경 계통과 부교감 신경 계통이 균형을 이루면 건강한 몸을 유지할 수 있다. 그러나 어느 한쪽으로 치우치면 몸에는 여러 가지 문제가 발생한다.

	교감 신경이 우위일 때	부교감 신경이 우위일 때
호흡	얕다, 빠르다	깊다, 느리다
기도	확장	수축
심장	심장 박동 촉진	심장 박동 억제
혈압	상승	하강
혈행	나쁘다	좋다
체온	낮다	높다
땀	분비 촉진	무작용
위액	분비 감소	분비 증가
장	소화 억제	소화 촉진
간	혈당 상승	혈당 하강
방광	배뇨 억제	배뇨 촉진
림프구	감소, 억제	증가, 활성
활성 산소	많다	적다
면역력	감소	증가

자율 신경 기능 이상이란?

불규칙한 생활 리듬과 스트레스를 원인으로 교감 신경과 부교감 신경의 균형이 깨져 다양한 신체 증상(두통, 현기증, 두근거림, 설사 등)이 나타나는 상태를 자율 신경 기능 이상이라고들 말한다. 그러나 이것은 의학적인 병명은 아니다.
일시적인 경우라면 일상생활에서 흔히 일어날 수 있는 증상이지만, 이것이 장기간 지속된다면 갑상샘 질환이나 과민성 창자 증후군, 또는 정신적인 질환(우울증 등)이 원인일 수 있으니 의사와 상담하도록 하자.

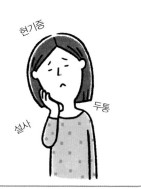

현기증
두통
설사

교감 신경 계통의 작용

교감 신경 계통은 활동 시에 활성화

교감 신경 계통은 긴장하거나 운동을 할 때 활성도가 높아지는 신경이다. β작용으로 심장박출량을 증가시키고, α작용으로 동맥을 수축시켜 혈압을 높인다. 이때 골격근의 동맥을 β작용으로 확장시키면 혈액은 근육 내로 흘러든다. 이렇게 해서 산소 등의 에너지를 운동에 필요한 근육으로 보내어 움직이는 것이다.

이처럼 교감 신경 계통은 사람이 활동이나 운동을 할 때 그에 대응하여 내장의 기능을 조절하는 신경이다. 혈류와 호흡을 촉진하고 저장되고 있던 에너지원을 동원하여 주로 골격근에 공급한다. 이를 통해 신체 활동 능력을 높인다. 교감 신경 계통은 사람이 활발하게 활동하는 낮 동안 강화된다.

교감 신경 계통이 각 장기에 미치는 작용

교감 신경 계통은 주로 활동이나 운동을 할 때 활성화되어, 그에 따라 각 장기의 기능을 조절한다. 구체적으로 살펴보면 다음과 같다.

❶ 심장에 미치는 작용 : 심장 박동 수를 늘려 심장 수축력을 높인다.
❷ 혈관 계통에 미치는 작용 : 피부, 점막, 복부장기, 뇌로 향하는 동정맥 혈관을 수축시킨다. 대동맥, 콩팥동맥, 심장 동맥, 골격근의 동맥을 수축시킨다. 그 결과 혈압이 상승해 심장과 골격근으로 가는 혈류량이 많아진다.
❸ 대사에 주는 영향 : 간 글리코젠을 분해하여 혈액 속에 당을 공급해 혈당치를 높인다. 지방 조직에서는 지방의 분해를 촉진한다.
❹ 그 밖의 작용 : 동공을 확대한다.

용/어/해/설

심장박출량
심실에서 나오는 혈액량.

심장 박동 수
심장이 1분 동안 박동하는 횟수.

혈당치
혈액 속 글루코스의 농도.

간 글리코젠
간에 축적되어 있는 글리코젠

절전 뉴런
교감 신경절의 척수 쪽 뉴런. 교감 신경절 이전 뉴런이라고도 한다.

절후 뉴런
신경절에서 절전 뉴런으로부터 신호를 받는 뉴런.

중/요/어/구

교감 신경 계통
▶178쪽

α작용
곁콩팥 속질에서 분비되는 노르아드레날린은 α아드레날린 수용체에 결합해 작용한다. 이 α아드레날린 수용체를 통한 작용을 말한다. ▶154쪽

교감 신경 계통은 척수에서 최초의 뉴런(절전 뉴런)이 나와서, 교감 신경절에서 시냅스를 만들고, 다음 뉴런(절후 뉴런)에 신호를 보낸다. 교감 신경절은 가슴 척수와 허리 척수의 가쪽(척수 가쪽뿔)에서 나와, 표적 장기에 그 자극을 전달한다. 각 내장에 대한 교감 신경의 지배는 척수의 부위에 따라 분담 영역이 정해져 있다. 이를 분절성이라고 한다.

중/요/어/구

β작용
곁콩팥 속질에서 분비되는 아드레날린은 β아드레날린 수용체에 결합해 작용한다. 이 β아드레날린 수용체를 통한 작용을 말한다. ▶154쪽

교감 신경의 분절성 지배

교감 신경의 중추는 척수의 가슴 부분으로, 각 분절은 각기 다른 장기를 지배한다. 예컨대 심장과 허파 등 흉부 장기는 가슴 척수 상부에서 나오는 교감 신경이 지배한다. 위나 이자 등의 소화관은 가슴 척수 하부에서, 방광과 생식 기관은 가슴 척수 하부와 허리 척수 상부에서 나오는 교감 신경의 지배를 받는다.

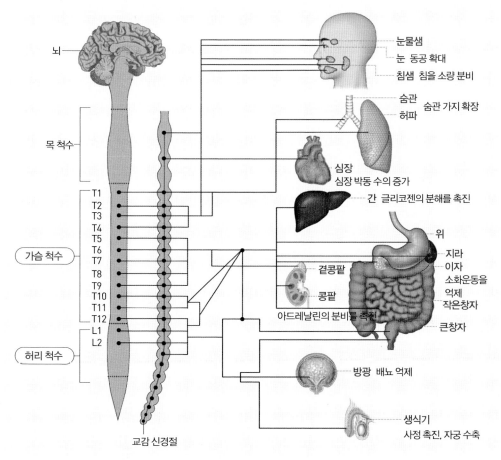

뇌

목 척수

가슴 척수

T1
T2
T3
T4
T5
T6
T7
T8
T9
T10
T11
T12
L1
L2

허리 척수

교감 신경절

눈물샘
눈 동공 확대
침샘 침을 소량 분비

숨관 숨관 가지 확장
허파

심장 심장 박동 수의 증가

간 글리코젠의 분해를 촉진

위
지라
이자
소화운동을 억제
작은창자

곁콩팥
콩팥
아드레날린의 분비를 촉진

큰창자

방광 배뇨 억제

생식기 사정 촉진, 자궁 수축

부교감 신경 계통의 작용

부교감 신경 계통은 편안할 때 활성화

부교감 신경 계통은 긴장을 푼 편안한 상태나 수면 중에 작동한다. 편안한 상태라서 심장이 활발히 움직일 필요가 없기에 심장 박동 수와 호흡수가 줄고, 숨관 가지가 수축한다. 또 이때 다음 긴장과 운동에 대비하기 위해 소화관 운동을 활발히 하여 에너지를 비축해둔다.

이와 같이 부교감 신경 계통은 편안한 상태에서 작용하여 각 내장의 기능을 조절한다. 특히 수면 중에 그 작용이 강화된다.

부교감 신경 계통과 교감 신경 계통은 각 기관에 반대 작용을 하는 지령을 내린다. 이를 길항 지배라고 하는데, 어느 쪽 지령이 강한지에 따라 장기의 작용이 결정된다.

부교감 신경 계통이 각 장기에 미치는 작용

부교감 신경 계통은 구체적으로 다음과 같은 기능을 조절한다.

❶ 심장에 미치는 작용 : 심방근 수축을 억제하여 심장 박동 수를 줄인다.

❷ 혈관에 미치는 작용 : 뇌동맥과 심장 동맥을 확장시킨다. 그 결과 혈압이 떨어진다.

❸ 소화관에 미치는 작용 : 소화관 운동이 활발해져 소화액의 분비가 왕성해진다.

❹ 대사에 주는 영향 : 간에서 글리코젠의 합성을 촉진한다. 이자에서 인슐린의 분비가 촉진되어 당이 세포로 들어가는 현상이 진행된다.

❺ 그 밖의 작용 : 방광에서는 배뇨가 촉진되고 동공은 수축된다.

부교감 신경 계통은 뇌줄기와 척수 중 엉치 척수에서 나온다. 뇌에서 척수를 거치지 않고 직접 말초로 향하는 신경이 있는데, 이것을 뇌신경

용/어/해/설

심장 박동 수
▶180쪽

엉치 척수
척수에서 직접 나오는 신경 중 하나로 엉치뼈 부위에서 나온다.

분절성
▶181쪽

중/요/어/구

부교감 신경 계통
▶178쪽

길항 지배
하나의 장기가 상반되는 작용을 일으키는 이중 지배를 받는 현상. 우리 몸의 장기는 교감신경과 부교감 신경의 이중 지배를 받고 있는 경우가 많다.

(▶232, 233쪽)이라고 한다. 뇌신경은 감각 정보를 뇌로 전달하거나 목 등의 근육을 조절하는 등 주로 머리 부분의 작용을 지배한다.

또 엉치 척수에서 나오는 신경은 방광과 자궁 등 생식 기관을 지배한다. 부교감 신경도 교감 신경과 마찬가지로 각 장기에 분절성을 나타낸다.

부교감 신경의 분절성 지배

부교감 신경의 중추는 주로 뇌줄기(중간뇌, 다리뇌, 숨뇌)에 있으며 각 장기의 작용을 지배하고 있다. 또 척수 중 엉치 척수에도 있어서 큰창자와 방광, 생식 기관 등은 이곳에서의 지배를 받는다.

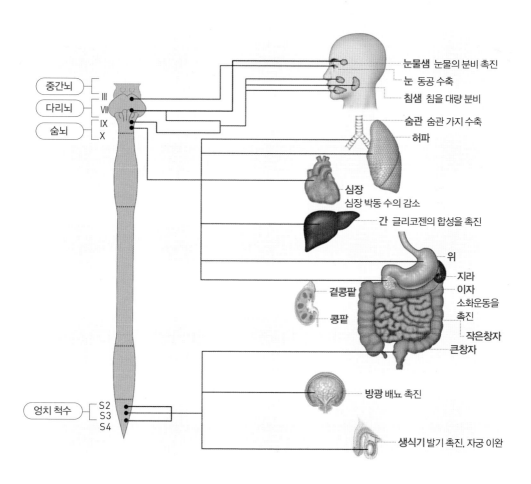

감각의 종류

감각의 종류

덥다, 아프다, 맛있다, 어둡다 등 사람이 느끼는 다양한 감각은 몸 감각, 내장 감각, 특수 감각으로 나뉜다.

　몸 감각에는 피부 감각과 심부 감각(▶185쪽 표)이 있다. 피부 감각은 촉각, 통각, 냉각, 온각 등 네 가지다. 내장 감각에는 내장 통각과 장기 감각이 있다. 복통이나 생리통 등은 내장 통각이며, 목마름·요의·구토 감·성욕은 장기 감각이다. 특수 감각에는 후각, 시각, 청각, 평형 감각, 미각 등 다섯 가지가 있다.

　인체 안팎의 자극 정보가 각각 특유한 감각 수용기를 통해 받아들여져 중추 신경 계통으로 보내지고, 각종 감각 정보가 뇌로 전달된다.

감각의 신경 전달 원리

눈이 사물을 비추는 것은 감각 수용기가 에너지를 받아들이고 있다는 뜻이다. 이처럼 감각 수용기가 받아들이는 특정 에너지를 적합 자극이라고 한다.

　적합 자극을 받으면 감각 수용기에 전기 신호인 전위가 발생한다. 전위가 어느 정도 커지면 자극의 정보가 들신경을 지나 중추 신경으로 전달된다.(▶185쪽 그림) 각 감각 수용기에서 온 정보는 각각 특유의 신경 경로를 통해 대뇌 겉질의 시각 영역, 청각 영역, 몸 감각 영역 등으로 보내진다. 대뇌 겉질에서 온 감각 정보는 대뇌 겉질 연합 영역으로 보내지고, 그곳에 기억되어 있던 과거의 경험이나 다른 감각 정보와 조합되어 '지각'된다.

　썩은 냄새를 계속 맡고 있으면 느끼지 못하게 되는데 이와 같이 동일한 자극이 지속되어 익숙해지면 느끼지 못하게 되는 현상을 적응이라고 한다. 단, 통각은 적응이 적용되지 않는다.

용/어/해/설

들신경[구심 신경]
받아들인 정보를 뇌로 전달하는 신경.

대뇌 겉질
그중에서도 감각을 받아들이는 부분은 대뇌 겉질의 감각 영역이다. 이곳에서 생긴 전위는 대뇌 겉질 연합 영역과 둘레 계통으로 전달된다.

중/요/어/구

몸 감각
눈, 귀, 코, 혀 등의 감각 수용기에서 감지하지 못하는 것이 이에 해당한다. 촉각과 통각 등 피부 감각과, 근수축 등 심부 감각을 총칭하는 말이다.

내장 감각
내장의 상태를 신경이 감지함으로써 통증 등이 발생한다. 내장 감각에는 내장 통각과 장기 감각이 있다.

특수 감각
눈, 귀, 코, 혀 등의 감각 수용기에서 감지하는 것. 시각, 청각, 후각, 평형 감각, 미각이 있다.

적합 자극
감각 세포 또는 감각 기관이 자연 상태에서 받아들이는 자극.

감각의 분류

감각의 분류		감각의 종류	감각 수용기
몸 감각	피부 감각	촉각, 통각, 냉각, 온각	피부의 각 수용기
	심부 감각	운동 감각, 위치 감각, 통각	관절·근육의 각 수용기
내장 감각	내장 통각	복통, 생리통 등	내장의 각 수용기
	장기 감각	목마름, 성욕, 요의 등	내장의 각 수용기
특수 감각	시각	밝다, 어둡다 등	눈(시각 세포)
	청각	높은 음, 낮은 음 등	귀(코르티 기관의 유모 세포)
	평형 감각	회전 가속도, 직선 가속도 등	귀(반고리관의 유모(有毛) 세포, 타원 주머니와 원형 주머니의 유모 세포
	후각	향기, 자극취 등	코(후각 세포)
	미각	쓴맛, 단맛, 신맛 등	혀(미각 세포)

감각의 전달 방법

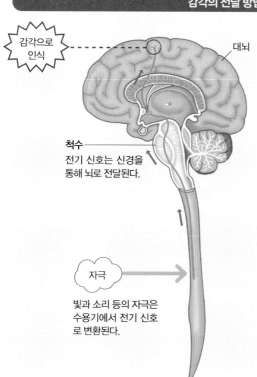

감각으로 인식

대뇌

척수
전기 신호는 신경을 통해 뇌로 전달된다.

자극

빛과 소리 등의 자극은 수용기에서 전기 신호로 변환된다.

빛과 소리 등의 자극을 감각 수용기가 받아들이면 그 정보는 척수의 들신경을 통해 뇌로 전달된다. 이때 시각과 청각 등이 인식된다.

감각이 전달되는 경로

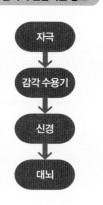

자극

감각 수용기

신경

대뇌

시각의 원리

눈의 구조

사물을 보는 기능을 시각이라고 한다. 사람이 사물을 볼 수 있는 것은 사물을 비추는 빛이 사물에 닿아 반사되어 그 빛이 눈에 들어오고, 이를 감각 수용기가 감지하기 때문이다. 감각 수용기는 망막에 있으며, 카메라에 비유하면 필름에 해당한다.

눈의 구조는 종종 카메라에 비유된다. 수정체는 카메라 렌즈, 홍채는 조리개에 해당한다. 빛이 강할 때는 홍채가 작아져서 들어오는 빛의 양을 조절한다.

수정체를 통과한 빛이 망막에 상을 맺히게 하고, 망막의 빛 수용기가 영상을 신호로 바꾸어 받아들인 뒤 뇌로 보낸다.

용/어/해/설

가시광
눈에 보이는 전자기파로서 파장 범위가 400~700nm이다. 가시광의 파장 범위는 시세포의 감광 특성에 따라 정해진다.

중/요/어/구

원뿔 세포
대뇌 겉질과 해마에 존재하는 주요 흥분 신경 세포. 주로 색깔 정보를 전달한다. 원뿔 모양이다.

눈의 구조

눈은 카메라와 같은 원리로 사물을 비추어낸다.

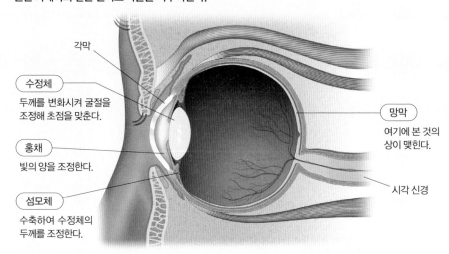

각막

수정체
두께를 변화시켜 굴절을 조정해 초점을 맞춘다.

홍채
빛의 양을 조정한다.

섬모체
수축하여 수정체의 두께를 조정한다.

망막
여기에 본 것의 상이 맺힌다.

시각 신경

빛 자극이 전달되는 원리

빛 수용기는 망막에 있는 시각 세포에 있다. 시각 세포에는 원뿔 세포와 막대 세포가 있다. 원뿔 세포는 밝은 곳에서 작용해 색깔과 모양의 식별에 관여하고, 막대 세포는 어두침침한 곳에서 작용해 명암과 모양의 식별에 관여한다. 이 두 가지 세포가 빛의 파장을 분간한다.

빛이 수정체를 거쳐 망막의 시각 세포에 작용하면, 막대 세포와 원뿔 세포에 있는 감광 색소에 화학적 변화가 일어나 수용기 전위가 발생한다. 이것이 시각 신경을 거쳐 시상 하부로 들어가, 대뇌 겉질에 있는 시각 영역에 정보가 전달된다. 그곳에서 비로소 시각이 발생한다.

빛이 수정체를 통하여 굴절이 일어나면서 망막보다 앞쪽에 상이 맺히게 되면 물체를 선명하게 보지 못하게 된다. 이러한 현상이 근시이다. 굴절을 조정하기 위해서 수정체의 두께를 조절하여 초점을 맞추는 구실을 하는 것은 섬모체라는 근육이다.

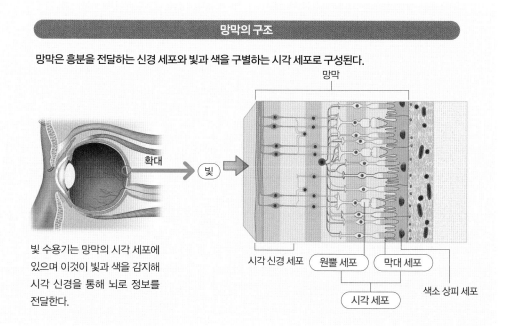

망막의 구조

망막은 흥분을 전달하는 신경 세포와 빛과 색을 구별하는 시각 세포로 구성된다.

망막

확대

빛

빛 수용기는 망막의 시각 세포에 있으며 이것이 빛과 색을 감지해 시각 신경을 통해 뇌로 정보를 전달한다.

시각 신경 세포 · 원뿔 세포 · 막대 세포 · 색소 상피 세포

시각 세포

청각의 원리

귀의 구조

청각의 적합 자극은 소리다. 소리가 공기를 진동시켜 그 진동을 청각 수용기가 받아들이고, 이를 다시 뇌로 보내어 '듣기'가 가능해진다. 사람의 가청 범위는 주파수 20~20,000Hz의 음파다.

귀는 바깥귀, 가운데귀, 속귀로 구분된다. 음파는 바깥귀인 귓바퀴에서 감지되어 바깥귀길을 통과한다. 바깥귀길의 끝 막다른 곳에는 고막이 있다. 인식된 소리는 귓바퀴 → 바깥귀길 → 고막으로 기계적으로 큰 진동을 일으키며 전달된다.

음파의 크기에 고막이 울리면 가운데귀의 귓속뼈가 그 정보를 전달한다. 귓속뼈는 지렛대의 원리로 고막의 진동을 약 20배 증폭시킨다. 음파는 귓속뼈에서 다시 속귀의 감음부로 전달된다.

소리가 인식되는 원리

감음부는 속귀의 달팽이관에서 형성된다. 달팽이관은 나선형으로 감겨 있는 세 개의 관모양의 구조물이다. 관 속은 림프액으로 채워져 있으며 진동은 림프액을 진동시킨다. 진동의 형태로 전달된 소리가 이곳에서 수용체 전위로 변환되고, 이 신호는 청각 신경을 거쳐 대뇌 관자엽의 청각 영역으로 전달된다.

청각 신경에는 소리의 정보를 전달하는 달팽이 신경과 균형 정보를 전달하는 안뜰 신경이 있다. 귀는 소리를 전달할 뿐 아니라 몸의 균형을 맞추는 작용도 한다. 속귀에 있는 세반고리관 안에 귓돌[耳石]이라 불리는 모래 형태의 입자가 있는데, 머리가 기울면 귓돌도 움직인다. 이 귓돌이 움직인 정보가 안뜰 신경을 지나 뇌로 전달되어 사람은 기울기를 감지하고 균형을 맞출 수 있다.(▶190쪽)

용/어/해/설

귓속뼈
귓속뼈는 등자뼈, 망치뼈, 모루뼈 등 세 가지로 구성되어 있다. 고막의 진동을 속귀의 달팽이관으로 전달한다.

중/요/어/구

음파
귀에서 감지한 소리. 보통 대화의 주파수 범위는 200~4,000Hz이며, 소리는 주파수가 높을수록 고음으로 들린다.

달팽이관
소리 에너지가 달팽이관 중심부에까지 전달되어, 그곳에서 저주파음이 지각된다.(고주파음은 달팽이관의 입구 근처에서 흡수되는 경향이 있다.) 그래서 나선형 말림이 강할수록 청각이 예민하다.

질/병/미/니/지/식

돌발성 난청
어느 순간 갑자기 한쪽 귀가 들리지 않는 병. 원인에는 바이러스, 속귀 혈관의 경련이나 경색, 혈전, 출혈 등이 있다.

귀의 구조

귀는 바깥귀, 가운데귀, 속귀로 나뉘며, 바깥귀에서 감지한 소리가 속귀로 전달된다.

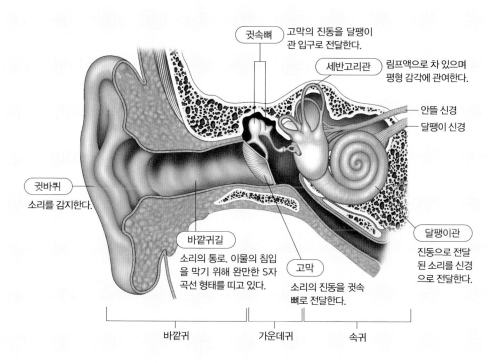

귓속뼈
고막의 진동을 달팽이 관 입구로 전달한다.

세반고리관
림프액으로 차 있으며 평형 감각에 관여한다.

안뜰 신경
달팽이 신경

귓바퀴
소리를 감지한다.

바깥귀길
소리의 통로. 이물의 침입 을 막기 위해 완만한 S자 곡선 형태를 띠고 있다.

고막
소리의 진동을 귓속 뼈로 전달한다.

달팽이관
진동으로 전달 된 소리를 신경 으로 전달한다.

바깥귀   가운데귀   속귀

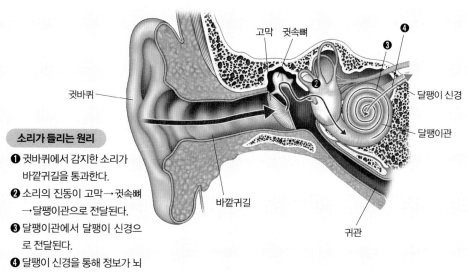

고막   귓속뼈

❸   ❹

❷

귓바퀴

달팽이 신경

달팽이관

바깥귀길

귀관

소리가 들리는 원리

❶ 귓바퀴에서 감지한 소리가 바깥귀길을 통과한다.

❷ 소리의 진동이 고막→귓속뼈 →달팽이관으로 전달된다.

❸ 달팽이관에서 달팽이 신경으 로 전달된다.

❹ 달팽이 신경을 통해 정보가 뇌 로 전달된다.

평형 감각의 원리

평형 감각을 감지하는 장소

평형 감각은 신체 균형이 흐트러졌을 때 느끼는 감각이다. 몸이 움직이고 있는 감각, 중량의 변화, 가속도를 느낀다. 평형 감각은 속귀에서 감지된다. 속귀에 있는 세 개의 반고리관과 안뜰(타원 주머니와 원형 주머니)이 평형 감각을 감지하는 장소다.

평형 감각이 전달되는 원리

평형 감각은 회전을 느끼는 감각(회전 가속도)과 직선적인 속도를 느끼는 감각(직선 가속도)으로 나눌 수 있다. 회전 가속도는 세반고리관에서 감지한다.

세반고리관에는 앞반고리관, 뒤반고리관, 가쪽 반고리관이 있다. 이 세 개의 반고리관은 서로 각각 수직으로 지혜의 고리[여러 개의 고리로 이루어져 끼웠다 뺐다 하며 놀이하는 장난감]처럼 교차되어 있다. 세반고리관의 내부는 림프액으로 채워져 있어서 머리가 움직이면 림프액이 그 가운데 나 있는 감각모를 자극하고, 그 수용기 전위가 뇌로 전달되어 머리가 어느 방향으로 움직이고 있는지 알 수 있게 된다.

몸이 돌고 있는지는 림프액의 흐름으로 판단하는데, 위아래 앞뒤 좌우의 움직임은 귓돌의 움직임으로 판단한다. 세 개의 반고리관이 교차되는 부분에는 원형 주머니와 타원 주머니가 있다. 그 안에 귓돌 기관이 있는데, 몸이 기울면 표면에 있던 귓돌 다수가 그 무게를 느껴 감각모를 자극한다. 이 자극이 안뜰 신경을 거쳐 뇌로 전달된다.

회전 가속도와 직선 가속도 전위 신호는 안뜰 신경절에 세포체가 있는 안뜰 신경으로 전달되며 이후 안뜰에서 시상을 매개로 대뇌 겉질의 본성 지각 영역과 소뇌, 척수 등에 전달된다. 그리고 우리 몸은 그 정보를 토대로 자세를 유지하고 운동을 적절히 할 수 있는 것이다.

용/어/해/설

귓돌[이석]
주로 탄산칼슘으로 이루어진 모래 형태의 입자. 평형 감각과 청각에 관여한다. ▶188쪽

안뜰 신경절
유모 세포로부터 전달된 신호가 안뜰 신경에 시냅스 결합하여 전달되는 부위.

숨뇌
뇌의 최하부에서 척수로 이어지는 부분. 뇌에서 내리는 명령의 전달 통로다.

질/병/미/니/지/식

차멀미
탈것을 탈 때 진동에 의해 몸의 속귀에 있는 세반고리관의 귓돌 기관 계통이 자극되어 현기증·선하품 등의 증상이나 식은땀·두근거림·두통·구토감 등 자율 신경 기능의 이상 증상이 나타난다.

똑바로 서거나 몸을 흔들거나 몸의 균형을 잡는 것은 세반고리관의 작용이 있어 가능하다.

세반고리관 속은 림프액으로 채워져 있어서 이 속에 나 있는 감각모의 움직임이 자극되어, 머리가 어느 방향으로 기울어 있는지가 뇌에 전달된다.

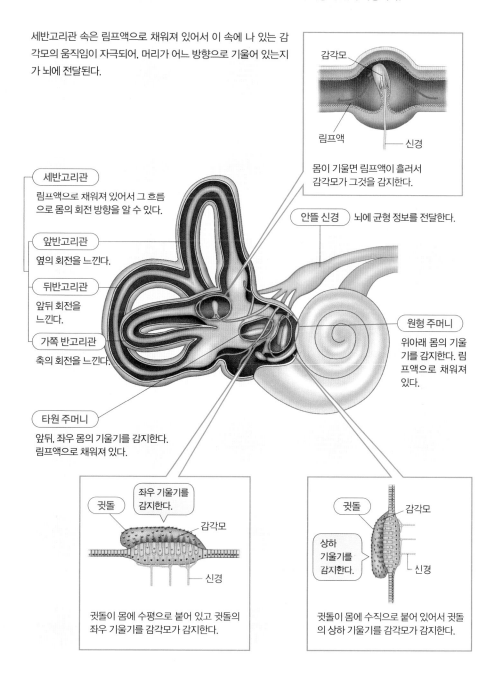

감각모

림프액 ——— 신경

몸이 기울면 림프액이 흘러서 감각모가 그것을 감지한다.

세반고리관
림프액으로 채워져 있어서 그 흐름으로 몸의 회전 방향을 알 수 있다.

안뜰 신경 뇌에 균형 정보를 전달한다.

앞반고리관
옆의 회전을 느낀다.

뒤반고리관
앞뒤 회전을 느낀다.

가쪽 반고리관
축의 회전을 느낀다.

원형 주머니
위아래 몸의 기울기를 감지한다. 림프액으로 채워져 있다.

타원 주머니
앞뒤, 좌우 몸의 기울기를 감지한다. 림프액으로 채워져 있다.

귓돌 좌우 기울기를 감지한다.

감각모

———신경

귓돌이 몸에 수평으로 붙어 있고 귓돌의 좌우 기울기를 감각모가 감지한다.

귓돌 감각모

상하 기울기를 감지한다.

———신경

귓돌이 몸에 수직으로 붙어 있어서 귓돌의 상하 기울기를 감각모가 감지한다.

후각의 원리

냄새를 느끼는 원리

물질의 냄새를 구분하는 감각이 후각인데, 물질의 냄새는 직접 그 화학 구조에 따라 발산된다. 무기화합물에는 냄새가 있는 것이 적지만 유기 화합물은 대부분 냄새를 가지고 있다. 유기화합물의 자극취, 부패취, 방향, 박하, 사향, 에테르 등 7가지 원취의 조합으로 이루어져 있는데, 사람은 보통 2천 종류, 훈련에 따라서는 1만 종류의 냄새를 구분할 수 있다고 알려져 있다. 후각은 쉽게 약해지며 같은 냄새를 계속 맡다 보면 적응(▶184쪽)하여 느끼지 못하게 된다.

후각의 수용기는 코안의 천장 부분인 후각 점막에 있다. 후각 점막은

용/어/해/설

후각 수용체
후각을 감지하는 수용체로 G 단백질 공역형 수용체(▶142쪽)에서 세포막을 7회 관통하는 특징적인 구조를 가지고 있어 7회 막관통형 수용체라고도 불린다. 다른 여러 감각 수용체와 마찬가지로 기본 구조를 가지고 있다.

냄새가 뇌에 전달되는 원리

냄새는 코안의 천장 부분에 있는 후각 점막의 후각 세포에서 감지되어 후각 신경으로 전달된다.

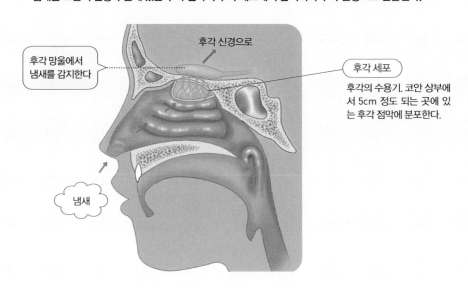

후각 신경으로

후각 망울에서 냄새를 감지한다

후각 세포
후각의 수용기. 코안 상부에서 5cm 정도 되는 곳에 있는 후각 점막에 분포한다.

냄새

고인 심부에서 5cm 정도 되는 부분에 있으며, 후각 섬모가 뻗어 있는 후각 세포가 분포해 있다. 후각 세포는 뉴런인데, 수명이 약 2개월 정도로 짧아 수시로 새로운 세포로 교체된다.

후각이 전달되는 과정

공기 중에 냄새가 나는 화학 물질은 코의 점막에 닿아 녹는다. 그것을 후각 세포에서 나온 후각 섬모가 감지한다. 그러면 후각 세포의 표면에 있는 후각 수용체가 냄새 정보를 전기 신호로 바꾸어 후각 신경으로 보낸다.

냄새의 전위는 후각 신경을 거쳐 대뇌 바닥부의 후각 망울로 전달되고, 대뇌 옛겉질인 후각 영역에서 이를 받아들여 판단한다. 대뇌에서는 과거의 냄새에 대한 기억과 비교하여 음식물일 경우 먹어도 안전한지, 상하지 않았는지 등 여러 가지 판단을 내린다.

후각 세포의 구조

냄새는 보먼샘[후각샘]에서 나오는 점액에 용해되어 후각 섬모가 이를 감지하고, 후각 세포에서 후각 신경으로 전달되어 후각 망울에 이른다.

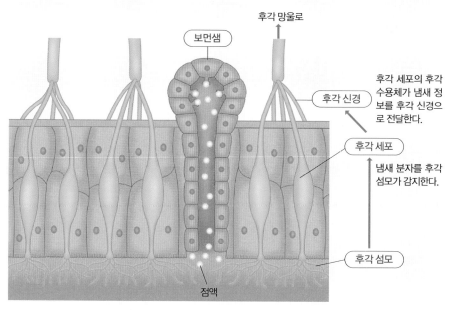

후각 망울로

보먼샘

후각 신경

후각 세포의 후각 수용체가 냄새 정보를 후각 신경으로 전달한다.

후각 세포

냄새 분자를 후각 섬모가 감지한다.

후각 섬모

점액

미각의 원리

미각의 종류

미각이란 쓴맛, 단맛, 신맛, 짠맛, 감칠맛 등 다섯 종류의 기본적인 맛을 느끼는 지각이다. 이 다섯 종류의 기본 맛이 조합되어 다종다양한 맛이 생성된다. 미각은 혀와 물렁입천장, 인두 점막에 분포하는 맛봉오리[미뢰]를 통해 감지된다. 다섯 종류의 미각을 담당하는 맛봉오리는 영역별로 혀의 정해진 위치에 분포해 있다.

> 단맛 : 주로 혀끝에 분포. 당분과 아미노산의 자극을 통해 감지한다.
> 신맛 : 주로 혀의 양쪽 가장자리에 분포하며, 산(수소 이온)의 자극을 통해 감지한다.
> 짠맛 : 혀의 양쪽 가장자리에 분포하며, 소듐과 포타슘 등의 자극을 통해 감지한다.
> 쓴맛 : 혀뿌리 부위나 목 안쪽에 분포하며, 약물과 유독 물질의 자극을 통해 감지한다.
> 감칠맛 : 혀 전체에 분포하며, 아미노산과 펩타이드 자극을 통해 감지한다.

미각이 전달되는 과정

맛봉오리 속에는 미각 세포가 있고 그 표면에 미각 수용체가 있다. 수용체가 자극을 받으면 막전위가 활성화된다. 하나의 미각 수용체 세포에는 복수의 신경이 시냅스로 이어져 있다. 막전위가 전달되면 세로토닌이 시냅스 틈새로 방출되어 신경에 자극이 전달된다.

혀의 앞 3분의 2는 얼굴 신경의 가지, 혀의 뒤 3분의 1은 혀 인두 신경의 지령으로 각각 숨뇌에서 뉴런으로 이어진다. 다음으로 미각 정보는 시상에서 중계되어 대뇌 겉질의 미각 영역으로 전달된다. 미각은 미각

용/어/해/설

막전위
선택 투과성 있는 원형질막에 둘러싸인 세포의 안팎에서의 전위차.

세로토닌 serotonin
아미노산의 트립토판에서 합성되는 신경 전달 물질.

시냅스 틈새
▶177쪽

중/요/어/구

미각 세포
미각을 감지하는 미각 수용체로 맛봉오리라는 세포 속에 들어 있다.

질/병/미/니/지/식

미각 장애
맛을 구분하지 못하는 것. 원인은 아연 부족이나 약물 부작용 등 여러 가지다.

영역뿐 아니라 시각, 후각 등 대뇌의 다른 영역과도 연계되어 있다. 그래
서 보기 좋은 요리가 실제 이상으로 맛있게 느껴진다.

혀의 구조

혀에는 다양한 형태의 유두가 있는데, 유두 주위에는 맛을 감지하는 맛봉오리라는 기관이 있다. 맛봉오
리 한 개에는 20~30개의 미각 세포(감각 수용체)가 있다.

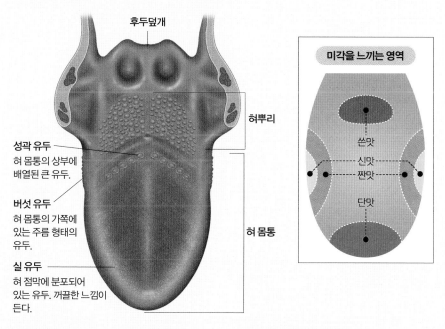

후두덮개

미각을 느끼는 영역

쓴맛
신맛
짠맛
단맛

혀뿌리

성곽 유두
혀 몸통의 상부에
배열된 큰 유두.

버섯 유두
혀 몸통의 가쪽에
있는 주름 형태의
유두.

실 유두
혀 점막에 분포되어
있는 유두. 꺼끌한 느낌이
든다.

혀 몸통

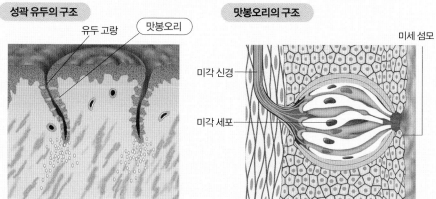

성곽 유두의 구조

유두 고랑 맛봉오리

맛봉오리의 구조

미세 섬모

미각 신경

미각 세포

혀의 표면에는 유두라는 꺼끌한 부분이 있다. 유두
에는 미각을 느끼는 맛봉오리가 많이 분포해 있다.

미각 수용기인 미각 세포는 끝에 미세 섬모가 나 있
는데, 이곳에 미각을 느끼는 수용체가 있다.

통각의 원리

통증을 느끼는 원리

통증을 느끼는 통각은 몸의 경고 신호다. 통증의 감각은 다른 감각과 달리 대개 불쾌감을 유발한다. 피부 감각에는 통각, 촉·압각, 온각, 냉각 등이 있는데 각각 감각 수용기를 가지고 있다. 그중에서도 통각을 느끼는 통점이 가장 많으며, 몸속 장기에는 대부분 통각 수용기가 있다.

통각 이외의 피부 감각도 자극이 심하면 수용기에서 통증으로 감지되어 위험 신호로 인식된다. 조직에 상처를 낼 우려가 있는 자극(상처나 타박 등의 외상 자극)은 통증의 감각으로 수용된다. 이 수용기를 외상 수용기라고 한다. 이것은 강한 기계적 자극이나 열 자극에 의해 손상된 조직에서 방출된 포타슘 이온과 수소 이온, 브래디키닌, 세로토닌, 프로스타글란딘 등 여러 화학 물질에 반응한다.

통각이 전달되는 과정

통각 수용기는 자유 신경 종말이다. 자유 신경 종말에는 날카롭게 따끔따끔한 통증을 느끼는 섬유와, 서서히 올라오는 통증을 느끼는 섬유가 있다.

LABORATORY

통증을 억제하는 메커니즘

몸에는 통증을 전달하는 경로뿐 아니라 반대로 통증을 억제하는 경로도 있다. 진통이란 의식이나 다른 감각에 영향을 주지 않으면서 통증만 억제하는 것을 말한다. 모르핀에 진통 작용이 있다는 것은 널리 알려져 있는데, 중추 신경 계통의 다양한 영역에 모르핀과 같은 작용을 하는 물질이 들어 있는 뉴런과 그 수용체가 존재하며, 통증의 전달을 억제하는 방향으로 신경 회로가 작동하고 있다.

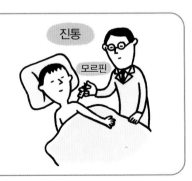

진통

모르핀

통증의 신호를 감지한 일차 늘신경은 중추 신경에 들어간 뒤 뉴런에 전달한다. 그리고 자극은 척수로 들어가 뇌줄기와 시상 하부 등을 지나 최종적으로 대뇌 겉질 몸 감각 영역으로 전달된다.

대뇌 겉질 몸 감각 영역에서 나온 감각 정보는 대뇌 겉질의 연합 영역으로 보내어져 통증의 감각으로 인지된다. 감각 정보의 일부는 둘레계 통과 이마 연합 영역으로 보내어져 사고와 감성에 영향을 준다. 예컨대 '아프다'고 느꼈다면 같은 상황을 피하고자 한다.

중/요/어/구

일차 들신경
신경이 중추에 향해 전달되는 것. 그 최초의 신호를 받아들이는 뉴런. 신경절을 사이에 두고 그 다음을 이차 뉴런이라고 한다.

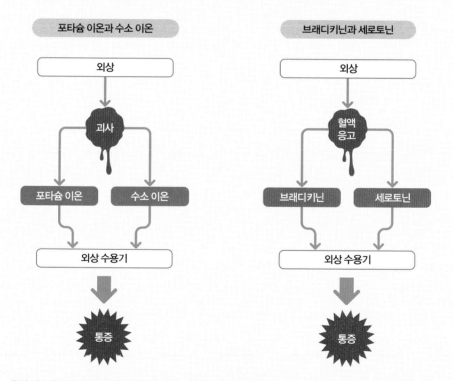

통증을 느끼는 원리

포타슘 이온, 수소 이온, 브래디키닌, 세로토닌 등이 외상 수용기를 자극한다.

통각 자극은 피부와 내장의 외상 수용기에 의해 감지된다. 파괴된 세포는 포타슘 이온과 수소 이온을 세포 밖으로 방출하는데 세포 밖 포타슘 이온과 수소 이온 농도가 상승하면 외상 수용기로 신호를 전달한다. 조직이 손상을 입으면 혈액의 응고도 촉진되어 브래디키닌과 세로토닌이 방출된다. 그러면 피부에 부종이 생기고 외상 수용기는 한층 더 자극을 받는다.

가려움의 원리

가려움의 원인 물질

가려움이란 피부와 눈꺼풀 결막, 코 점막에 생기는 긁기 반사를 일으키는 감각을 말한다. 통각 신경이 반응해서 생긴다고 여겨져 왔으나, 가려움의 근원이 되는 히스타민이라는 물질을 전달하는 신경이 발견되어 독립된 감각으로 간주하게 되었다. 현재는 통각을 지각하는 뇌의 부위가 가려움을 지각하는 부위와 다르다고 보고 있다.

가려움이 발생하면 근질근질한 불쾌한 감각을 느낀다. 가려움을 유발하는 대표적인 원인 물질인 히스타민이 통각 신경을 활성화하고, 브래디키닌과 캡사이신 등 통증의 원인 물질이 가려움에 대한 신경을 활성화시킨다. 가려움과 통증은 이처럼 서로 관련이 있다.

가려움을 자극하는 것은?

가려움의 자극이 되는 것에는 예컨대 모기나 진드기와 같은 흡혈에 따른 자극, 음식물 등 알레르기 반응에 따른 히스타민 유리 등이 있다. 가려움이 발생하는 경우의 대부분은 히스타민 한 가지만을 원인으로 꼽기는 어렵다. 왜냐하면 가려움을 유발하지 않는 정도의 소량의 히스타민을 피부에 주사해도 붉게 부어오르거나, 자극이 가려움을 일으킬 수 있기 때문이다. 히스타민이 가려움의 원인 물질이기는 하지만 아직 다 밝혀지지 않은 부분도 많다.

가려운 부분을 긁으면 가려움이 경감된다. 이는 긁는 행위를 통해 말초 신경의 섬유가 흥분하여 그 자극이 척수 안에서 가려움의 전달을 억제하기 때문이다. 이것은 통증이 억제되는 것과 같은 원리다.

용/어/해/설

캡사이신 capsaicin
고추의 매운맛 성분. 통각 신경을 자극하여 통증을 발생시키거나 매운맛을 느끼게 한다.

히스타민 유리 遊離
히스타민이 분비되는 것.

중/요/어/구

히스타민 histamine
인체 내에서도 합성이 된다. 알레르기 질환의 원인이 되는 물질.

질/병/미/니/지/식

아토피성 피부염
유전적 요인과 환경적 요인이 있다. 환경적 요인 중 하나로 스트레스 때문에 피부 등을 심하게 긁어서 악화된다.

가려움이 유발되는 원리는 아직 구체적으로 밝혀지지 않았다. 다만 그중 하나로 가려움의 유발에 히스타민이라는 물질이 관여한다고 알려져 있다.

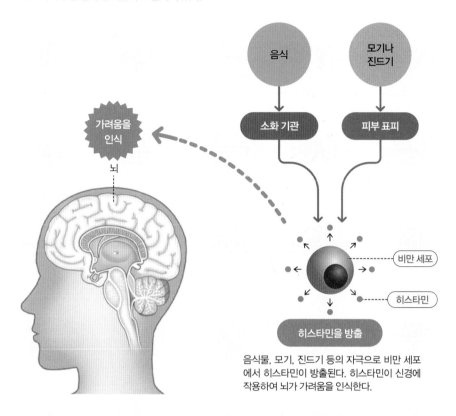

음식물, 모기, 진드기 등의 자극으로 비만 세포에서 히스타민이 방출된다. 히스타민이 신경에 작용하여 뇌가 가려움을 인식한다.

LABORATORY

성인에게도 생기는 아토피성 피부염

아토피성 피부염은 알레르기 체질에 여러 가지 자극이 더해져 생기는 만성 피부 질환으로 알려져 있다. 가려움을 동반하며, 대부분 5세까지의 유아기에 발병하고 보통 학령기에 자연히 치유되는 일이 많다.

그런데 성인이 된 이후에도 증상이 지속되거나, 성인이 되어 발병 또는 재발하는 사례가 증가하고 있다. 유아기의 발진은 머리나 얼굴에서 시작하여 몸통과 손발까지 퍼지는 일이 많고, 사춘기 이후에는 넓은 범위에 걸쳐 건조한 만성 습진의 증상으로 변화한다.

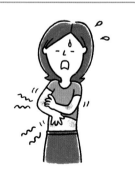

불면증과 수면
'잠이 안 오는 섯'은 몸이 비명을 지르고 있다는 증거?

불면증의 원인은 사람마다 다르다. 운동 부족, 불규칙한 수면, 스트레스, 고민, 생활습관병 등의 질환, 약의 사용 및 부작용, 과음 등이 원인일 수 있다. 또 신경증, 우울증 등 정신 질환이 불면의 원인임에도 알아차리지 못하는 경우가 있다.

잠이 안 오더라도 취침 전 음주는 금물이다. 몸에서 알코올이 빠져나가면 눈이 떠지기 때문에, 오래 자기 위해서 술을 더 많이 마시게 되므로 몸에 악영향을 끼친다. 수면제나 수면 유도제는 사람에 따라 의존성과 습관성이 있어서, 약이 필요하다면 반드시 의사와 상담하자. 의사의 관리 하에 복용을 하는 것이 중요하다.

수면 무호흡 증후군(SAS)은 수면 중 10초 이상의 무호흡 상태가 한 시간에 5회 이상이어지는 병인데, 비만인 사람이 많이 걸린다. 수면 중 입에 공기를 불어넣는 장치를 장착하는 방식으로 치료한다. SAS임을 인지하지 못하면 낮에 선잠을 자거나 수면 부족으로 생활습관병의 위험이 상승하는 것으로 알려져 있다.

잠을 잘 자기 위해서는 개운하게 눈뜨는 것도 중요하다. 수면은 렘수면과 비렘수면의 두 가지 시간대로 나뉘는데, 각각 약 90분(개인차가 있음)마다 찾아온다. 렘수면에서 비렘수면에 들어가는 경계에 일어나면 개운하게 눈뜰 수 있으니 그 리듬을 계산해서 알람을 맞추는 것도 좋은 방법이다. 리듬을 맞춘 6시간은 그렇지 못한 7시간보다 훨씬 더 개운하게 잠에서 깰 수 있다.

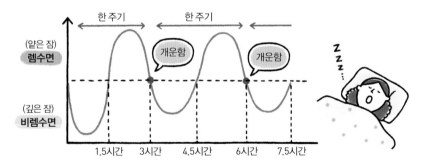

※렘수면은 Rapid Eye Movement의 약어. 안구가 빨리 움직이는 시간대. 이때 몸을 쉬게 하고, 안구가 움직이지 않는 비렘수면(Non-Rapid Eye Movement) 시간대에 머리를 쉬게 한다.

제9장

근육과 골격의 원리

근육의 특징

골격근, 심근, 민무늬근의 특징

사람의 몸은 다양한 근육으로 구성되어 있다. 근육은 크게 골격근, 심근, 민무늬근 등 세 종류로 분류한다. 보통 근육이라고 하면 팔다리의 근육을 떠올리게 되는데, 이것은 골격근에 해당한다.

골격근은 기본적으로 두 개의 뼈에 걸쳐 있으며 근육의 이완과 수축을 통해 다리와 팔 등을 움직이게 하는 작용을 한다.

심근은 심장의 벽을 이루는 근육이다. 심근은 항상 수축과 이완을 반복하며 혈액을 내보내는데(박동), 이것은 심근의 작용에 따른 것이다.

민무늬근은 주로 혈관과 소화관, 방광, 자궁 등의 장기를 움직이는 근육이다. 예컨대 위장의 벽을 이루는 민무늬근은 수축을 통해 꿈틀 운동을 일으켜 음식물 등 내용물을 이송하여 소화를 돕는다. 방광과 자궁의 민무늬근은 배설과 분만 시에 수축한다.

맘대로근과 제대로근

골격근·심근·민무늬근은 서로 다른 특징이 있지만 공통점도 있다.

골격근은 다리를 굽히거나 손을 흔들 때 자기 의향대로 자유롭게 움직일 수 있다. 반면 심근과 민무늬근은 자율 신경의 조절을 받기에 원하는 대로 자유롭게 움직이지 못한다. 그래서 골격근을 맘대로근, 심근과 민무늬근을 제대로근이라고 한다.

또 골격근과 심근에는 가로 줄무늬 모양이 보인다. 이 특징 때문에 골격근과 심근을 총칭하여 가로무늬근이라고 한다. 민무늬근은 가로무늬근이 아니기에 가로 줄무늬가 없다.

용/어/해/설

꿈틀 운동
▶54쪽

중/요/어/구

맘대로근
자신의 의사로 움직일 수 있는 근육. 골격근이 이에 해당한다.

제대로근
자율신경의 조절을 받는 근육. 심근과 민무늬근이 이에 해당한다.

가로무늬근
근섬유를 현미경으로 관찰했을 때 가로 줄무늬가 나타나는 근육. 수축과 이완이 신속하게 이루어진다.

질/병/미/니/지/식

근육 퇴행 위축
muscular dystrophy
골격근의 변성·괴사로 근력이 저하되는 유전성 질환.

근육의 구조

근육은 크게 골격근, 심근, 민무늬근으로 나뉘며, 길고 가느다란 근섬유로 만들어져 있다.

골격근) 근섬유가 곧게 규칙적으로 배열되어 있다.

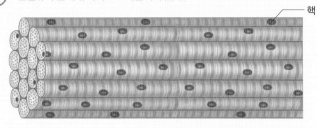

핵

심근) 근섬유가 결합되어 그물 모양의 구조를 띤다.

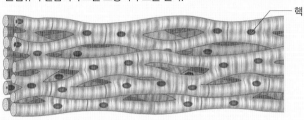

핵

민무늬근) 근섬유의 끝이 가늘고 길게 뻗어 있다. 가로 줄무늬가 없다.

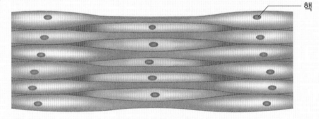

핵

골격근, 심근, 민무늬근의 특징

	골격근	심근	민무늬근
위치	뼈에 부착	심장의 벽	혈관, 소화관, 방광, 자궁 등의 벽
줄무늬	있음	있음	없음
자동성	없음	있음	있음
조절	의지로 조절	의지로 조절 불가	의지로 조절 불가
신경 지배	운동 신경	자율 신경	자율 신경

골격근의 구조

근섬유와 근원섬유

골격근을 예로 하여 근육의 구조를 살펴보자. 골격근은 기본적으로 관절을 사이에 두고 있는 두 개의 뼈에 부착되어 있다. 따라서 골격근을 수축시켜 관절을 움직일 수 있다.

골격근은 근섬유(근세포)라는 섬유 모양의 세포가 모여 다발을 이루어 형성된다. 근섬유의 직경은 50~100μm, 길이는 수mm에서 긴 것은 10cm 이상 되는 것도 있다. 이처럼 어느 정도의 길이를 가지고 있어서 근섬유라고 불린다.

근섬유 속에는 한층 더 많은 섬유가 다발을 이루고 있는데, 이를 근원섬유라고 한다. 근원섬유는 두 종류의 단백질로 구성되어 있다. 골격근을 현미경으로 관찰하면 줄무늬가 보인다고 앞서 설명했는데(▶202쪽), 이 두 종류의 단백질이 무늬를 만들어낸다.

그 두 가지를 각각 굵은 필라멘트(마이오신)와 가는 필라멘트(액틴)라고 하며, 각 근원섬유 속에 반복적으로 배열되어 있다. 굵은 필라멘트와 가는 필라멘트가 서로 만나 닿는 부분의 색이 짙어서 이것이 줄무늬 형상으로 보인다.

굵은 필라멘트와 가는 필라멘트

굵은 필라멘트와 가는 필라멘트는 규칙적으로 반복 배열되어 있는데, 그 구조가 가는 필라멘트 사이로 굵은 필라멘트가 끼어 들어간 형태를 이룬다. 이것이 연속적으로 나타나는데, 이 반복 배열되는 하나의 단위를 근절(筋節)이라고 한다. 근절의 양끝은 가는 필라멘트끼리 이어져 있으며, Z막이라는 그물눈 모양의 구조를 만들어 고정되어 있다.

각 근절의 중앙에는 굵은 필라멘트가 배열되어 있고, 가는 필라멘트는 각 근절의 양 끝에 위치한다. 그 한쪽 끝이 Z막이고 다른 쪽 끝은 굵

용/어/해/설

근섬유
근육을 만드는 섬유 모양의 세포. 하나하나는 매우 부드럽지만 다발을 형성하여 단단한 근육을 이룬다.

근원섬유
근섬유를 만드는 다수의 섬유. 주로 액틴과 마이오신으로 구성되어 있다.

굵은 필라멘트
마이오신이라는 단백질이 다발을 형성한 것. ▶206쪽

가는 필라멘트
주로 액틴이라는 단백질로 구성되어 있으며 트로포마이오신과 트로포닌이 결합해 있다. ▶206쪽

중/요/어/구

필라멘트
다발을 이루고 있는 긴 섬유 모양 단백질의 총칭.

골격근은 가늘고 긴 근섬유가 다수 모여 다발을 이루어 형성된다.

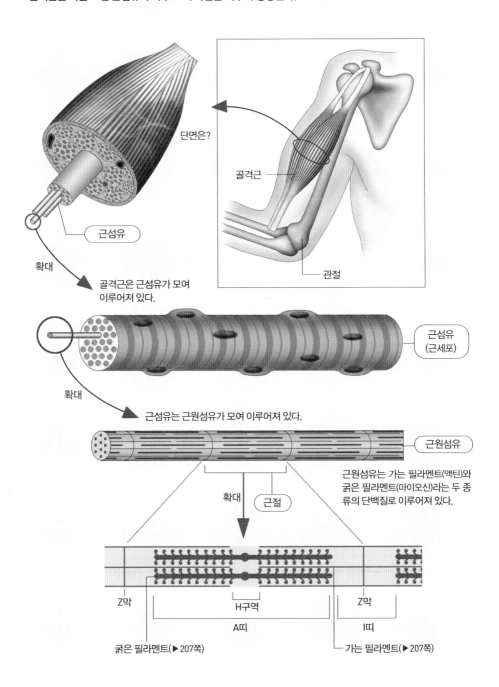

단면은?

골격근

관절

근섬유

확대

골격근은 근섬유가 모여
이루어져 있다.

근섬유
(근세포)

확대

근섬유는 근원섬유가 모여 이루어져 있다.

근원섬유

근원섬유는 가는 필라멘트(액틴)와
굵은 필라멘트(마이오신)라는 두 종
류의 단백질로 이루어져 있다.

확대   근절

Z막

H구역

Z막

A띠

I띠

굵은 필라멘트(▶207쪽)

가는 필라멘트(▶207쪽)

은 필라멘트에 부분적으로 겹쳐 있다.

굵은 필라멘트 부분을 현미경으로 보면 어두운 색으로 보여서 A띠 또는 어두운 띠라고 부른다. 가는 필라멘트만 있는 부분은 밝은 색으로 보여서 I띠 또는 밝은 띠라고 부른다. A띠 중앙에 굵은 필라멘트만 있는 부분은 H구역이라고 한다.

필라멘트의 구조

굵은 필라멘트는 마이오신이라는 단백질이 다발을 이루어 형성된 것이다. 마이오신 하나는 가늘고 긴 꼬리 부분과 두 개의 머리 부분을 가지고 있다. 마이오신의 꼬리 부분이 다발을 이루어 굵은 필라멘트를 만들고, 머리 부분은 양옆으로 튀어나와 있으며, 가는 필라멘트와의 사이에서 중간 역할을 한다. 이것은 근육이 수축할 때 중요한 작용을 한다. (▶208, 209쪽)

가는 필라멘트는 주로 액틴이라는 공 모양의 단백질이 목걸이처럼 연속적으로 배열되어 형성된다. 액틴은 두 줄의 나선형을 이루고 있는데, 트로포마이오신이라는 섬유 모양의 단백질이 이 나선을 따라 결합되어 있다. 또 트로포닌이라는 공 모양의 단백질이 일정 간격으로 필라멘트에 달라붙어 있다.

중/요/어/구

A띠
마이오신에 있는 부분. 현미경을 통해 보면 이둡게 보인다.

Z막
가로무늬근의 단위를 구분하는 막 구조. Z판 또는 Z띠라고도 한다.

H구역
어둡게 보이는 A띠 중앙에 비교적 밝은 줄로 관찰되는 부분.

용/어/해/설

액틴 actin
근육을 구성하는 주요 단백질. 마이오신과 함께 근육의 수축에 직접 관여한다.

트로포마이오신 tropomyosin
액틴의 작용을 조절하는 섬유 모양의 단백질.

트로포닌 troponin
골격근, 심근의 수축에 꼭 필요한 세 가지 단백질의 복합체. 민무늬근에는 없다. 트로포마이오신에 결합하여 마이오신 결합의 조절을 통해 근수축을 조절한다.

LABORATORY

운동선수가 많이 가지고 있는 유전자가 있다?

올림픽 등 운동선수의 유전자를 분석해보니 단거리와 오래달리기 선수에게서 근섬유 다발을 형성하는 단백질과 혈관의 굵기를 조정하는 유전자가 많았다는 보고가 있었다. 그러나 유전자형으로 경기 종목을 선택하고자 안이하게 유전자 검사에 의존하는 것에는 문제가 있다. 사람의 운동 능력에는 많은 유전자(지금까지 100종류 이상 보고)가 서로 복잡하게 얽혀 있으며, 부단한 연습 없이는 근육도 단련되지 않는다는 것을 인식해야 한다.

근육은 굵은 필라멘트와 가는 필라멘트로 구성되어 있으며 이것이 근수축에 중요한 작용을 한다.

굵은 필라멘트

굵은 필라멘트는 마이오신이라는 단백질로 형성되어 있다. 각 마이오신은 꼬리 부분과 두 개의 머리 부분
으로 구성되어 있으며, 마이오신이 다발을 이루어 굵은 필라멘트를 형성한다.

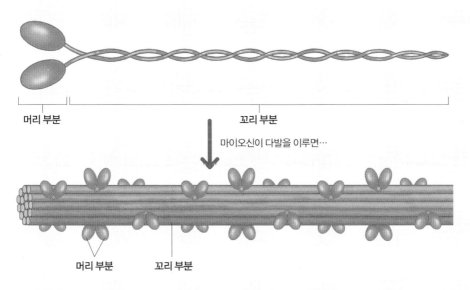

머리 부분

꼬리 부분

마이오신이 다발을 이루면…

머리 부분   꼬리 부분

가는 필라멘트

가는 필라멘트는 액틴이라는 공 모양의 단백질을 포함하고 있는데 이 액틴이 목걸이처럼 줄지어 이중 나
선을 형성한다. 여기에 트로포마이오신과 트로포닌이라는 단백질이 결합되어 있다.

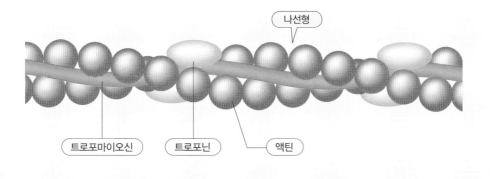

나선형

트로포마이오신   트로포닌   액틴

근수축의 원리

수축의 메커니즘

근절에서는 굵은 필라멘트와 가는 필라멘트가 서로 엇갈린 형태로 반복 배열되어 있다.(▶205쪽) 근육의 수축은 가는 필라멘트에 굵은 필라멘트가 미끄러져 들어가면서 발생한다. 이를 활주 현상이라고 한다.

활주 현상은 굵은 필라멘트에서 나온 마이오신의 머리 부분이 가는 필라멘트의 액틴과 결합하면서 시작된다. 그러면 가는 필라멘트에 결합한 마이오신의 머리 부분은, 배를 젓는 노처럼 움직여 나가는 필라멘트의 근절 중앙을 향해 움직인다. 그리고 마이오신의 머리 부분은 가는 필라멘트에서 떨어져 수nm 떨어진 자리에서 가는 필라멘트와 결합한다. 이를 반복하면서 근육이 이완되고 또 수축된다.

근육이 수축할 때 각 필라멘트의 길이가 달라지는 것이 아니라 근절의 길이만 짧아진다.

트로포닌은 수축을 방해한다

마이오신의 머리 부분은 액틴과 결합한 뒤 고개 부분을 구부려 액틴을 끌어당기는데 이때 근육의 수축이 발생한다. 원래 가는 필라멘트를 둘러싸고 있는 트로포닌은 수축 시 이외에는 마이오신의 머리 부분과 액틴의 결합을 방해하여 근육의 수축을 막는다.

단, 칼슘 이온이 트로포닌에 결합하면 트로포마이오신을 축으로 트로포닌이 이동하고 이때 액틴이 마이오신의 머리 부분에 노출되어 결합한다. 이렇게 미끄러져 들어가는 현상이 생겨 근육이 수축한다. 한편 칼슘 이온이 떨어지면 트로포닌은 다시 마이오신 머리 부분과 액틴의 결합을 방해하여 근육을 이완시킨다.

용/어/해/설

근절
근수축의 기본 단위로 Z막 (▶206쪽)에서 다음 Z막까지.

마이오신 myosin
▶206쪽

액틴
▶206쪽

트로포닌
▶206쪽

트로포마이오신
▶206쪽

중/요/어/구

활주 현상
가는 필라멘트 사이로 굵은 필라멘트가 파고들어 가는 것. 이로써 근수축이 일어난다.

마이오신의 머리 부분이 중앙을 향해 고개를 저어 액틴이 중앙으로 모인다. 이처럼 수축과 이완을 반복하면서 근수축이 일어난다.

이완 시

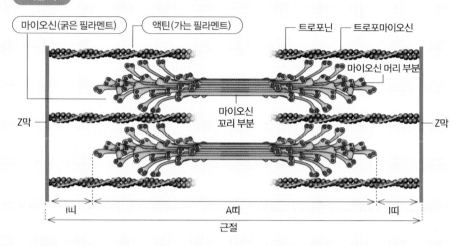

수축 시

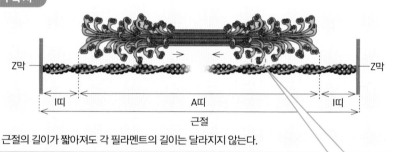

근절의 길이가 짧아져도 각 필라멘트의 길이는 달라지지 않는다.

미오신의 운동 근육이 수축되면 마이오신 머리 부분이 액틴에 결합한다.
마이오신 머리 부분의 고개가 움직이는 운동에 의해 근수축이 일어난다.

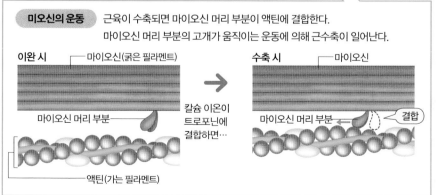

신경에서 근육으로의 전달

신경과 근육의 전달 원리

근육이 수축하는 원리에 대해 알아보았는데, 그렇다면 '근육의 수축'이라는 신호는 신경에서 근육으로 어떻게 전달되는 것일까?

근육에 신호를 전달하는 신경을 운동 뉴런이라고 한다. 이 신경 돌기를 통해 신경의 흥분이 전달되어 근육을 움직인다. 운동 뉴런의 신경 말단은 넓게 펼쳐져 있어서 운동 종말판이라고 한다. 뉴런이 흥분하여 활동 전위가 운동 종말판에 도달하면, 운동 종말판 안으로 칼슘 이온이 흘러든다. 그러면 시냅스 소포가 세포막으로 이동하여 아세틸콜린을 방출한다. 아세틸콜린은 근섬유막 표면에 있는 아세틸콜린 수용체에 결합한다. 아세틸콜린 수용체가 활성화되면 근섬유막에서 전위 변화가 일어나 (이를 종말판 전위라고 한다) 새로이 활동 전위가 발생한다.

신경의 흥분이 높아져 활동 전위의 유발 빈도가 높아지면, 아세틸콜린이 다량 방출되어 종말판 전위가 커지고 그 결과 근섬유에 활동 전위가 발생한다. 신경으로부터 전달된 활동 전위는 이렇게 근육에 도달한다.

근수축에서 칼슘 이온의 역할

근섬유에 활동 전위가 발생하면, 근소포체에 쌓여 있던 칼슘 이온은 세포질 속으로 방출되어 칼슘 이온이 트로포닌에 결합한다. 이로써 근수축이 시작된다.(▶208쪽) 세포질 속 칼슘 농도가 높아지면 근소포체의 칼슘 펌프가 작동하여 방출된 칼슘 이온을 회수한다. 한편 세포질 속 칼슘 농도가 떨어지면 칼슘 이온이 트로포닌에서 분리되고 근수축은 종료된다. 이처럼 칼슘 이온은 근수축에 중요한 역할을 한다.

용/어/해/설

신경 돌기
▶176쪽

운동 종말판
운동 신경의 말단이 근육에 접속하는 부분.

활동 전위
자극에 반응하여 세포막을 따라 흐르는 미약한 전위 변화.

종말판 전위
운동 종말판에서 발생하는 전위. 신경의 흥분이 다음 뉴런으로 전달된다.

시냅스 소포
▶177쪽

근소포체
근섬유 속에 있으며 칼슘 이온이 들어 있다. 칼슘 이온의 방출로 근육을 수축시킨다.

중/요/어/구

아세틸콜린acetylcholine
신경 전달 물질로 운동 신경과 부교감 신경의 말단에서 방출된다. 근섬유막 표면의 아세틸콜린 수용체에 결합하여 근수축을 촉진한다.

근수축이라는 신호는 신경 말단의 운동 종말판에 칼슘 이온이 흘러드는 것을 시작으로 해서 종말판에서 근섬유로 아세틸콜린이 방출되는 과정을 통해 전달된다.

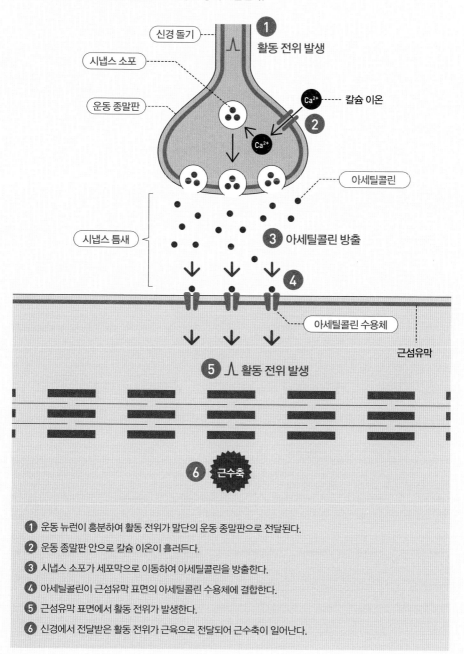

1 운동 뉴런이 흥분하여 활동 전위가 말단의 운동 종말판으로 전달된다.

2 운동 종말판 안으로 칼슘 이온이 흘러든다.

3 시냅스 소포가 세포막으로 이동하여 아세틸콜린을 방출한다.

4 아세틸콜린이 근섬유막 표면의 아세틸콜린 수용체에 결합한다.

5 근섬유막 표면에서 활동 전위가 발생한다.

6 신경에서 전달받은 활동 전위가 근육으로 전달되어 근수축이 일어난다.

온몸의 골격

온몸의 골격

사람의 형태가 유지될 수 있는 것은 뼈가 그 형태를 잡아주기 때문이다. 뼈와 뼈가 조합되어 골격을 이루어 몸을 지탱해준다.

사람의 골격은 몸 전체로 봤을 때 총 206개의 뼈로 이루어져 있다. 머리에 22개, 혀에 1개, 귀에 6개, 등에 26개, 가슴에 25개, 어깨에서 손까지 64개, 골반과 다리에 62개의 뼈가 있다.

머리뼈는 외부로부터 뇌를 보호해주기 위해 있으며, 가슴우리는 갈비뼈와 복장뼈로 구성되어 있으며 흉부의 틀을 만들고 심장과 폐 등 중요한 장기를 보호한다. 척추는 몸의 기둥이 되는 부분으로 사람은 직립 보행을 하기에 다른 동물과 그 형태가 다르다. 등 쪽에서 간과 이자 등 다양한 내장을 지키는 역할도 한다. 골반은 척추 아래 있으며 창자와 비뇨기, 생식기 등의 내장을 보호한다.

뼈의 종류와 단면도

뼈는 그 형태의 차이에 따라 다음과 같이 다섯 종류로 분류할 수 있다. 가장 일반적인 것은 긴뼈다.

긴뼈 : 팔, 다리 등에 있는 긴뼈.
짧은뼈 : 손등 등에 있는 짧은 뼈.
납작뼈 : 머리뼈 등.
공기뼈 : 턱뼈와 같이 빈 굴이 있는 뼈.
혼합뼈 : 앞머리뼈 등 편평하면서 빈 굴이 있는 뼈.

뼈의 표면은 뼈막이라는 흰색의 얇은 막으로 덮여있으며 안쪽은 치밀질과 갯솜질[해면질]로 구성되어 있다. 치밀질이 갯솜질을 덮고 있는 형

태다. 치밀질은 칼슘 등으로 꽉 채워져 있어 단단하다. 치밀질 안쪽에 있
는 갯솜질은 스펀지처럼 부드러우며 속에는 틈과 빈 굴이 있고, 그 사이
는 골수로 채워져 있다.

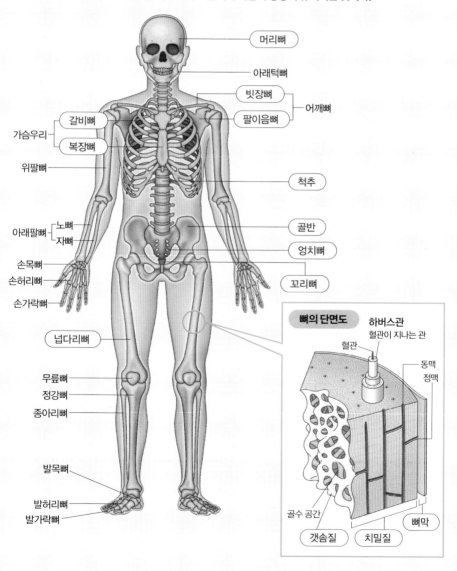

온몸의 뼈

사람의 뼈는 온몸에 206개 있다. 뼈와 뼈가 조합되어 사람의 형상이 유지되는 것이다.

머리뼈

아래턱뼈

빗장뼈

어깨뼈

팔이음뼈

갈비뼈

가슴우리

복장뼈

위팔뼈

척추

아래팔뼈

노뼈

자뼈

골반

엉치뼈

손목뼈

손허리뼈

꼬리뼈

손가락뼈

넙다리뼈

뼈의 단면도

하버스관

혈관이 지나는 관

혈관

무릎뼈

정강뼈

종아리뼈

동맥

정맥

발목뼈

발허리뼈

골수 공간

발가락뼈

뼈막

갯솜질

치밀질

뼈의 작용

뼈의 여러 가지 기능

뼈는 몸의 형태를 유지해주며, 그 밖에도 중요한 역할을 담당하고 있다.

❶ 뼈의 형태를 유지한다 : 골격을 만들어 몸 전체를 지탱해준다.

❷ 내장을 보호한다 : 뇌와 간 등 중요한 기관을 외부로부터의 충격에서 보호해준다.

❸ 혈액을 만든다 : 골수에는 줄기세포가 있는데 이것이 분화되어 적혈구, 백혈구, 혈소판 등을 만든다.(▶112쪽)

뼈의 성장과 파괴

뼈는 성장기에만 만들어지는 것이 아니라 성인이 된 이후에도 끊임없이 새로 만들어지며 오래된 뼈는 파괴된다.

뼈 속에는 뼈를 만드는 조골세포와 뼈를 파괴하는 파골 세포가 있다. 골절되어도 시간이 지나면 뼈가 붙는데, 바로 이 두 세포가 효율적으로 작용하기 때문이다.

질/병/미/니/지/식

넙다리뼈 머리 괴사
넙다리뼈 위쪽의 둥근 부분에서 나타나는 괴사. 원인은 밝혀지지 않았으나, 어떠한 이유로 혈액 순환에 문제가 생겨 뼈에 영양이 공급되지 않아 괴사한다고 보는 설이 있다.

LABORATORY

넙다리뼈 머리 골절이란?

엉덩 관절 부분에 있는 넙다리뼈 위쪽 끝의 머리 부분에 생기는 골절을 말한다. 넙다리뼈 머리에 있는 신체를 지탱하는 하중 부위에 발병한다. 이곳에 골절이 생기면 걷기가 힘들어진다. 특히 고령자는 등뼈나 허리뼈에 생기는 압박 골절처럼 골다공증[뼈엉성증]이 진행된 결과 발생하는 사례가 많다고 한다. 고령자의 경우 넙다리뼈 머리 골절을 계기로 거동하지 못하고 누워 생활하게 되는 일도 있다.

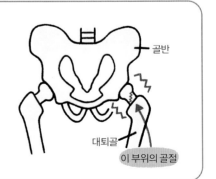

골반

대퇴골

이 부위의 골절

골절이 생기면 부러진 뼈의 뼈막에 조골세포가 모이고, 이것이 분열·침착되어 새로운 뼈(가뼈)가 생성된다. 그러면 파골 세포가 뼈의 불필요한 부분을 없애고 새로이 형성된 뼈를 원래 형태로 다듬는다. 이렇게 골절이 치료된다.

나이가 듦에 따라 뼈는 새로 만들어지는 것보다 파괴되는 것이 많아진다. 뼈를 구성하는 치밀질은 줄어들지 않지만 갯솜질은 고령이 되면 절반 수준으로 줄어든다고 한다. 갯솜질의 양이 줄어들어 뼈가 잘 부러지는 상태를 골다공증이라고 한다.

골다공증은 성호르몬의 감소에도 관여하고 있어서 갱년기 여성에게 많이 나타난다.

중/요/어/구

파골 세포
뼈를 녹여서 흡수하는 과정을 통해 뼈를 파괴하는 세포.

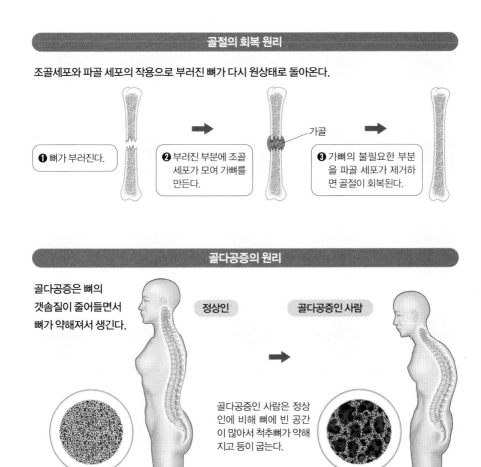

골절의 회복 원리

조골세포와 파골 세포의 작용으로 부러진 뼈가 다시 원상태로 돌아온다.

❶ 뼈가 부러진다.

❷ 부러진 부분에 조골세포가 모여 가뼈를 만든다.

가골

❸ 가뼈의 불필요한 부분을 파골 세포가 제거하면 골절이 회복된다.

골다공증의 원리

골다공증은 뼈의 갯솜질이 줄어들면서 뼈가 약해져서 생긴다.

정상인

골다공증인 사람

골다공증인 사람은 정상인에 비해 뼈에 빈 공간이 많아서 척추뼈가 약해지고 등이 굽는다.

골다공증
젊어서 한 다이어트가 골다공증의 원인이 된다?

계단을 내려가는 수준의 가벼운 충격에도 넙다리뼈 일부가 뚝 부러지고 척추뼈가 굽는다면 주의하자. 바로 뼈의 강도가 저하되어 골절을 쉽게 일으키는 '골다공증'이라는 병의 증상이기 때문이다.

뼈는 피부와 마찬가지로 신진대사가 반복해서 이루어진다. 오래된 뼈를 파괴하고 새로운 뼈를 만드는 주기를 반복하는 과정을 통해 뼈의 강도와 유연성을 유지하고 있는데, 계속 파괴만 진행되면 뼈의 밀도가 낮아져 뼈가 약해지고 골다공증이 진행된다.

고령자 가운데 등이 굽은 사람을 많이 볼 수 있는데, 골다공증은 노화와 함께 증가하여 80대에는 여성의 거의 절반, 남성의 20~30%가 발병한다고 한다. 주요 원인은 연령의 증가다. 나이를 먹으면 성호르몬의 생산이 저하되어 새로운 뼈를 만드는 세포(골 아세포)의 작용이 약해진다. 또 콩팥의 기능도 떨어져서 작은창자에서 칼슘을 흡수하는데 꼭 필요한 비타민 D가 잘 만들어지지 않는다. 칼슘의 흡수량이 줄어드는 것도 원인중 하나다.

그런데 50대나 60대에 일찌감치 골다공증에 걸리는 여성이 있다. 주로 10대에서 20대에 과도한 다이어트를 하느라 칼슘 등 영양을 적절히 섭취하지 못한 사람, 운동을 하지 않은 사람이 많다고 한다. 젊었을 때 만들어진 뼈 내부의 단단한 부분은 몇십 년 후까지 영향을 준다. 그래서 10대와 20대 때 다이어트나 운동 부족으로 치밀하고 튼튼한 뼈를 만들지 못한 사람은 50대나 60대에도 골다공증이 생길 위험이 높다.

과도한 다이어트로 칼슘과 비타민 D를 함유한 유제품, 생선, 버섯류 등을 섭취하지 않으면 뼈를 튼튼하게 만들 수가 없다. 비타민 D는 햇빛을 통해서도 체내에서 합성되기에 해를 쪼이는 것도 필수다. 골다공증으로 생기는 골절을 막기 위해서라도 과도한 다이어트는 삼가자.

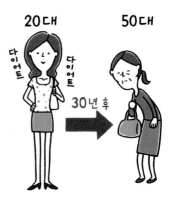

제10장

뇌의 원리

뇌의 종류

뇌의 기능

뇌는 대뇌, 소뇌, 사이뇌, 뇌줄기 등 네 개 부위로 이루어져 있다. 무게는 성인 기준 약 1300g이며 약 천 수백억 개의 뉴런이 연결되어 형성되었다. 뉴런은 머리뼈 안의 뇌척수액에 떠 있는데, 뇌척수액은 외부로부터의 충격을 완화해주는 역할도 한다. 뇌는 각 부위마다 하는 일이 다르다.

❶ 대뇌 (▶220쪽)

구조 : 뇌의 가장 바깥쪽 형태를 이루며 뇌 전체 무게의 약 80%를 차지한다.

기능 : 언어·인지·기억 등 고차 기능을 지배한다.

❷ 소뇌 (▶224쪽)

구조 : 대뇌의 뒤쪽에 위치한다.

기능 : 근육의 수축 조절 등 운동 기능을 관장한다.

❸ 사이뇌 (▶222쪽)

구조 : 대뇌와 뇌줄기 사이에 있는 작은 영역. 시상과 시상 하부로 구성되어 있다.

기능 : 자율신경 조절을 지배한다.

❹ 뇌줄기 (▶224쪽)

구조 : 뇌 중앙에 있으며 숨뇌, 다리뇌, 중간뇌 등 세 부위로 구성된다.

기능 : 내장 기능을 조절한다. 생명 유지에 필요한 작용을 한다.

뇌와 중추 신경

신경 세포와 신경 섬유 덩어리인 뇌와 신경 섬유의 통로가 되는 척수를 합해 중추 신경이라고 한다. 중추 신경은 판단·처리 등의 기능을 조절하고, 말초 신경은 몸속의 말단 기관과 중추 신경과의 사이에서 흥분을

용/어/해/설

뇌척수액
머리뼈를 채우고 있는 액체. 뇌를 보호해줄 뿐 아니라 수분 조절 기능 등이 있다. 줄여서 수액이라고도 한다.

다리뇌
다수의 신경 섬유 다발이 소뇌에 다리를 걸치듯 좌우 소뇌 반구와 연락하는 부위. 삼차 신경, 갓돌림 신경, 얼굴 신경, 속귀 신경 등의 뇌신경이 나오는 부위.

중/요/어/구

중추 신경
다수의 신경이 모이는 곳. 사람은 뇌와 척수가 이에 해당한다.

말초 신경
온몸에 분산되어 있는 신경. 말단 기관과 뇌 등의 중추 사이에서 전달을 담당한다.

질/병/미/니/지/식

파킨슨병
뇌 속의 도파민이 부족하여 생기는 질환. 초기에는 손가락이 떨리고 근육이 경직되며 이것이 서서히 진행되다가 고도의 운동 장애로 이행된다.

진딜한다. 예건대 물체를 만질 때 '뜨겁다' '무겁다' '단단하나' 등을 느끼는 정보는 말초 신경을 통해 중추 신경인 척수로 전달되고, 그곳에서 다시 뇌로 전달된다.

뇌의 구조

뇌는 단단한 머리뼈와 세 겹의 보호막으로 보호되고 있다. 막과 뇌 사이는 뇌척수액으로 채워져 있어서 외부로부터 오는 충격은 여기에서 흡수된다.

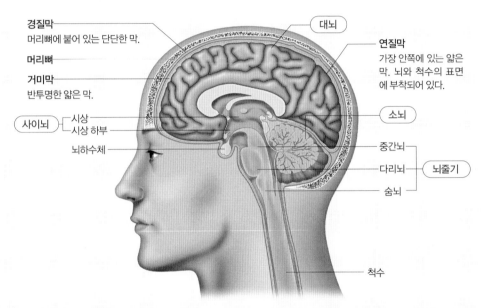

경질막
머리뼈에 붙어 있는 단단한 막.

머리뼈

거미막
반투명한 얇은 막.

사이뇌 ─ 시상
시상 하부

뇌하수체

대뇌

연질막
가장 안쪽에 있는 얇은 막. 뇌와 척수의 표면에 부착되어 있다.

소뇌

중간뇌
다리뇌 ── 뇌줄기
숨뇌

척수

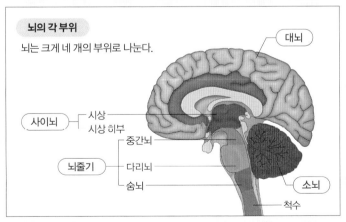

뇌의 각 부위

뇌는 크게 네 개의 부위로 나눈다.

대뇌

사이뇌 ─ 시상
시상 히부

중간뇌
뇌줄기 ── 다리뇌
숨뇌

소뇌

척수

대뇌의 작용

대뇌는 사고와 기억에 관여한다

대뇌는 지각, 맘대로운동, 사고, 추리, 기억 등 뇌의 고차 기능을 관장하고 있다.

대뇌의 표면에는 대뇌 겉질(▶227쪽)이 있다. 신경 세포가 모여 있는 1.5~4.5mm 정도 두께의 회색질 층이 있다. 회색질에는 고랑이 다수 있는데 그중에서 큰 것이 대뇌고랑이다. 이것을 경계로 대뇌 겉질은 이마엽(중심 고랑의 앞부분), 마루엽, 뒤통수엽(중심 고랑의 뒷부분), 관자엽 등 네 부위로 나뉘며(▶221쪽 그림), 서로 정보 교환을 하면서 각 기능을 관장한다.

부위에 따라 역할이 분담되는 것을 대뇌의 기능 국재(局在)[기능 국소화]라고 한다. 예컨대 이마엽은 운동(운동 영역)에, 마루엽은 몸 감각(몸 감각 영역)에 관여한다. 관자엽에는 청각 중추(청각 영역)가, 뒤통수엽에는 시각 중추(시각 영역)가 있다.

또 대뇌 겉질의 안쪽에는 둘레 계통이라는 영역이 있다. 진화의 과정에서 포유류 이래로 발달한 부분을 대뇌 새겉질, 그 이전부터 있던 겉질을 대뇌 옛겉질이라고 하며, 생존욕, 수면욕, 식욕, 배설욕, 성욕 등 본능적인 욕구와 분노나 공포 등의 감정을 지배한다.

연계하여 기능하기 위한 연합 영역

대뇌 겉질에는 각 영역이 서로 연계하여 기능하기 위한 연합 영역이 존재한다. 연합 영역에는 운동 영역, 몸 감각 영역, 청각 영역 등이 있는데 시상의 연합핵이라 불리는 부위와 신경 섬유의 연락이 풍부하게 이루어져 기능적으로 밀접한 관련이 있으며, 종종 사람 고유의 통합 작용과 고도의 창조 작용을 발휘하게 한다. 사람에게만 있는 특징적인 영역이다.

연합 영역은 이마엽, 마루엽, 관자엽, 뒤통수엽에 걸쳐 있는 부위로,

용/어/해/설

대뇌 고랑
대뇌의 표면에 있는 불규칙한 고랑. 이른바 뇌의 주름으로 깊이와 길이에는 개인차가 있다.

중심 고랑
이마엽과 마루엽 사이로 뻗어 있는 고랑.

몸 감각
눈·귀·코·혀 등의 감각기 이외에서 감지하는 감각으로, 촉각·통각 등의 피부 감각, 근수축 상태를 감지하는 심부 감각, 내장의 통각 등을 가리킨다.

둘레 계통[대뇌변연계]
대뇌 겉질의 이마엽과 시상 하부와 기능적으로 연결되어 있다. 둘레 계통은 시상 하부에 작용하여 본능 행동과 정동 기능을 조절한다.

질/병/미/니/지/식

조현병
이마 연합 영역의 신경 세포가 활발하게 활동하지 않는 것이 원인으로 간주되고 있다. 환각과 망상, 와해된 언어와 행동, 비논리적 사고, 감정둔마 현상 등이 나타난다. 일찍이 정신분열증이라고도 불렸다.

이마 연합 영역, 관자 연합 영역, 마루 연합 영역 등이 있다. 예컨대 좌반구의 이마 연합 영역에는 운동 언어 중추(▶226~227쪽)가 있다.

(▶226~227쪽)

대뇌의 각 부위와 그 작용

대뇌의 표면은 대뇌 겉질이라고 하며 다수의 고랑이 있고, 고랑을 경계로 크게 네 부분(이마엽, 마루엽, 뒤통수엽, 관자엽)으로 나뉜다. 각 부분은 서로 다른 기능을 조절한다.

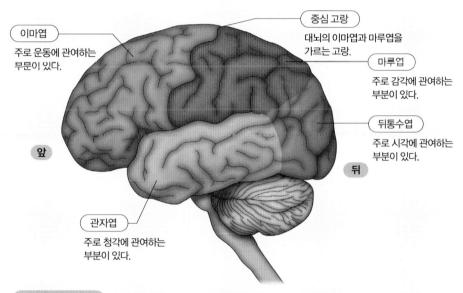

이마엽
주로 운동에 관여하는 부문이 있다.

중심 고랑
대뇌의 이마엽과 마루엽을 가르는 고랑.

마루엽
주로 감각에 관여하는 부분이 있다.

뒤통수엽
주로 시각에 관여하는 부분이 있다.

앞

뒤

관자엽
주로 청각에 관여하는 부분이 있다.

대뇌의 연합 영역

대뇌는 각 영역이 연계하여 기능하고 있어서 연합 영역을 만들어 정보를 교환한다.

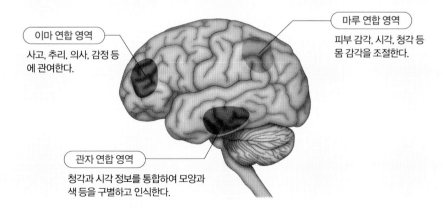

이마 연합 영역
사고, 추리, 의사, 감정 등에 관여한다.

마루 연합 영역
피부 감각, 시각, 청각 등 몸 감각을 조절한다.

관자 연합 영역
청각과 시각 정보를 통합하여 모양과 색 등을 구별하고 인식한다.

사이뇌의 작용

시상 하부는 항상성 유지에 관여

사이뇌는 시상과 시상 하부로 이루어져 있는 작은 영역이다. 주로 내장의 기능을 통합적으로 제어한다. 내장의 기능과 기본적인 감정인 식욕, 성욕 등은 밀접한 관련이 있는데 그러한 본능 행동의 중추가 시상 하부에 있다.

시상 하부에는 섭취 행동 중추(만복 중추[포만 중추], 섭식 중추, 혈당 조절 중추), 음수 행동 중추(삼투압 조절 중추), 성행동 중추, 생체 시계, 뇌하수체 호르몬의 분비, 정동 행동 중추 등이 있다. 자율 신경 계통 및 내분비 계통과 기능적으로 연결되어 있어 생체 내부 환경의 항상성 유지를 도모한다.

또 시상 하부와 인접한 둘레 계통(▶220쪽)과 연동하여 분노, 슬픔, 기쁨, 즐거움 따위의 감정도 조절한다.

시상 하부에서의 신경내분비

시상 하부 호르몬은 뇌하수체의 활동을 조절하여 호르몬 분비를 통해 신경의 활동에 영향을 주는 신경과 내분비 활동을 통합하는 작용을 한다.

시상 하부의 신경 세포에서 분비된 호르몬은 뇌하수체로 분비되어 뇌하수체의 기능을 조절한다. 그리고 뇌하수체 후엽까지 뻗은 신경 돌기를 통해 혈액 속으로 분비된다. 시상 하부에서 분비된 호르몬은 음성 피드백을 통해 혈액 속의 여러 가지 호르몬 농도를 조절한다.

스트레스를 받으면 시상 하부에서 곁콩팥 겉질 호르몬 방출 호르몬(CRH)의 분비가 증가하여 뇌하수체에서 곁콩팥 겉질 자극 호르몬(ACTH)의 분비가 촉진된다. 그 결과 곁콩팥 겉질에서 당질 코르티코이드 분비가 증가하여 스트레스에 대한 반응이 일어난다.(▶151쪽)

섭식 행동 중추
공복감을 느껴 섭식 행동을 하게 하는 중추.

음수 행동 중추
목마름을 느껴 물을 마시는 행동을 하게 하는 중추.

음성 피드백
▶144쪽

신경 돌기
뉴런의 일부로 신경 세포에서 나오는 가장 긴 돌기.

중/요/어/구

생체 시계
생물이 체내에 갖추고 있는 시계 기구. 체내 시계라고도 한다. 사람은 24시간의 주기를 감지하고 있어서 밤에 자고 낮에 활동할 수가 있다.

질/병/미/니/지/식

기면증 narcolepsy
하루 종일 장소나 상황을 가리지 않고 일어나는 발작적인 강한 졸음을 주 증상으로 하는 뇌 질환(수면 장애). 시상 하부에서 분비되는 오렉신(orexin)이라는 신경 전달 물질의 부족이 원인으로 알려져 있다.

사이뇌는 대뇌와 인접해 있는 뇌의 중심 부분. 시상과 시상 하부로 구성되어 있다.

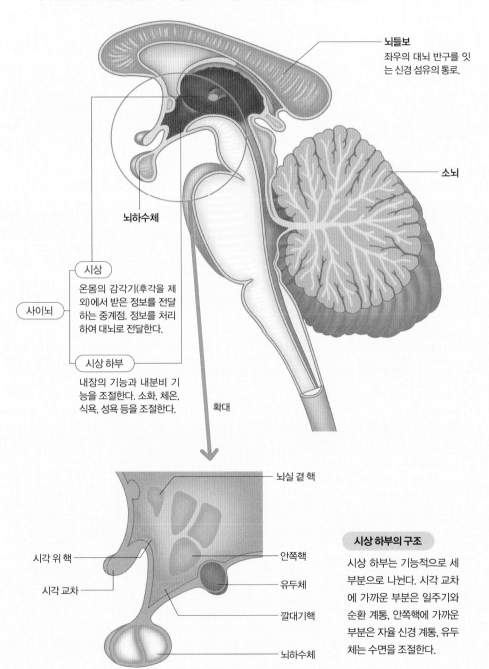

뇌들보
좌우의 대뇌 반구를 잇는 신경 섬유의 통로.

소뇌

뇌하수체

시상
온몸의 감각기(후각을 제외)에서 받은 정보를 전달하는 중계점. 정보를 처리하여 대뇌로 전달한다.

사이뇌

시상 하부
내장의 기능과 내분비 기능을 조절한다. 소화, 체온, 식욕, 성욕 등을 조절한다.

확대

뇌실 곁 핵

시각 위 핵
시각 교차

안쪽핵
유두체
깔대기핵
뇌하수체

시상 하부의 구조

시상 하부는 기능적으로 세 부분으로 나뉜다. 시각 교차에 가까운 부분은 일주기와 순환 계통, 안쪽핵에 가까운 부분은 자율 신경 계통, 유두체는 수면을 조절한다.

뇌줄기와 소뇌의 작용

뇌줄기는 호흡·체온·호르몬의 조절을 담당

뇌줄기는 뇌의 가장 안쪽에 있는 줄기 부분으로, 숨뇌, 다리뇌, 중간뇌 등 세 부위로 구성되어 있다. 뇌줄기는 호흡과 혈액 순환, 발한을 통한 체온 조절 등 인간이 살아가는 데 꼭 필요한 기능을 담당하고 있다.

숨뇌에는 부교감 신경의 중추와 교감 신경의 상위 중추(뇌에 가까운)가 있으며 순환, 호흡, 배뇨, 구토 등 자율 신경 계통을 통해 조절된다. 각성, 의식과 관련이 있어서 뇌사 판정 시에 뇌줄기 부분의 반사(동공 빛 반사, 안뜰 눈 반사 등)로 판정한다.

다리뇌는 소뇌로 다리를 걸치듯 많은 신경이 소뇌와 연락하는 부분으로 얼굴 신경, 내이 신경 등이 나오는 부분이다.

중간뇌는 다리뇌의 상부에 있는 길이 2cm 정도의 부분으로, 대뇌 겉질, 사이뇌, 숨뇌, 소뇌의 전달 통로의 중계점이다.

중/요/어/구

동공 빛 반사
빛을 눈에 비추어 동공을 수축하여 반사 반응을 일으킨다.

안뜰 눈 반사
외이도에 냉수를 대량으로 집어넣어 눈이 자극과 반대쪽으로 향하는 반사. 뇌사의 판정에 사용된다.

뇌사와 식물 상태의 차이

뇌사인지 식물 상태인지는 뇌의 어느 부분의 기능이 정지했는가로 판단한다. 뇌사는 뇌줄기가 정지한 상태로 뇌줄기사와 전뇌사를 가리킨다. ※파란색 부분이 기능 정지

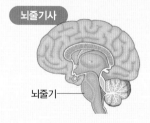

뇌줄기가 기능하지 못해 숨을 쉴 수 없다. 인공호흡기 없이는 순환 기능을 유지할 수 없다.

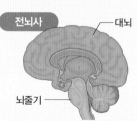

모든 뇌의 기능이 정지해서 의식도 없고 호흡도 이루어지지 않는다.

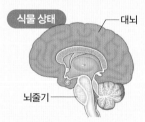

뇌줄기는 기능하고 있어서 호흡은 하지만, 대뇌의 기능이 멈춰 의식은 없다.

소뇌는 운동과 평형 감각에 관여한다

소뇌는 뇌의 약 10%를 차지한다. 소뇌에는 신경 세포가 1천억 개 이상 있는데 이는 대뇌의 7배가 넘는 양이다. 소뇌는 온몸의 운동, 평형 기능, 근긴장의 유지, 운동의 협조, 운동의 학습 등 사람의 기본적인 활동을 지배하는 중요한 기관이다.

새 소뇌와 옛 소뇌로 나뉘는데 이 중 평형 감각을 유지하는 것은 옛 소뇌다.

예컨대, 물체를 눈으로 보고 '움직이고 싶다'고 생각하는 것은 대뇌 겉질이다. 대뇌 겉질에서 소뇌에 움직이라는 운동 지령을 내리면, 소뇌는 대뇌 겉질과 연동하여 운동의 타이밍, 강도, 방향을 통합하여 척수의 운동 뉴런에 팔이 움직이도록 지령을 내린다.

소뇌는 평형 감각을 유지하는 작용이 있어서 소뇌에 결함이 생기면 동요 보행[흔들 걸음] 증상이 나타난다.

뇌줄기와 소뇌의 구조

뇌줄기는 사이뇌 아래쪽에 위치하며 소뇌는 뇌줄기 뒤에 돌출되어 있다.

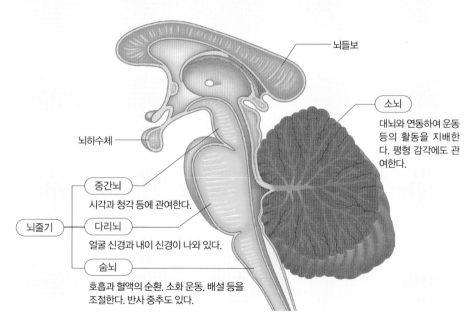

뇌들보

소뇌
대뇌와 연동하여 운동 등의 활동을 지배한다. 평형 감각에도 관여한다.

뇌하수체

중간뇌
시각과 청각 등에 관여한다.

뇌줄기

다리뇌
얼굴 신경과 내이 신경이 나와 있다.

숨뇌
호흡과 혈액의 순환, 소화 운동, 배설 등을 조절한다. 반사 중추도 있다.

우뇌와 좌뇌

우뇌는 감성, 좌뇌는 논리적 사고

뇌는 좌반구와 우반구로 나뉜다. 우뇌는 좌반신의 감각과 운동을 지배하고, 좌뇌는 우반신의 감각과 운동을 지배한다. 우뇌와 좌뇌는 중심에 있는 신경 섬유 다발인 뇌들보(▶227쪽 그림)로 이어져 있어 서로 정보를 교환한다.

우뇌와 좌뇌는 기능을 분담하고 있는데, 일반적으로 우뇌는 음악적 능력, 공간적 인식, 비언어적 사고를 좌뇌는 계산, 논리적 사고, 언어 기능을 담당하고 있다고 알려져 있다. 그러나 그렇게 간단하게 기능을 구분 지을 수 있는 것은 아니며 실제로 뇌 반구 안에서도 부위별로 기능이 더 세부적으로 분화되어 있다.

우뇌와 좌뇌

뇌를 위에서 보면 대뇌 세로 틈새를 경계로 좌우로 나뉜다. 우반구를 우뇌, 좌반구를 좌뇌라고 한다. 우뇌에서 내린 지령은 좌반신으로, 좌뇌에서 내린 지령은 우반신으로 전달된다.

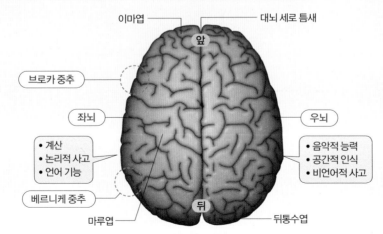

이마엽 — 대뇌 세로 틈새
앞
브로카 중추
좌뇌 — 우뇌
• 계산
• 논리적 사고
• 언어 기능
• 음악적 능력
• 공간적 인식
• 비언어적 사고
베르니케 중추
마루엽
뒤
뒤통수엽

언어 기능과 실어(失語)

언어 기능은 사람만이 가지고 있는 특징적인 고차 기능이다. 언어 기능은 대뇌의 반구 한쪽에만 있다. 언어 중추가 존재하는 반구 쪽을 우위 반구라고 한다. 90%의 사람은 좌반구가 우위 반구다. 오른손잡이의 96%가 좌반구(좌뇌)가 우위이고, 왼손잡이의 15%가 우반구(우뇌)가 우위다. 따라서 '왼손잡이니까 당연히 우뇌가 우위 반구다'라고는 볼 수 없다.

언어 중추에는 운동성과 감각성의 두 가지 중추가 있다. 운동 언어 중추(브로카 중추)는 언어를 발하기 위한 중추다. 이곳에 결함이 생기면 소리를 낼 수는 있지만 제대로 발음할 수가 없다.(브로카 실어증이라고 한다.) 또 감각 언어 중추(베르니케 중추)는 소리를 듣거나 문자를 읽으면서 언어를 이해하기 위한 중추다. 손상되면 자발적인 말하기와 쓰기는 할 수 있지만 말과 글의 의미를 이해하지 못한다.(베르니케 실어증이라고 한다.)

질/병/미/니/지/식

읽기 언어 상실증
문자를 읽지 못하는 상태. 보통 왼마루엽에 결함이 있을 때 나타난다. 말하기와 듣기에는 문제가 없으며 문자를 쓰는 것도 가능하지만 문자를 이해하지 못한다.

언어 상실증[실어증]
뇌출혈, 뇌경색, 뇌염, 알츠하이머병, 피크병 등 뇌혈관 질환을 원인으로 언어 중추가 손상을 받아 생긴다.

대뇌의 앞뒤 단면도

대뇌의 내부는 겉질과 속질로 나뉜다.

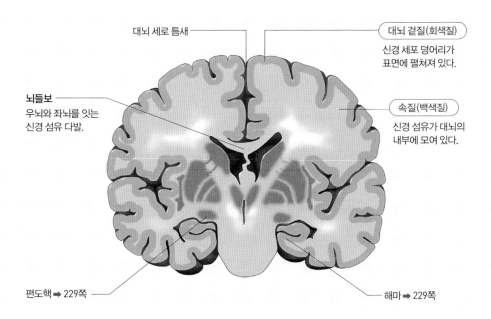

대뇌 세로 틈새

대뇌 겉질(회색질)
신경 세포 덩어리가 표면에 펼쳐져 있다.

뇌들보
우뇌와 좌뇌를 잇는 신경 섬유 다발.

속질(백색질)
신경 섬유가 대뇌의 내부에 모여 있다.

편도핵 ➡ 229쪽

해마 ➡ 229쪽

기억의 원리

단기 기억과 장기 기억

뇌는 기억의 저장 창고다. 기억에는 단기간에 잊히는 것과 장기적으로 기억되는 것이 있다.

책의 목차를 보고 바로 쪽수를 순간 외워서 해당 쪽을 넘기는 약 20초 간 기억했다가 잊히는 순간적인 기억을 워킹 메모리(작업 기억)라고 한 다. 이것은 단기 기억의 일종으로 단기 기억은 몇 초에서 몇 시간을 목 표로 외워 해마에 보존된다. 장기 기억은 수년에서 때로는 평생 잊지 못 한다. 단기 기억은 정신적 충격이나 약물로 파괴되기도 하지만, 단기 기 억에서 장기 기억으로 이동하면 반영구적으로 필요할 때 기억을 끄집어 낼 수 있다. 그러한 기억을 기억 흔적(엔그램, engram)이라고 하며, 엔그 램이 가능한 과정을 기억의 고정이라고 한다.

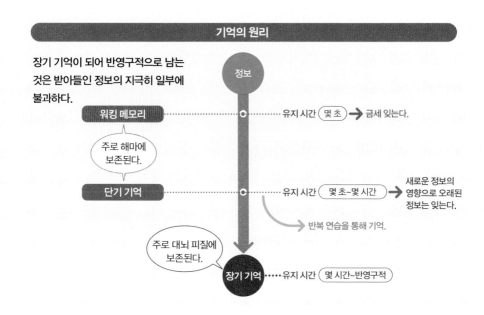

기억의 원리

장기 기억이 되어 반영구적으로 남는 것은 받아들인 정보의 지극히 일부에 불과하다.

정보

워킹 메모리 ········ 유지 시간 (몇 초) ➡ 금세 잊힌다.

주로 해마에 보존된다.

단기 기억 ········ 유지 시간 (몇 초~몇 시간) ➡ 새로운 정보의 영향으로 오래된 정보는 잊힌다.

반복 연습을 통해 기억.

주로 대뇌 피질에 보존된다.

장기 기억 ····· 유지 시간 (몇 시간~반영구적)

기억을 바꾸는 법

단기 기억은 해마에서 장기 기억으로 바꿀 수 있다. 장기 기억을 쌓아두는 장소는 주로 마루 연합 영역과 관자 연합 영역인데, 기억의 종류에 따라 다르다.

예컨대 직접 경험했던 에피소드에 대한 기억은 해마에 보존된다. 자전거 타는 법, 악기 연주 등 반복하여 몸으로 익힌 기억은 수순 기억이라고 하며 소뇌에 저장된다. 음식의 맛, 역사 연호, 학문적 지식은 의미 기억이라고 하며 관자엽에 저장된다. 무서운 경험이나 마음의 상처가 깊은 공포 기억은 편도핵에 저장된다.

기억의 반대인 망각에는 순향 억제와 역향 억제가 있다. 이에 따라 기억하는 정보를 선택하여 망각함으로써 적절한 정보를 적절한 양만큼만 기억할 수 있다.

질/병/미/니/지/식

알츠하이머병
대부분 단기 기억 장애로 시작해 서서히 진행된다. 차츰 시간, 장소, 사람의 인식이 불가능해져 치매 상태로 진행한다.

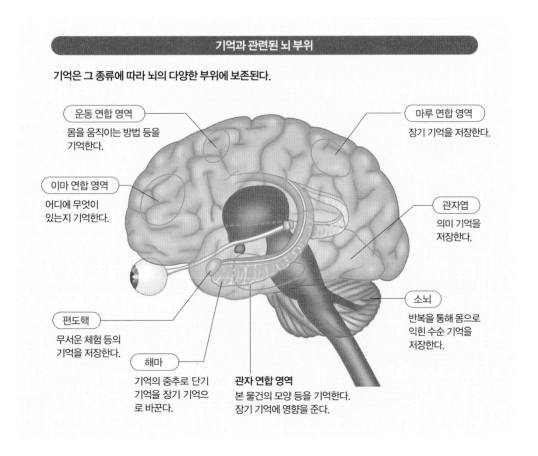

기억과 관련된 뇌 부위

기억은 그 종류에 따라 뇌의 다양한 부위에 보존된다.

운동 연합 영역
몸을 움직이는 방법 등을 기억한다.

마루 연합 영역
장기 기억을 저장한다.

이마 연합 영역
어디에 무엇이 있는지 기억한다.

관자엽
의미 기억을 저장한다.

편도핵
무서운 체험 등의 기억을 저장한다.

소뇌
반복을 통해 몸으로 익힌 수순 기억을 저장한다.

해마
기억의 중추로 단기 기억을 장기 기억으로 바꾼다.

관자 연합 영역
본 물건의 모양 등을 기억한다. 장기 기억에 영향을 준다.

척수의 작용

척수의 구조

척수는 뇌에서 뻗어 나와 등속을 지나는 중추 신경이다. 신경 세포이기에 한 번 손상이 되면 다시 재생되지 않는다. 척수는 뇌에서 받은 신호를 말초 신경으로 보내기 위한 전도로 역할과, 말초에서 나온 정보를 뇌로 전달하는 전도로로서 중요한 작용을 한다. 예컨대 뇌에서 받은 지령은 척수의 앞뿌리를 지나 근육으로 전달되고, 말초에서 나온 정보는 뒤뿌리를 통해 뇌로 전달된다.(▶231쪽 그림)

척수는 부분별로 위에서부터 목 척수(C) 8개, 가슴 척수(T) 12개, 허리 척수(L) 5개, 엉치 척수(S) 5개, 꼬리 척수 1개 등 분절로 나뉜다. 척수의 단면을 보면 중심부는 H자 모양을 이루는 회색질, 주변부는 하얗게 보이는 백색질로 이루어져 있다. 회색질에 신경 세포체가 있으며, 앞에서부터 앞뿔, 가쪽뿔(중간질), 뒤뿔로 나뉜다. 백색질 부분은 회색질과 마찬가지로 앞 섬유단, 가쪽 섬유단, 뒤 섬유단으로 나뉜다.

척수 반사의 종류

척수에는 여러 반사 중추가 있다. 척수 반사란, 감각 수용기에서 받은 자극이 들신경으로 전달되어 척수의 반사 신경으로 들어간 뒤 신호가 뇌로 가지 않고 척수 레벨에서 응답하여, 날신경[원심성 신경]을 지나 효과기가 일으키는 반응이다. 이 일련의 회로를 반사활이라고 한다. 사고나 판단의 과정 없이 무의식중에 일어난다.

예컨대 뜨거운 것을 만졌을 때 뇌에서 의식하기 전에 척수가 근육을 수축시키라는 명령을 내려 손을 얼른 움츠리는 행동이 여기에 속한다. 이렇게 손과 발을 떼는 반사를 굽힘근 회피 반사라고 한다. 반대로 무릎을 망치로 두드렸을 때와 같이 근육이 펴지는 반사를 폄 반사라고 한다.

용/어/해/설

반응기 effector
능동적인 반응을 하기 위해 분화된 기관, 세포 및 세포 소기관. 본문 속 뜨거운 것을 만진 예에서는 팔의 근육이 이에 해당한다.

중/요/어/구

앞뿔
척수의 회색질 중 앞부분. 운동 뉴런이 존재한다.

가쪽뿔·뒤뿔
가쪽뿔에는 자율 신경 절전 뉴런의 세포체가, 뒤뿔에는 감각 신경 및 내장 들신경(▶232쪽)이 들어 있다.

백색질
이 조직에 뇌와의 연락망과 척수의 각 부위를 잇는 연락망이 있다. 즉 척수를 통해 뇌에 도달하는 감각 신호와 뇌에서 나온 신호를 말초 신경으로 전달하기 위한 운동 신경의 통로다.

질/병/미/니/지/식

척수 손상
교통사고나 높은 곳에서 떨어지는 등 척수를 보호해 주는 척추뼈가 골절되면 내부의 척수가 손상되어 마비를 일으킨다. 손상된 척수의 위치에 따라 마비 부위도 달라진다.

척수는 총 31개의 마디로 나뉘며, 각 마디에서 몸의 좌우로 척수 신경이 한 쌍씩 나와 있다. 이곳에서 시작해 온몸으로 뻗어 나간다.

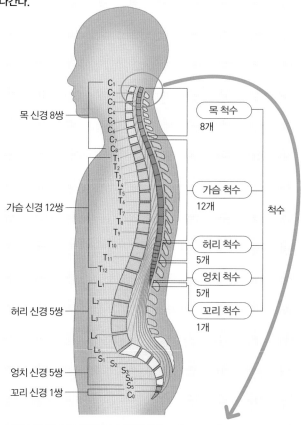

목 신경 8쌍

C_1
C_2
C_3
C_4
C_5
C_6
C_7
C_8

목 척수
8개

T_1
T_2
T_3
T_4
T_5
T_6
T_7
T_8
T_9
T_{10}
T_{11}
T_{12}

가슴 신경 12쌍

가슴 척수
12개

척수

허리 척수
5개

엉치 척수
5개

꼬리 척수
1개

L_1
L_2
L_3
L_4
L_5

허리 신경 5쌍

S_1 S_2
S_3
S_4
S_5
C_0

엉치 신경 5쌍

꼬리 신경 1쌍

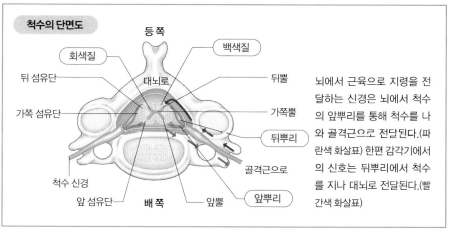

척수의 단면도

등 쪽

회색질

백색질

뒤 섬유단

대뇌로

뒤뿔

가쪽 섬유단

가쪽뿔

뒤뿌리

골격근으로

척수 신경

앞 섬유단

배 쪽

앞뿔

앞뿌리

뇌에서 근육으로 지령을 전달하는 신경은 뇌에서 척수의 앞뿌리를 통해 척수를 나와 골격근으로 전달된다.(파란색 화살표) 한편 감각기에서의 신호는 뒤뿌리에서 척수를 지나 대뇌로 전달된다.(빨간색 화살표)

뇌신경의 작용

뇌신경은 말초 신경 계통

뇌는 온몸의 정보를 모아 처리하는 중추 신경 계통으로서의 역할을 담당하고 있는데, 각 기관에서 나온 정보를 뇌로 전달하는 말초 신경 계통으로서도 작용한다. 이것이 뇌신경이다. 여기서는 말초 신경 계통으로서의 뇌신경에 대해서 알아보자.

말초 신경 계통에는 뇌를 드나드는 뇌신경과 척수를 드나드는 척수 신경이 있다.(▶230쪽)

뇌신경은 뇌에서 직접 나오는 말초 신경으로 주로 머리와 얼굴 부분의 작용을 지배한다. 후각 신경, 시각 신경, 눈 돌림 신경, 도르래 신경, 삼차 신경, 갓돌림 신경, 얼굴 신경, 속 귀 신경, 혀 인두 신경, 미주 신경, 더부신경, 혀 밑 신경 등 12쌍이 있다.

후각 신경이나 시각 신경처럼 받아들인 정보를 뇌로 전달하는 들신경만으로만 구성된 것도 있지만 대부분 들신경과 뇌에서의 정보를 각 기관으로 전달하는 날신경이 혼재되어 있다.

용/어/해/설

중추 신경 계통
▶174쪽

말초 신경 계통
▶174쪽

몸 신경
몸 감각(촉각과 피부 감각 등)과 특수 감각(후각, 시각 등)에 기반한 골격근의 반사에 따른 운동 기능의 조절과 대뇌 겉질의 작용에 기반한 의지에 따른 운동 기능에 관여한다.

중/요/어/구

들신경
말단 기관의 감각기 등에서 뇌 등의 중추로 정보를 전달하는 신경.

LABORATORY

안절부절 다리 증후군이란?

안절부절 다리 증후군(다리 불안 증후군, restless legs syndrome)은 근질근질함, 통증 등 불쾌한 감각이 주로 다리에 나타나는 질환이다. 이러한 불쾌한 증상을 억제하고자 항상 다리를 떨게 된다. 정확한 원인은 밝혀지지 않았으나 뇌 속 철분의 결핍이나 도파민의 기능 저하가 관련이 있다고 한다.

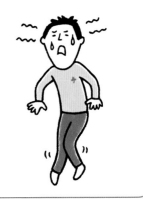

말초 신경의 기능적 분류

말초 신경 계통을 기능에 따라 나누면 몸 신경과 자율 신경으로 분류할수 있다. 몸 신경은 피부·골격근 등에서 감각과 골격근의 수축 등을 관장한다. 자율 신경은 내장에서의 감각과 내장 운동·샘 분비를 관장하고있으며 교감 신경과 부교감 신경이 있다.(▶178, 179쪽)

중/요/어/구

날신경[원심성 신경]
뇌 등의 중추에서 내린 지령을근육 등의 말단 기관으로 전달하는 신경.

12쌍의 뇌신경

인체에는 12쌍의 뇌신경이 드나든다. 예컨대 사물을 볼 수 있는 이유는 눈으로 인식한 정보가 시각 신경을 따라 뇌로 전달되기 때문이다.

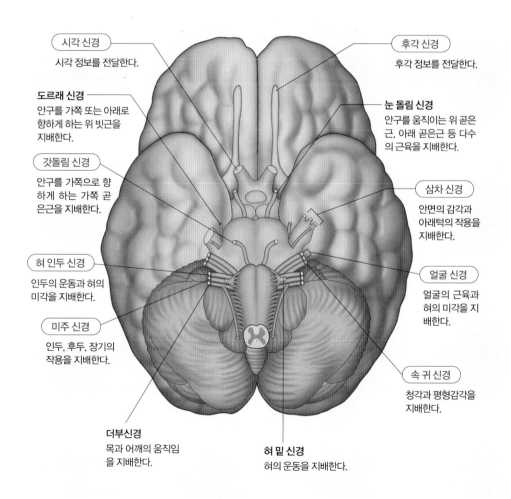

시각 신경
시각 정보를 전달한다.

후각 신경
후각 정보를 전달한다.

도르래 신경
안구를 가쪽 또는 아래로향하게 하는 위 빗근을지배한다.

눈 돌림 신경
안구를 움직이는 위 곧은근, 아래 곧은근 등 다수의 근육을 지배한다.

갓돌림 신경
안구를 가쪽으로 향하게 하는 가쪽 곧은근을 지배한다.

삼차 신경
안면의 감각과아래턱의 작용을지배한다.

혀 인두 신경
인두의 운동과 혀의미각을 지배한다.

얼굴 신경
얼굴의 근육과혀의 미각을 지배한다.

미주 신경
인두, 후두, 장기의작용을 지배한다.

속 귀 신경
청각과 평형감각을지배한다.

더부신경
목과 어깨의 움직임을 지배한다.

혀 밑 신경
혀의 운동을 지배한다.

숫자

2가철 116

2차 전령 142, 143

3대 영양소 38, 60

5α-환원 효소 170

5대 영양소 36

A~Z

AIDS(후천성 면역 결핍증) 119

ATP(아데노신3인산) 24, 29, 38

A띠 206, 209

BMI 84

B림프구(B세포) 119

DNA 24, 32, 33, 42

ES세포 20

FSH(난포 자극 호르몬) 162

G단백질 공역형 수용체 142

HCG(사람 융모 생식샘 자극 호르몬) 164

HDL 콜레스테롤 81

H띠 206

iPS세포 19, 20

I띠 206

K+ 통로 31

LDL콜레스테롤 81

LH(황체 형성 호르몬) 162

mRNA(전령RNA) 34, 37, 42

Na+ 통로 31

PMS(월경 전 증후군) 162

Rh식 혈액형 122

SAS(수면 무호흡 증후군) 104, 200

S자 모양 구불잘록창자 68, 69, 71

TRH(갑상샘 자극 호르몬 방출 호르몬) 148

tRNA(전달RNA) 35, 36

TSH(갑상샘 자극 호르몬) 148

T림프구(T세포) 119

Z막 204, 206, 209

α작용 154, 155, 180

α세포 62, 63

α아드레날린 수용체 154, 155

β세포 62, 63

β아드레날린 수용체 154, 155

β작용 155, 156, 180

δ세포 62, 63

ㄱ

가는 필라멘트 204~209

가로막 102

가로무늬근 53, 202

가로잘록창자 68, 69

가스 교환 100, 106

가슴 신경 175

가슴 척수 230, 231

가슴 호흡 103

가시광 186

가지 돌기 176

가쪽 반고리관 190, 191

가쪽뿔 230, 231

간 48, 70, 74, 76, 78, 82

간 글리코겐 180

간 낫 인대 73

간경변 74

간뇌 218, 219, 222, 223

간동맥 72, 73

간세포 72

간재생 72

갈빗대 힘살 102, 103

감각모 191

감각수용기 184

감각수용체 186

감각신경 174

갑상샘 기능 저하증 146

갑상샘 자극 호르몬 148, 149

갑상샘 자극 호르몬 방출 호르몬 148, 149

갑상샘 호르몬 146

갓돌림 신경 233

갯솜질 212

거미막 219

거식증 84

겉질 89, 93

결장 68

경색성 변화 131

경질막 219

곁콩팥 겉질 자극 호르몬 방출 호르몬(CRH) 141, 151, 222

곁콩팥 겉질 자극 호르몬(ACTH) 151, 222

곁콩팥 겉질 호르몬 81, 150

곁콩팥 속질 141, 154

곁콩팥 안드로겐 150, 153, 170

고막 189

고유 심근 126

고유근층 53

고혈압 125

곧창자 68~70

골격 212

골격근 62, 202, 203

골다공증 215, 216

골반 내장 신경 70, 71

골수 114, 212

골수염 212

골지 기관 24, 25

과다 호흡 증후군 105

과립구 118

과민성 대장 증후군 71, 157

과학적 소화 48

관상동맥 134, 135

관상동맥조영 134

관자 연합 영역 221, 229

관자엽 220, 221, 229

교감신경 52, 156, 157

교감신경계 178, 180

구심 신경 232

구아닌 32

굴심방 결절 130, 131

굵은 필라멘트 204~209

굽힘근 회피 반사 230

귀관 편도 51

귀밑샘 50, 51

귓돌(이석) 190, 191

귓바퀴 189

귓속뼈 188, 189

근골격 계통 22

근섬유 204, 205

근소푸체 210

근수축 208, 209

근수축 단백질 78

근원섬유 204, 205

근육 퇴행 위축 202

근육성 53

근육층 65

근절 204, 205, 209

글로불린 112

글로빈 114

글루코이스 39, 40, 42, 72, 76, 77

글루코젠 39, 62, 72, 76

글리세롤 80, 81

글리코사이드 결합 40

글리코젠 62

급성 알코올 중독 82

급성 이자염 60

기계적 소화 48

기계적 자극 196

기관 24

기관 51

기관계 24

기관지 100, 101

기능철 116

기면증 222

기억 228

기억흔적(엔그램) 228

기저막 94, 95

기초체온 162

기흉 100

긴 사슬 시방산 67

길렝-바레 증후군 174

길항지배 182

꼬리 신경 175

꼬리 척수 230, 231

꿈틀 운동 48, 53, 54, 67, 90, 202

ㄴ

나쁜 균 70

나쁜 콜레스테롤 81

난소 161, 163

난소 주기 162, 165

난자 160, 162, 163

난포 162

난포 자극 호르몬(FSH) 162

난포기 162

날문부 54, 55

날숨 100

날숨 100, 102

날신경 230, 233

남성 호르몬 과다증 170

내분비 22, 60, 138

내분비 계통 22

내분비샘 60, 62

내장 감각 184

내장 지방 84, 85, 87

내장 지방형 비만 84

넙다리뼈 머리 골절 214

넙다리뼈 머리 괴사 215

네프론 72, 93

노르아드레날린 154, 155

노화 70

녹말 40

농도 28

농도 기울기 28, 30

뇌 22, 218, 219

뇌들보 223, 227

뇌신경 175, 232, 233

뇌신경 계통 22

뇌줄기 104, 105, 218, 219, 224

뇌줄기사 224

뇌척수액 218

뇌하수체 앞엽 148

뉴런 50, 176, 177

능동 수송 28, 29

니트로글리세린 134

ㄷ

다리뇌 218, 225

단기 기억 228

단당 40, 64

단당류 66, 67, 72, 76

단백질 24, 37~39, 42, 43, 68, 78, 79, 81

단순 단백질 42

단핵구 118

달팽이관 188

당 70

당뇨병 62, 158, 159

당류 40, 76

당신생 78

당질 76

당질 코르티코이드 150, 151, 153, 157, 222

대뇌 218, 219

대뇌 겉질 184, 190, 220, 227

대뇌 세로 틈새 226, 227

대뇌고랑 220

대동맥 73, 101, 124, 133

대동맥 판막 127

대동맥토리 105

대사 72, 75, 88

대사 증후군 85, 86

대순환 124

데옥시리보 핵산(DNA) 32

데옥시리보스 32

덱스트린 50, 76

돌림 주름 69

돌발성 난청 188

돌창자 48, 49

동공 빛 반사 220

동맥 124, 133

동맥혈 114, 124

두상 56, 57, 60

둘레 계통(대뇌변연계) 220

뒤반고리관 190, 191

뒤뿌리 231

뒤뿔 230, 231

뒤통수엽 220, 221

들문부 54, 55

들숨 100

들숨 100, 102

들신경 184

디하이드로 테스토스테론 170, 171

ㄹ

라이보솜 25, 36

라이소솜 25

랑게르한스섬 62, 63

레닌 88, 153

레닌-안지오텐신 계통 153

리페이스 56, 57, 80, 81

리포 단백질 81

림프관 64, 67

림프구 118

림프액 190, 191

ㅁ

마루 연합 영역 221, 229

마루 연합 영역 229

마루엽 220, 221

마이셀 81

마이셀화 80

마이오신 206~209

막 성분 42

막대세포 186, 187

막소화 66

막전위 31, 177, 194

막창자(맹장) 68, 69

말초 신경 90, 218

말초 신경 계통 22, 174, 175, 218, 230, 232

말테이스 76, 77

말토스 50

맘대로근 202

맘대로운동(수의 운동) 52

맛봉오리 50, 194, 195

망막 186, 187

먼쪽 세뇨관 93, 94, 97

멘델의 법칙 122

모세 혈관 48, 124, 132, 133

모세 혈관 그물 64

목 신경 175

목 척수 230, 231

목동맥토리 104, 105

목태반(전치태반) 164

몸 감각 184, 220

몸 신경 232

몸 신경 계통 174

무기질 38, 39, 44

무조건 반사 56

문맥 72~75, 82

물 67, 82

물렁입천장 51~53

물질 교환 132

미각 194

미각 세포 194, 195

미각 장애 194

미주 신경 84, 232, 233

미트콘드리아 24, 25

민무늬근 53, 202, 203

ㅂ

바깥 요도 조임근 90, 91

바깥 항문 조임근 70, 71

바깥귀길 189

바이러스 감염 71

박동 128

박리 세포 68

박출 126

박출량 128

반사 운동 50

반사 중추 230

발 세포 94, 95

발기 168, 169

발생학 154

발효 68

방광 88, 89, 90, 91

방실 결절 130

배 호흡 103

배뇨근 90

배란 162

배변 71

배변 반사 71

배설 49

백색질 230, 231

백혈구 112, 113, 118, 119

번역 34, 35, 36

베르니케 중추 226, 227

베체트병 146, 172

변비 71

보먼샘 193

보먼주머니 92, 93, 97

보조 T세포 118, 119

복합 단백질 42

부교감 신경 50, 52, 157

부교감 신경 계통 178, 182, 183

부정맥 126

부패 70

분변 68, 74

분비 42

분압 104, 106, 107

분자 생물학 17

분자 유전학 17

분절 운동 67

분절성 181, 183

분해 72, 82

불면증 200

브래디키닌 196~198

브로카 중추 226, 227

비뇨 22

비타민 38, 39, 44, 45

비타민 결핍증 44

비타민 과다증 44

비피더스균 70

비필수 아미노산 36, 37, 79

비헴철 116

빈창자 48, 49

빈혈 114, 117

빌리루빈 74, 114, 115

빛 수용기 186

뼈막 212, 213

ㅅ

사구체 88, 92, 93
사람 융모 생식샘 자극 호르몬
   (HCG) 164
사이토신 32
사정 168, 169
사주근 54, 55
산소 해리 곡선 109
삼차 신경 233
삼키기 폐렴 105
상보적 서열 32
상실배 163
새 소뇌 225
샘창자 48, 49, 54, 55, 58~61
샘창자액 64
생식 160
생식 기관 160, 161
생체 시계 222
섬모체 186, 187
섬유소 용해 120
섭식 행동 중추 222
성대 51
성반사 169
성숙 난포 162, 163
성염색체 160
성호르몬 160
세균 68, 71
세뇨관 88, 92, 96, 97
세동맥 132
세로토닌 194, 197
세반고리관 189, 190
세포 24
세포 내 수송 42

세포 내액 26
세포 외액 26
세포막 24, 25, 26, 30, 41, 81
세포성 면역 119
세포질 24, 25
소공 35, 36
소뇌 218, 219, 225, 229
소뇌 경색 225
소듐-포타슘 펌프 29
소마토스타틴 62
소변 88
소수성 26
소순환 125
소포 겉 세포 146, 147
소포 세포 146, 147
소포체 24, 258
소화 48, 49, 53, 54, 64, 76, 82
소화 효소 48, 56, 58, 64, 68
소화 흡수 68
소화기 계통 22, 23
소화기관 22, 48
속 귀 신경 233
속 요도 조임근 90, 91
속 항문 조임근 70, 71
속질 89
솔가장자리 64, 65, 66
수동 수송 28
수면 무호흡 증후군 104, 200
수용성 물질 26
수용성 비타민 44
수용성 호르몬 142
수용체 142
수용체(리셉터) 26, 142, 143

수의적 배변 71
수정 160, 162, 163
수정체 186
숙취 83
순향 억제 228
순환기 계통 22, 23
숨뇌 190, 225
스테로이드 134
스테로이드 핵 140
스테로이드 호르몬 140, 143, 150
스트레스 52
시각 신경 186, 187, 232, 233
시냅스 소포 177
시냅스 이전 뉴런 176
시냅스 이후 막 176
시냅스 종말 망울 176
시냅스 틈새 177
시상 223
시상하부 84, 148, 223
시세포 187
식도 48, 51, 55
식도상 52, 53
식물 상태 224
식작용 118
신경 계통 174
신경 돌기 176
신경 종말 176
신경 화학 전달 물질 177
신경성 식욕 부진 84
신경절 178
심근 202, 203
심근경색 135, 136
심장 74

심장 기능 상실(심부전) 125
심장 박동 수 180
심장 주기 128
심장박출량 154, 180
심전도 131
쓸개즙 58, 64
쓸개즙 58, 72, 74, 80
쓸개즙산 80
쓸갯길(담도) 72, 74, 75

아데노신3인산(ATP) 24, 29, 38
아데닌 32, 34
아드레날린 154, 155
아드레날린 수용체 154
아디포넥틴 84
아디포카인 84
아래대정맥 75
아미노기 36, 37
아미노산 42, 43, 64, 67, 74, 78,
  79, 96
아미노산 유도체 호르몬 140, 143
아미노펩티데이스 79
아밀레이스 50, 58, 76, 77
아세트산 74, 82, 83
아세트알데하이드 74, 82, 83
아세트알데하이드 탈수소 효소 74,
  82
아세틸콜린 210
아토피성 피부염 198, 199
안드로겐 170
안뜰 눈 반사 224

안뜰 신경절 190
안면신경 52, 233
안절부절 다리 증후군 232
알도스테론 152
알부민 78, 112
알츠하이머병 229
알칼리성 58, 62
알코올 56, 74, 82
알코올 의존증 83
알코올 탈수소 효소 82
앞반고리관 190, 191
앞뿌리 231
앞뿔 230, 231
액틴 206~208
야맹증 187
약산성 54
언어 상실증 227
엉치 신경 175
엉치 척수 182, 230, 231
에스트로겐 160, 166, 167
엔그램(기억 흔적) 228
여과 88, 92, 94
역류 54
역반응 108
역향억제 228
연질막 219
연하 50, 52
염기 32, 33
염색체 32, 33, 160
엿당 76
영양 흡수 세포 64
영양소 38, 74
옛 소뇌 225

오른방실 판막(삼첨판) 127, 128
오른심방 126, 127
오른심실 126, 127
오른심장 동맥 134
오른엽 72, 73
오름잘록창자 68, 69
온몸 순환 124
외분비 138
외분비 세포 (샘방 세포) 61, 63
외분비샘外 60
외상 수용기 196
외성기 170
왼방실 판막(승모판) 127, 128
왼심방 126, 127
왼심실 126, 127
왼심장 동맥 134
왼엽 72
요관 88, 89, 92
요도 88
우뇌 226
우라실 34
우위 반구 227
운동 뉴런 210
운동 언어 중추 221, 226
운동 연합 영역 229
운반 RNA(tRNA) 35, 36
워킹 메모리 228
원뇨 92, 96
원뿔 세포 186, 187
원시세포 163
원형 주머니 190
월경 164
월경 전 증후군(PMS) 162

월경 주기 164

웰치균 64

위 48, 49, 60, 78

위 몸통 54, 55

위 바닥 54, 55

위 오목 54, 55

위궤양 56

위산 56, 58

위상 56, 60

위샘 54, 55

위암 56

유두 58, 59

유방암 167

유화 80

윤주근 54, 55

융모 64, 65

음경 161, 168, 169

음경 해면체 161

음성 피드백 144, 145, 149, 151

음수 행동 중추 222

음압 103

음파 188

응집 120

응집소 122

응집원 122

이마 연합 영역 221, 229

이마엽 220, 221

이산화탄소 82

이상 지질 혈증 81

이자 꼬리 61

이자 머리 61

이자 몸통 61

이자 효소 60

이자관 60, 61

이중 나선 구조 32, 33

인두 51

인두 편도 51

인두상 52

인산 32

인슐린 62, 158

인지질 26

인지질 이중막 26, 27

인지질 이중막 39

인크레틴 159

일차 들신경 197

읽기 언어 상실증 227

입안 49

입안상 52

입체 구조 42, 43

입체(고차) 구조 42

ㅈ

자궁 161

자궁 경부(子宮頸部)   161

자궁 내막 164

자궁 내막샘 166

자궁관 161, 163

자궁관 팽대부 161, 163

자궁관술 161, 163

자극 전도 계통 130

자동성 126

자유 신경 종말 196

자율 신경 기능 이상 179

자율신경 232

자율신경 계통 174, 178

작업 기억 228

작은창자 68, 78, 80

작은창자 상피 세포 67

작은창자액 64

작은침샘 50

장구균 70

장기 기억 228

장내 세균 64

재흡수 88

저용량 필 166

저작(씹기) 48, 50

저장 72, 74, 75

적합 자극 184

적혈구 74, 108, 112, 113, 114

전기 현상 30

전뇌사 224

전령 RNA(mRNA) 34, 35, 36, 37, 42

전립샘 161, 168

전립샘암 169

전사 34, 35

전해질 코르티코이드 150, 152, 153

절전 뉴런 180

절후 뉴런 180

점막 53

점막밑층 53

점액 56, 68

정관 161

정낭 168

정맥 124

정맥혈 114, 124

정상 굴 리듬 130

정소 161
정자 160, 168
정지 전위 30, 31
제2차 성징 160
제2차 성징 발현 138
제대로근 202
조건 반사 50, 54
조골세포 214
조기수축 131
조직 24
조현병 220
종말 소화 66
종말판 210, 211
종말판 전위 210
종주근 54, 55
좋은 균 70
좌뇌 226
중간 소화 66
중간뇌 224, 225
중성 54
중심 고랑 220, 221
중추 신경 218, 219, 230
중추 신경 계통 22, 174, 175, 232
중층 편평 상피 세포 53
지방 74
지방간 75
지방산 41, 80, 81
지방조직 40, 62
지용성 물질 26
지용성 비타민 44, 67, 74
지용성 호르몬 143
지질 38, 67
진자 운동 67

질 161
집합관 93, 96, 97, 152
짧은 사슬 지방산 67

ㅊ
차멀미 190
착상 164, 167
창자관 72
창자관 내 운동 71
창자 리페이스 80, 81
창자샘 56, 57, 60
척수 230, 231
척수 반사 230
척수 신경 175
철 74, 116, 117
첫 사정 160
청각 수용기 188
체세포 114, 120
체액성 면역 118
초경 160
총연동 71
축뇨 반사 90
충수 69
치밀질 212, 213, 215
친수성 26
침 50, 51, 80
침묵의 장기 72
침샘 60

ㅋ
카데터 134

카복시기 36, 37
카일로마이크론 67
카테콜아민 140, 143, 156
칼시토닌 146
캡사이신 198
코르티솔 150
코르티코스테론 150
콘팥 증후군 89
콜레스테롤 74, 75, 81
콜레스테롤 에스테라아제 58
콩팥 88, 150
콩팥 결석 98
콩팥 기능 부족 89
콩팥 깔대기 88, 89
콩팥 동맥 89
콩팥 비뇨기 계통 22, 23
콩팥 소체 92, 93, 97
콩팥 정맥 89
콩팥 질환 98
콩팥 투석 98
콩팥잔 88
쿠싱 증후군 151
큰창자 49
큰창자암(대장암) 68
큰침샘 50
킬러 T세포 119

ㅌ
타원 주머니 190, 191
타이로신 키네이스 143
타이민 32
탄산 탈수소 효소 108

탄산수소 이온 108
탄산수소염 60
탄성 조직 132
탄수화물 38, 72, 76, 77
탈모증 171
탈분극 30
태반 164
태아 164
턱밑샘 50, 51
테스토스테론 139, 153, 160, 170, 171
토너스 178
토리쪽 세관 93, 94, 97
통각 196, 197
트라이글리세라이드 41
트랜스페린 116
트로포닌 206~209
트로포마이오신 206~209
트리아이오도사이로닌 146, 149
트립신 78, 79
특수 감각 184
특수 심근 126
티록신 146, 149

ㅍ

파골 세포 214, 215
파라토르몬 148
파킨슨병 218
판막 128, 133
펌프 29
펌프 작용 124, 128, 129
페리틴 116, 117

펩시노젠 54, 56
펩신 56, 78, 79
펩타이드 결합 42, 43
펩타이드 호르몬 140
펩톤 78
편도핵 229
폄 반사 230
평형 107
평형 감각 190
포도당 40, 96, 158, 159
포만 중추 84
포스폴리페이스 58
폴리뉴클레오타이드 32
표적 세포 138, 144
표현형 122
프럭토스 76
프로스타글란딘 196
프로제스테론 160, 165~167
피딱지 120
피막 89
피브린 120, 121
피하 지방 84~86
피하 지방형 비만 84, 85
필라멘트 204
필수 아미노산 36, 78, 79

ㅎ

하시모토병 148, 172
하행결장 68, 69, 71
항문 68
항상성 138
항생물질 70

항원 118
항체 118
해독 70, 72, 74, 82
해마 227~229
해면질 212, 213
해면체 168
핵 24, 25, 32, 33
핵산 14
허리 신경 175
허리 척수 230, 231
허파 꽈리 100, 101, 106, 107
허파 꽈리 벽 106
허파 동맥 100, 101, 124
허파 동맥 판막 127
허파 순환 124, 125
허파 정맥 100, 101, 124
허파 정맥 판막 127
허파염 103
허혈 134
허혈성 변화 131
허혈성 심장 질환 135
헤모글로빈 108, 109, 114~116
헬리코박터 파일로리균 58, 59
헴 108, 114, 115
혀 인두 신경 233
혀밑샘 50, 51
혈당 62
혈당치 41, 158, 180
혈소판 112, 113, 120
혈액 74
혈액형 부적합 122
혈우병 120
혈장 94, 112, 113

혈장 단백질 74
혈청 112
협심증 135, 136
호르몬 22, 42, 62, 78, 138,
  139~145
호산구 118
호염기구 118
호중구 118
호흡 100
호흡 중추 104
호흡기 계통 22, 23
홍채 186
화학 수용기 104

확산 28, 106
활동전위 30, 31, 210
활주 현상 208
황체 162, 163
황체 형성 호르몬 (LH) 162
황체기 162
회색질 231
횡행결장 68, 69
효과기 230
효소 48, 78
후각 192
후각 섬모 192
후각 세포 192, 193

후각 수용체 192
후각 신경 193, 233
후각장애 193
후두 51
후두덮개 51
후천성 면역 결핍증(AIDS) 119
흡수 48, 49, 82
흡인성 폐렴 52
히스 다발 130, 131
히스타민 198, 199
히스타민 유리 198

옮긴이 **장은정**

한국방송통신학교 일본학과를 졸업하고 한국외국어대학교 국제지역대학원에서 국제지역학석사 취득했다.(일본 사회·
문화 전공) 현재 번역 에이전시 엔터스코리아 출판기획 및 일본어 전문 번역가로 활동하고 있다.
주요 역서로는《뇌·신경 구조 교과서》《뼈·관절 구조 교과서》《혈관·내장 구조 교과서》《인체 면역학 교과서》《유해물
질 의문 100》등이 있다.

인체 생리학 교과서
내 몸이 왜 아픈지 해부학적으로 알고 싶을 때 찾아보는 생리 의학 도감

1판 1쇄 펴낸 날 2022년 2월 25일
1판 3쇄 펴낸 날 2023년 9월 20일

지은이 세이토샤
감수 이시카와 다카시
옮긴이 장은정
한국어판 감수 김홍배

펴낸이 박윤태
펴낸곳 보누스
등록 2001년 8월 17일 제313-2002-179호
주소 서울시 마포구 동교로12안길 31 보누스 4층
전화 02-333-3114
팩스 02-3143-3254
이메일 bonus@bonusbook.co.kr

ISBN 978-89-6494-531-5 03510

• 책값은 뒤표지에 있습니다.

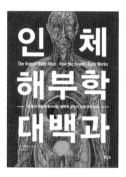
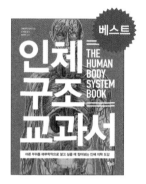
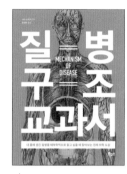
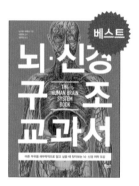
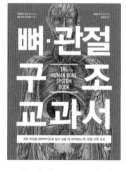
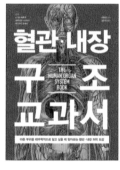
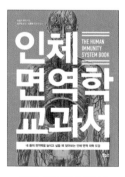
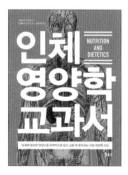
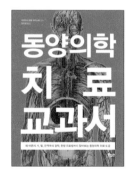